丛书编委会

Medical
Nursing
Rounds

内科
护理查房

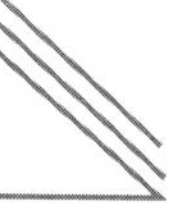

李君　卢敬梅　主编

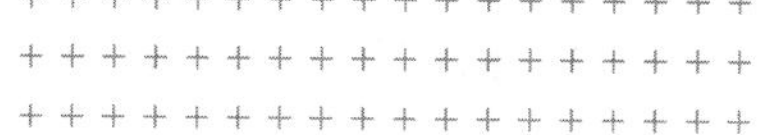

化学工业出版社
·北京·

本书结合病例，以临床需要为内容取舍标准，对典型个案的护理原理、护理措施和技能操作充分阐述，还广泛涉猎疾病诊治的最新的研究进展和循证医学证据。本书突出临床查房实践中的重点知识和逻辑思维，但又不仅是临床查房工作的简单再现。其图文并茂，融入基础知识，贴近临床实际。适合各级护士阅读、参考。

图书在版编目（CIP）数据

内科护理查房/李君，卢敬梅主编. —北京：化学工业出版社，2019.11（2024.3 重印）

ISBN 978-7-122-35185-2

Ⅰ.①内… Ⅱ.①李…②卢… Ⅲ.①内科学-护理学 Ⅳ.①R473.5

中国版本图书馆 CIP 数据核字（2019）第 197675 号

责任编辑：戴小玲　　装帧设计：史利平

责任校对：宋　玮

出版发行：化学工业出版社（北京市东城区青年湖南街 13 号　邮政编码 100011）

印　　刷：北京云浩印刷有限责任公司

装　　订：三河市振勇印装有限公司

850mm×1168mm　1/32　印张 14　字数 348 千字

2024 年 3 月北京第 1 版第 4 次印刷

购书咨询：010-64518888　　售后服务：010-64518899

网　　址：http://www.cip.com.cn

凡购买本书，如有缺损质量问题，本社销售中心负责调换。

定　　价：49.00 元

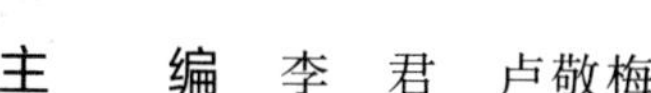

本册编写人员

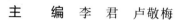

主　　编　李　君　卢敬梅

副 主 编　粟　艳　张　琼　吴辽芳　毛　平

编　　者　卢敬梅　邓桂元　张　琼　张京慧

张桂香　吴辽芳　宋加荣　肖　红

陈江艳　周秋红　陈旭红　李　君

毛　平　赵丽群　胡僭苹　莫莹屏

聂晚年　黄苇萍　韩辉武　粟　艳

前言

护理查房是临床护理活动中理论联系实际、培养护士以人为本的思维方式和工作作风的重要手段之一；也是培养护士临床思维能力，学会分析问题、解决问题的有效途径。随着医学科学的发展，护理学的研究范围越来越大，临床护士所面临的挑战及需要掌握的内容也随之增多，因此，护理查房在临床的应用也越来越普遍。

护理查房的目的是通过理论联系实际的方法，提高护理人员的综合素质，促进护理工作规范化、制度化，有效提高护理质量。因此，在护理查房活动中，应选择专科多见病、常见病及危重症患者，以问题为基础，调动全体护士参与的积极性。

在本书编写中，编者选择了呼吸、循环、消化、泌尿、内分泌、血液及风湿免疫等系统有代表性的病例，在简要的病历汇报（包括患者基本信息、现病史、既往史、诊疗措施及阳性结果等）基础上，以护士长提问的方式，探讨与当前病例有关的基础理论、基础知识、操作技术和护理经验等，同时引出其他相关知识点，还包括病例未涉及的重要知识点、最新进展等；最后由护士长进行总结。这一编排方式突出了护理查房的主体是所有参与查房的护士，主查人只是引导者，并适时地给予点评及归纳者。这种模式与传统护理查房模式不同，广大护理同仁可以借鉴。

本书由中南大学湘雅医院富有临床经验的一线护士编写，旨在提高低年资护士发现问题、解决问题的能力，从而提高护理质量。由于编者的能力和水平有限，不足之处在所难免，恳请广大读者批评斧正。

编 者

2019 年 8 月

目录

问题目录

第一章　呼吸系统疾病

病例 1 • 慢性阻塞性肺疾病

【病历汇报】

病情　患者男性，56 岁，因“反复咳嗽、咳痰、喘息 10 年，再发加重 3 天”入院。患者 10 年前多于受凉或天气转冷时出现咳嗽、咳痰并喘息，曾多次因慢性阻塞性肺疾病（COPD）住院治疗。3 天前上述症状再发，阵发咳嗽，咳黄白色黏液痰，伴有喘息和呼吸困难并加重，无发热、腹痛、咯血等症状。在当地医院治疗 3 天（具体治疗不详），症状无好转且呼吸困难加重转入我院。既往有吸烟史二十余年，每天 30 支左右。

护理体查　体温（T）36.5℃，脉搏（P）110 次/min，呼吸（R）18 次/min，血压（BP）110/72mmHg，血氧饱和度（SpO_2）90%。神志模糊，慢性病容，表情淡漠，查体不合作，平车推送入病房。口唇、面色发绀，皮肤湿润。颈静脉怒张，心律齐、无杂音。桶状胸，双肺呼吸运动对称，双肺叩诊呈过清音，听诊双肺呼吸音弱，双肺哮鸣音，右下肺闻及少量湿啰音。腹软，肝、脾未触及，双肾区无叩击痛，双下肢轻度水肿。

辅助检查　实验室检查，白细胞（WBC）11.0×10^9/L，中性粒细胞（N）75%。动脉血气分析：pH 7.29，二氧化碳分压（$PaCO_2$）92mmHg，氧分压（PaO_2）65mmHg，动脉血氧饱和度（SaO_2）91%；心电图检查示肺型 P 波，右心室肥大。患者因病情危重暂时无法行肺功能检查。

入院诊断　慢性阻塞性肺疾病急性加重（AECOPD），肺性脑病，肺源性心脏病（肺心病），Ⅱ型呼吸衰竭，呼吸性酸中毒。

目前主要的治疗措施

① 予以双水平无创正压通气，ST 模式，吸气相正压（IPAP）$16cmH_2O$，呼气相正压（EPAP）$4cmH_2O$，氧浓度（FiO_2）40%。

② 头孢哌酮/舒巴坦抗感染，心脉隆护心治疗，氨溴索静脉注射祛痰，布地奈德雾化吸入解痉。

③ 心电监护，记录 24h 出入量。

护士长提问

什么是慢性阻塞性肺疾病（COPD）和慢性阻塞性肺疾病急性加重（AECOPD）？

答：慢性阻塞性肺疾病是一种具有气流受限特征的可以预防和治疗的疾病。其气流受限不完全可逆，呈进行性发展，与肺脏对吸入烟草、烟雾等有害气体或颗粒的异常炎症反应有关。如果患者出现超越日常状况的持续恶化，并需改变 COPD 基础的常规用药的情况时，称为慢性阻塞性肺疾病急性加重。该患者 3 天前开始出现咳嗽、咳痰加剧，并有呼吸困难和喘息加重，痰量增多，为黏液脓性痰，需要入院紧急调整治疗方案，故诊断为慢性阻塞性肺疾病急性加重。

该患者诊断为肺性脑病的依据是什么？

答：患者为中年男性，长期大量吸烟，病史有十余年，反复咳嗽、咳痰、喘息；桶状胸，双肺叩诊过清音，双肺呼吸音减弱；在门诊已经确诊为慢性阻塞性肺疾病。结合血气分析结果示有明显的二氧化碳潴留，出现意识模糊、表情淡漠，支持肺性脑病的诊断。

什么是肺源性心脏病？该患者的诊断依据有哪些？

答：肺源性心脏病简称肺心病，是肺、胸廓或肺血管病变所致的肺循环阻力增加、肺动脉高压，进而使右心室增大，伴或不伴有右心衰竭的一类心脏疾病。患者有 COPD 这个基础疾病；颈静脉怒张，说明有肺动脉高压；双下肢轻度水肿，心电图示肺型 P 波，右心室肥大，肺心病诊断成立。

Ⅰ型、Ⅱ型呼吸衰竭的判断标准是什么？此患者的血气分析结果如何？

答：呼吸衰竭是指由各种原因导致严重呼吸功能障碍，引起动脉血氧分压（PaO_2）降低，伴或不伴有动脉血二氧化碳分压（$PaCO_2$）增高而出现一系列病理生理紊乱的临床综合征。判断呼吸衰竭类型，临床上常依据血气分析中的 PaO_2 和 $PaCO_2$ 值来判断。若血气分析结果中 PaO_2＜60mmHg，$PaCO_2$ 正常或降低，则为Ⅰ型呼吸衰竭；若血气分析结果中 PaO_2 正常或降低，$PaCO_2$＞50mmHg，则为Ⅱ型呼吸衰竭；该患者血气分析结果示 $PaCO_2$ 92mmHg，提示为Ⅱ型呼吸衰竭，pH 值 7.29，提示呼吸性酸中毒。

该类患者目前首优的护理问题是什么？目标是什么？该采取哪些护理措施？

答：（1）首优的护理问题　低效性呼吸形态，与气体交换受损有关。

（2）护理的目标　改善通气，纠正患者的 CO_2 潴留。

（3）护理措施　关键是选择正确的氧疗方式，畅通呼吸道，促进患者体内的 CO_2 排出。具体措施如下。

① 体位：半坐卧位为最佳体位（45°）。尤其是体型肥胖或腹部膨隆的患者，采取半坐卧位或端坐位，有利于增大膈肌活动范围，改善患者的呼吸运动。

② 生命体征监测和神志的观察和记录：该患者需上心电监护仪监测患者生命体征，尤其是血氧饱和度的变化。判断患者意识的改变，若意识障碍进行性加重，提示 $PaCO_2$ 有可能进一步上升，病情在恶化。

③ 雾化吸入：常用布地奈德和复方异丙托溴铵行雾化吸入治疗，以达到平喘、祛痰的目的，缓解患者喘息及呼吸困难的症状。但有心脏病的患者不适宜用复方异丙托溴铵。

④ 定时翻身拍背，常规每 2h 翻身一次：拍背时应向患者告知，将手背稍稍弓起，在患者背部自下而上，由外向内拍，每次 5～10min。但避免在患者进食后马上行拍背排痰。

⑤ 鼓励患者有效咳嗽：必要时吸痰，观察痰液的性状、颜色及量。

⑥ 抗感染是关键：患者入院后常规采集痰标本送检，根据痰涂片和细菌培养及药物敏感试验（简称“药敏试验”）结果选用合理的抗生素，严格按照抗生素的说明书科学执行医嘱，正确配制和使用药物，使药物发挥最好疗效。

⑦ 定时复查血气分析，保证水、电解质和酸碱平衡：记录 24h 出入量，防止体液丢失过多而使痰液干结，影响痰液的排出。降 $PaCO_2$ 的速度也不能太快，根据血气分析结果随时调整吸氧浓度或呼吸机的参数。

⑧ 营养支持：该患者需要留置胃管进行鼻饲，在患者神志未转为清醒之前采取鼻饲，清醒以后可以经口进食半流质与鼻饲流质结合，随着病情的好转可以拔除胃管，完全经口进食半流质或软食。

为什么该患者不能用复方异丙托溴铵溶液雾化吸入？

答：复方异丙托溴铵溶液是一种复合制剂，含有异丙托溴铵和沙丁胺醇两种成分。沙丁胺醇为 β_2 受体激动药，它除了有舒张支气管的作用外，还会引起口干、心动过速、心悸、咳嗽、潜在的严重低血钾等不良反应，禁用于肥厚型梗阻性心肌病、快速型心律失常的患者。

该患者诊断为肺源性心脏病，查体有心动过速，所以不能用复方异丙托溴铵溶液雾化吸入。应改用异丙托溴铵溶液雾化吸入。

无创通气的观察要点有哪些？

答：(1) 确保呼吸机管路连接正确，选择合适的鼻（面）罩，头带松紧适度。

(2) 定时复查血气分析，根据血气分析结果调节合适的参数。

（3）定时巡视，观察和记录呼吸机的参数、氧浓度及潮气量等监测数据，发现漏气要及时查找原因并处理，以确保无创通气的效果。

（4）查看呼吸机的湿化效果，定时协助饮水、拍背，指导患者咳嗽咳痰。

（5）随时保持患者呼吸道的通畅，监测生命体征及血氧饱和度的变化。

（6）做好沟通，取得患者和家属的配合。

（7）患者出现呕吐、窒息等情况时，应立即取下鼻（面）罩，停止无创通气，通知医师协助处理。

该患者出现哪些情况时可能需要改无创通气为有创通气?

答：需要改无创通气为有创通气的情况如下。

① 无创通气后 2h 内血气无明显改善。

② 患者意识障碍加重。

③ 气道分泌物增多，而患者又无法自行排痰。

④ 患者烦躁，无法配合无创通气。

什么是有创和无创序贯治疗方法？如何操作?

答：有创和无创序贯治疗是目前治疗慢性阻塞性肺疾病合并严重呼吸衰竭的主要方法，即同一患者先后经过有创和无创两种机械通气方式，达到尽早和成功撤机的目的。当 AECOPD 患者不得不采取有创通气后，病情好转至允许进行无创通气时，及时采取拔除气管插管行无创通气的措施，能明显减少患者呼吸机相关性肺炎的发生率和对呼吸机的依赖性，缩短住院时间和降低医疗费用。

病情稳定以后如何向患者进行健康教育?

答：（1）适当运动，避免受凉感冒。

（2）不去人多的场所，保持室内定时通风换气。

（3）每天坚持做缩唇呼吸锻炼，每天 2 次，每次10～15min。

（4）注意口腔卫生，早上、睡前、饭后漱口，尤其是用吸入剂后一定要漱口，以免引起口腔真菌感染。

（5）一定要戒烟。

（6）定期到呼吸科门诊复诊。

【护理查房总结】

慢性阻塞性肺疾病是呼吸科的常见病、多发病，我们一定要知道对这类慢性疾病的管理和护理，减少急性加重的次数，延长患者的生命，提高患者的生活质量。在急性加重期，应特别注意如下问题。

① 预防发生呼吸衰竭。一旦发生呼吸衰竭，以Ⅱ型呼吸衰竭为主，感染是首要诱因。选择合理的抗生素控制感染很关键，应定时复查血常规。

② 合理正确使用抗生素，第一时间采集标本行药敏试验，尽早找出使用抗生素的依据。

③ 尽快缓解患者的呼吸困难症状，予采用雾化吸入治疗效果好。

④ 保持呼吸道通畅。注意气道的湿化，指导患者有效咳嗽，辅助拍背排痰，有条件时可采用机械振动排痰。

⑤ 选择合适的氧疗方式。定时复查血气分析。

⑥ 无创通气和有创通气的使用与护理，也可以根据病情采取有创和无创序贯治疗。

查房笔记

病例 2 • 支气管哮喘

【病历汇报】

病情　患者女性，54 岁，因“反复喘息四十余年，再发加重并咳嗽、咳痰、双下肢水肿 15 天”入院。患者自诉四十余年前因受凉后出现喘息，主要表现呼吸困难、喉间喘鸣，于当地医院诊断为“支气管哮喘”，给予抗感染、平喘治疗（具体不详），病情好转。四十余年来患者每因天气变冷受凉后，反复发作喘息，每年 5～6 次不等，发作时常有咳嗽，咳少量白色黏液痰。在当地医院多次住院治疗，每次能够好转出院。1 年前开始在家使用沙美特罗替卡松粉吸入剂治疗；数月前患者受凉后再发喘息加重，主要表现为呼气性呼吸困难，喉间喘鸣，不能行走，同时有咳嗽、咳痰，咳嗽为阵发性，咳黄色脓痰，每天 50～60ml，伴双下肢水肿，无畏寒、发热，无胸痛、咯血，无头痛、呕吐，无神志不清、抽搐，无腹痛、腹胀、腹泻，当天前往当地医院治疗，诊断为“支气管哮喘，肺部感染，肺源性心脏病”，给予抗感染等对症支持治疗（具体不详）后喘息、咳嗽、咳痰及双下肢水肿较前减轻。维持数月后上述症状再次加重，并神志不清，立即前往市医院治疗，完善相关检查后诊断为“①支气管哮喘；②肺部感染；③支气管扩张症；④慢性肺源性心脏病，Ⅱ型呼吸衰竭，肺性脑病；⑤冠心病，缺血性心肌病型，心脏扩大，心功能Ⅳ级；⑥高血压（3 级　极高危）”。给予经口气管插管呼吸机辅助通气，抗感染，平喘，化痰等对症支持治疗（具体不详）。患者氧分压低，仍有明显喘息，为求进一步治疗，家属要求转入本院，遂收入本科。起病以来，患者精神、睡眠差，食欲减退，大小便正常。体重无明显变化。既往有冠心病、高血压病病史十余年，口服尼群地平片（10mg，每日 3 次）、速效救心丸（服药不详），否认乙型肝炎、结核等传染病史及接触史，否认外伤、手术及输血史，无食物、药物过敏史，预防接种史不详。父亲、大姐有支气管哮喘病史，并因该病去世。

护理体查 T 37℃，P 139 次/min，BP 186/106mmHg，R 38 次/min，患者神志模糊，精神差，急性重病容，呼吸急促，经口气管插管，全身浅表淋巴结无肿大，眼周皮肤色素沉着，皮肤巩膜无黄染，口唇发绀，咽部无充血，双侧扁桃体无肿大，颈软，颈静脉充盈，气管居中，甲状腺未扪及，桶状胸，双侧呼吸运动减弱，双侧语颤对称减弱，叩诊呈过清音，双肺呼吸音粗，可闻及明显的干湿啰音。心前区无隆起，剑突下可扪及心脏搏动，未触及震颤和心包摩擦感，心界叩诊向左扩大，心率 139 次/min，律齐。双下肢轻度凹陷性水肿。

辅助检查 胸部 CT 示双下肺感染，双肺支气管扩张。头颅 CT 未见异常。胸部 X 线片符合 COPD，双肺感染，双下肺支气管扩张症？心影增大，符合肺源性心脏病。心脏彩超示肺源性心脏病，肺动脉高压，左心室收缩功能在正常范围。

入院诊断 支气管哮喘，继发性支气管扩张症并感染，肺气肿，慢性肺源性心脏病，Ⅱ型呼吸衰竭，肺性脑病，冠心病心肌缺血型，心脏扩大，心功能Ⅳ级，高血压病 3 级，极高危。

目前主要的治疗措施

① 呼吸机辅助通气，持续呼吸功能监测。

② 美罗培南抗感染，氨溴索、细辛脑化痰，甲泼尼龙静滴控制炎症，沙丁胺醇及布地奈德雾化吸入，氨茶碱静脉滴入缓解气管痉挛，心脉隆护心等。

③ 24h 心电监护，血氧饱和度监测，下病危通知书。

④ 准确记录 24h 出入量。

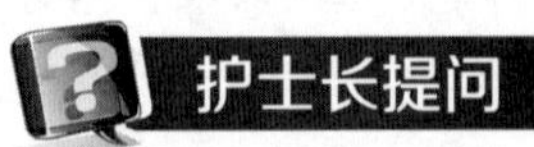

护士长提问

该患者诊断为支气管哮喘的依据是什么？

答：支气管哮喘是一种慢性气道炎症性疾病，以嗜酸性粒细胞、肥大细胞反应为主的气道变应性炎症和气道高反应性为其特征。

该患者诊断为支气管哮喘依据如下。

① 病史：反复喘息四十余年。

② 主要表现：天气变凉时发作，为呼气性呼吸困难，喉间喘鸣，不能行走，同时有咳嗽、咳痰，咳嗽为阵发性。

③ 在家使用沙美特罗替卡松粉吸入剂有一定效果。

④ 家族史：父亲、大姐有支气管哮喘病史，并因该病去世。

该类患者目前首优的护理问题是什么？应该采取哪些护理措施？

答：（1）首优的护理问题　呼吸困难，与支气管痉挛有关。

（2）护理措施　取舒适坐位或半卧位，进行机械通气时根据患者的动脉血气分析及血氧饱和度调节呼吸机的参数，保持呼吸道通畅，做好呼吸机的管理。仔细观察氧疗效果、呼吸频率、节律改变；指（趾）甲、口唇、耳垂的颜色变化，同时观察出汗状况，呼吸窘迫得不到缓和（或）吸痰时引起支气管痉挛，患者出现大汗淋漓、全身湿冷，应调高氧浓度，缓解患者的缺氧症状，并且同时应注意防止患者出现氧中毒症状，如烦躁、恶心呕吐、胸骨后灼痛、呼吸困难加重等。机械通气进行氧疗期间，应遵医嘱及时抽动脉血做血气分析监测。密切观察患者病情变化，尤其是夜间哮喘的发作。

该患者在使用氨茶碱和甲泼尼龙时需要注意什么？

答：（1）氨茶碱是支气管扩张药，能有效地解痉、平喘；该药口服每天 3 次，每次 0.1g 时，要注意氨茶碱在血液中的浓度。如血药浓度过高，患者可能会出现一系列的恶心、呕吐、血压下降等症状，甚至还会出现抽搐、心律失常等反应。当静脉滴注时，一定要注意用药的速度，速度不宜过快。主要因为氨茶碱的治疗量与中毒量很接近，所以一定要根据医师的医嘱用药并检测氨茶碱的血药浓度。

(2) 选用大剂量甲泼尼龙或氢化可的松静脉滴注是治疗重症哮喘的有效惯用药物。一般加入5%葡萄糖注射液或0.9%氯化钠注射液（生理盐水）中静滴，哮喘状态缓解后可改口服泼尼松，每次5～10mg，每天3次，症状完全控制后逐渐减量，1～2周内停药。有结核病、心功能不全、消化性溃疡的患者慎用。应用激素时特别注意患者的口腔真菌感染，每天认真做好2～3次的口腔护理。

支气管哮喘患者该选择哪种雾化方式？

答：雾化吸入是将待用的药物转变为气雾状态吸入呼吸道。常用的有超声雾化和喷射雾化两种（图1-1）。对于支气管哮喘患者而言，超声雾化并不是最佳选择，其原因如下。

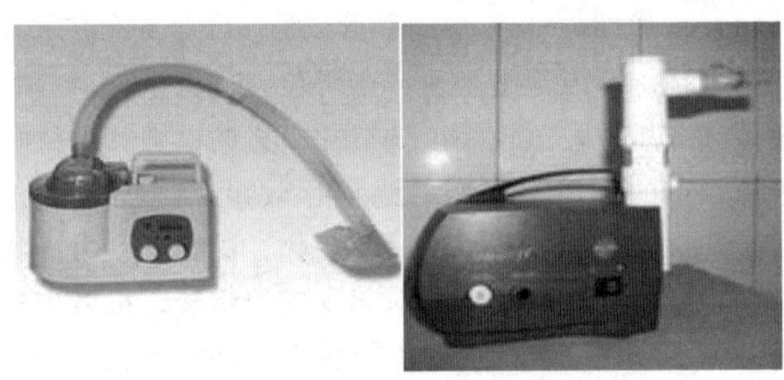

(a) 超声雾化器　　(b) 喷射雾化器

图1-1　雾化方式

① 超声雾化产生的气雾密度较高，可增加患者的气道阻力。

② 超声雾化时产生的热量可能影响糖皮质激素等药物的活性。

③ 超声雾化器不适用于混悬药液。

对于哮喘患者，喷射雾化器是更好的选择。其特点是：装置使用较方便；可使用氧气或压缩泵提供动力气流；药液量小，产生的药雾颗粒均匀；适用于各年龄组的支气管哮喘患者。对于支气管哮喘长期反复发作的患者，建议家庭备喷射雾化器，以便进行支气管哮喘发作的家庭雾化治疗。

如何使用沙美特罗替卡松粉吸入剂？要注意哪些事项？

答：沙美特罗替卡松粉吸入剂（商品名为舒利迭）组分为沙美

特罗（以昔萘酸盐形式）和丙酸氟替卡松，为白色或类白色的微粉，密封在铝箔条内。该铝箔条缠绕在一模制的塑料装置中，这种给药装置称为准纳器。患者通过准纳器吸嘴吸入药物。

沙美特罗替卡松粉吸入剂的不良反应：可引起鼻、喉部干燥、刺激，有令人不愉快的味道和气味，可出现鼻出血、头痛、过敏反应。曾有报道皮疹、面部或舌部水肿，罕有过敏性/过敏样反应和支气管痉挛的报道。长期、大剂量经鼻腔给予皮质激素可能导致全身性反应。

使用指导：当使用一个剂量药物，只需按下述四个简单的步骤进行（图 1-2）。

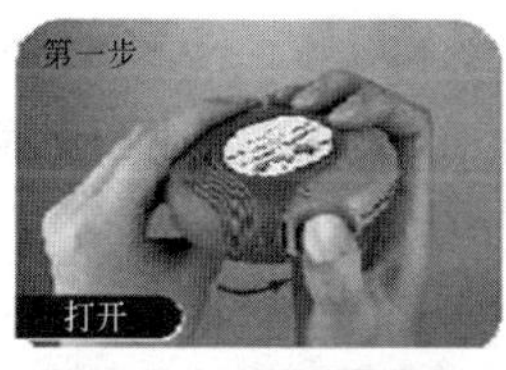

▶ 欲打开准纳器，用一手握住外壳，另一手的拇指放在手柄上，向外推动拇指直至完全打开

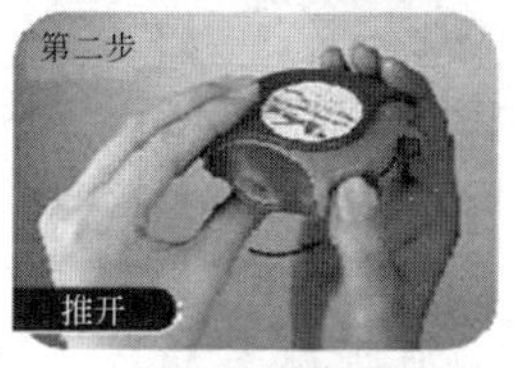

▶ 向外推动滑动杆发出咔哒声。一个标准剂量的药物已备好以供吸入，在剂量指示窗口有相应显示。不要随意拨动滑动杆以免浪费药物

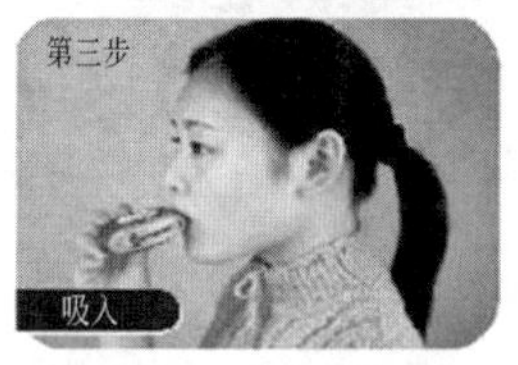

▶ 先握住准纳器并使之远离嘴。在保证平稳呼吸的前提下，尽量呼气。切记不要将气呼入准纳器中
▶ 将吸嘴放入口中，由准纳器深深地平稳地吸入药物。切勿从鼻吸入
▶ 将准纳器从口中拿出，继续屏气10s

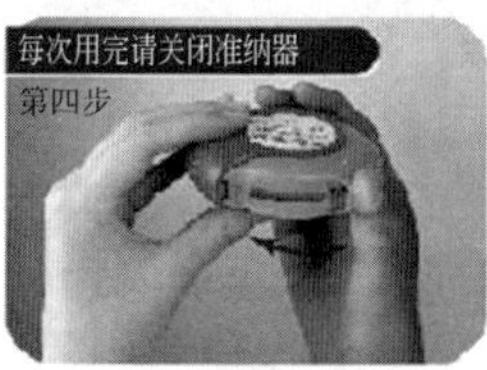

▶ 关闭准纳器，将拇指放在手柄上，往后拉手柄，发出咔哒声表示准纳器已关闭，滑动杆自动复位，准纳器又可用于下次吸药时使用，用完药后请漱口

图 1-2　迭式准纳器的使用方法

如果需要两次吸入药物，必须关上准纳器后，重复步骤一至四。

切记：保持准纳器干燥；不用的时候，应保持关闭状态；不要对着准纳器呼气；只有在准备吸入药物时才可推动滑动杆；不要超过推荐剂量，吸入药物后用温开水漱口。

支气管哮喘患者的就诊指南是什么？

答：如果哮喘患者发作出现下述情况之一，应尽快到附近医院就诊，以免贻误病情，丧失治疗良机。

（1）哮喘高危患者再次发作哮喘　高危患者包括：①以往发生过濒死性哮喘需要气管插管和机械通气者；②在过去的一年里曾因哮喘而住院或紧急就诊者；③目前正在使用或近期停用口服糖皮质激素者；④近期没有使用吸入糖皮质激素者；⑤过度依赖速效吸入型 β_2 受体激动药者；⑥有精神或心理疾病，包括使用镇静药者；⑦对哮喘治疗方案依从性不佳者；⑧应用某些可能诱发哮喘发作药物的患者，如对乙酰氨基酚（扑热息痛）、阿司匹林、吲哚美辛（消炎痛）、普萘洛尔（心得安）、美托洛尔（倍他乐克）等。

（2）重度哮喘发作　哮喘发作时患者出冷汗、端坐呼吸、不能平卧、休息时呼吸困难，口唇、指端青紫，不能说完整的语句（婴儿表现为拒食），烦躁不安，嗜睡或意识模糊，心动过缓或心率大于 120 次/min（婴儿大于 160 次/min），呼吸频率大于 30 次/min，哮喘音响亮或消失。

（3）吸入短效 β_2 受体激动药（如沙丁胺醇）1h 后仍无缓解，或吸入此类药物后哮喘虽有好转，但是哮喘症状缓解持续时间小于 4h，或间隔 3～4h 就需要吸入短效 β_2 受体激动药。

（4）口服泼尼松 4～6h 后病情仍无任何改善。

（5）肺功能指标呼气峰流速（PEF）低于正常预计值的 60%或低于平时最佳值的 60%。

患者病情平稳，即将出院，应对其做哪些健康指导？

答：① 嘱患者出院后注意保暖，防止受凉及上呼吸道感染。

② 避免去人多拥挤的地方，居室内禁止放花、草、地毯等，

最好远离小动物。

③ 注意饮食，避免食用明确过敏的食物。

④ 提醒家人勿在患者面前吸烟，避免刺激性的气体、烟雾、灰尘和油烟等。

⑤ 保持心情舒畅，做适量的有氧运动，冬天可进行耐寒锻炼，避免剧烈运动。

⑥ 积极寻找过敏原并避免接触。

⑦ 如出现使用药物不能缓解时，应及时来医院就诊。

【护理查房总结】

支气管哮喘的患者应重视在日常生活中的预防，包括日常的衣食住几方面。

（1）衣　冬天最好不要穿羽绒服以及蚕丝、丝绵做的棉衣，因为一些哮喘患者对于动物羽毛、蚕丝中的变应原过敏。

（2）食　食物过敏在儿童中常见，年龄越小越容易对食物过敏，随着年龄的增长，机体逐渐对各种食物产生耐受。能引起过敏的食物很多，如牛奶、鸡蛋、虾、豆类、面粉、花生、巧克力和某些水果等，但并不是每位哮喘病患者都对这些食物过敏，即使是吃海鲜引起哮喘发作的患者，对不同种类海鲜的反应也不一样，比如吃黄鱼引起哮喘发作，吃带鱼则不一定会引起哮喘发作，所以不能一概而论“凡是海鲜都不能吃”，更不能因为是哮喘患者就禁食所有的海鲜和河鲜。

注意哮喘发作是否与进食某些异体蛋白如鱼、虾、蟹、禽蛋、牛奶有关，如有关应尽量忌食。此外，还应注意观察哮喘发作是否与吃腰果、芝麻、桃子有关，某些食品添加剂如酒石黄、亚硝酸盐也可诱发哮喘发作，应当引起注意。慎用或忌用某些可能诱发哮喘的药物，如阿司匹林及含有阿司匹林的复方制剂、索米痛片、吲哚美辛、布洛芬、普萘洛尔、阿替洛尔等。

（3）住　人们每天在居室内至少要度过一半左右的时间，尤其是哮喘患者可能在室内停留的时间更长，因此，改善居室内环境对于预防哮喘发作十分重要。

① 减少吸入花粉，在花粉量最高的季节关上窗户，日间或午后最好留在室内不要外出。不要在室内摆放鲜花。

② 减少尘螨吸入。尘螨喜欢生活在潮湿温暖的环境中，主要滋生在卧室中，以床、枕头、地毯和软垫椅中最多。它们最适宜的生存条件是气温20～25℃，相对湿度80%。尘螨对干燥的耐受性较差，当其体内水分下降到46.5%以下时即死亡。但尘螨对温度的适应性较强，温度下降到17℃仍能繁殖，甚至在0℃时亦能生存。我国许多地区春秋季为尘螨生存的适宜季节，因此，由尘螨过敏引起的哮喘在春秋季发作增多。减少和避免接触尘螨的主要方法是室内保持通风，避免潮湿的环境，避免使用地毯，经常清洗和晾晒被子、衣服等。室内不要挂置绒毛饰品，不要放置地毯、布艺沙发等有利于尘螨滋生的物品。卧室应避免潮湿，使用电热毯可减少床铺的湿度，室内相对湿度应保持在50%以下，多开门窗，保持空气流通。居室的清理应由其他人员进行，以免患者在清理过程中接触大量变应原引起哮喘发作。

查房笔记

病例3 • 支气管扩张症

【病历汇报】

病情 患者男性，57岁，因“反复咳嗽、咳痰11年，早上为主，咳白痰，易反复发生感染，感染后咳嗽、咳痰加重。感染急性发作时有黄色脓痰。6年前有咯血。3天前上述症状再发”，转入本科治疗。

护理体查 T 36.6℃，P 110次/min，R 25次/min，BP 100/60mmHg。患者为慢性病容，神志淡漠，面色发绀，平车入院。颈静脉怒张，心律齐、无杂音，双肺呼吸运动对称，双肺叩诊呈过清音，听诊双肺可闻及固定而持久的局限性粗湿啰音。

辅助检查 血常规示WBC 12.0×10^9/L，肝、肾功能，心肌酶，尿、粪常规，胸部CT，纤维支气管镜检查并灌洗（取灌洗液进行细菌学和细胞学检查）。

入院诊断 支气管扩张症合并感染。

目前主要的治疗措施

① 体位引流：应根据病变部位采取相应的体位引流，有助于排除积痰，减少继发感染，对痰液多且黏稠者其作用尤其重要。

② 美罗培南抗感染，氨溴索静脉注射祛痰，布地奈德雾化吸入解痉。

③ 记录24h痰量。

护士长提问

该患者诊断为支气管扩张症的依据有哪些？

答：患者为中年男性，长期大量吸烟，病史有十余年；反复咳嗽、咳痰，早上加重，有咯血史和反复感染等病史，双肺可闻及湿啰音。

支气管扩张症合并感染时痰液静置后出现分层的特征是什么？

答：上层为泡沫，下悬脓性成分；中层为浑浊黏液；下层为坏死组织沉淀物。

如何划分咯血的严重程度？

答：少量咯血为＜100ml/d，中量咯血为100～500ml/d，大量咯血为＞500ml/d或一次＞300ml。

患者发生咯血时的应急预案是什么？

答：(1) 对咯血患者应在床旁备好负压吸引器及建立静脉通路。

(2) 发生大咯血时，立即使患者倒置或取头低脚高位，轻叩其背部，用张口器将口撑开，把舌拖出，即时应用吸引器去除口腔及咽喉处血块，并请其他人员帮助呼叫医师。

(3) 给予患者低中流量吸氧。

(4) 遵医嘱应用止血药物，如垂体后叶素，同时准备呼吸兴奋药。

(5) 及时补充血容量，纠正休克，做好输血及气管插管或气管切开准备。

(6) 绝对卧床休息，加强生命体征监测。如有异常及时报告医师采取措施。

(7) 患者生命体征平稳、病情好转后，应做好以下工作：清洁口腔，保持床单位整洁，室内保持安静、空气新鲜。

(8) 保持患者安静，卧床休息，避免搬动，防止情绪激动，可给予适量的镇静药。

(9) 抢救结束后6h内，据实、准确地记录抢救过程。

(10) 止血后，鼓励患者轻轻咳嗽，将残留血块咳出。

该类患者目前首优的护理问题是什么？目标是什么？该采取哪些护理措施？

答：(1) 首优的护理问题　清理呼吸道无效，与痰多和无效咳嗽有关。

（2）护理目标 患者能正确进行有效咳嗽，辅助胸部物理疗法，达到有效引流痰液的目的。

（3）具体护理措施

① 休息和环境：急性感染或病情严重者应卧床休息。保持室内空气流通，维持适宜的温湿度，注意保暖。

② 饮食护理：提供高热量、高蛋白、富含维生素饮食，避免冰冷食物诱发咳嗽，少食多餐。指导患者在咳痰后及进食前后用温水漱口，保持口腔清洁，促进食欲。鼓励患者多饮水，每天1500ml以上。充足的水分可以稀释痰液，利于排痰。合并充血性心力衰竭者或肾脏疾病者应指导患者低盐饮食。

③ 病情观察：观察痰液的量、性质、颜色、气味和体味的关系，痰液静置后有无分层现象，记录24h痰液排出量。观察咯血的颜色、量及性质。病情严重者需观察患者缺氧情况，有无发绀、气促等表现。注意患者有无发热、消瘦、贫血等全身表现。

④ 体位引流：体位引流是利用重力作用促使呼吸道分泌物流入气管、支气管排出体外。

⑤ 用药的护理：按医嘱使用抗生素、祛痰药及支气管扩张药，指导患者掌握药物的疗效、剂量、用法和不良反应。必要时通知医师。

如何做好体位引流？

答：（1）引流前的准备 向患者及家属解释体位引流的目的、过程和注意事项，监测生命体征和肺部听诊，明确疾病部位。体位引流前15min遵医嘱给予支气管扩张药，备好排痰用纸巾或可弃去的一次性容器。

（2）引流体位 引流体位的选择取决于分泌物潴留的部位和患者的耐受程度。原则上抬高患部位置，引流支气管开口向下，有利于潴留的分泌物随重力作用流入支气管和气管而排出。首先引流肺上叶，然后引流肺下叶后基底段。如果患者不耐受，应及时调整姿势。头外伤、胸部创伤、咯血严重、心血管疾病和患者状况不稳定，不宜采取头低位进行体位引流。

(3) 引流时间　根据病变部位、病情和患者状况，每天1～3次，每次15～20min。一般于饭前1h进行，饭后或鼻饲后1～3h进行。

(4) 引流观察　引流应有护士和家属协助，观察患者有无出汗、脉搏细弱、头晕、疲劳、面色苍白等症状，评估患者的耐受程度。如果患者出现心率超过120次/min、心律失常、高血压、低血压、眩晕或发绀，应立即停止引流并通知医师。在引流过程中，鼓励患者做腹式深呼吸。

(5) 引流后护理　体位引流结束后，帮助患者采取舒适体位，弃掉污物。给予清水或漱口液漱口，保持口腔清洁，减少呼吸道感染的机会。观察患者咳痰的情况，如痰液的性质、量及颜色，并记录。听诊肺部呼吸音的改变，评价体位引流的效果。

支气管扩张症患者咯血时应用垂体后叶素，为什么称垂体后叶素是“内科止血钳”?

答：垂体后叶素可收缩小动脉，减少肺血流量，从而减轻咯血，故号称“内科止血钳”。但也能引起子宫、肠道平滑肌收缩和冠状动脉收缩，因此冠心病、高血压病患者及孕妇忌用。静滴时速度勿过快，以免引起恶心、便意、心悸、面色苍白等不良反应。

【护理查房总结】

支气管扩张症是呼吸科比较常见的疾病之一，一定要知道对这类疾病的常规护理。急性加重合并感染时，要特别注意以下几点。

(1) 控制感染　是急性感染期的主要治疗措施。根据临床表现和痰培养结果，选用有效的抗菌药物。另外，支气管扩张症与感染密切相关，需积极防治百日咳、麻疹、支气管肺炎、肺结核等呼吸道感染疾病；及时治疗上呼吸道慢性病灶（如扁桃体炎、鼻窦炎等）；避免受凉，预防感冒；减少刺激性气体吸入等措施对预防支气管扩张症有重要意义。戒烟、避免烟雾和灰尘刺激有助于避免复发，防治病情恶化。

（2）清除痰液　强调清除痰液对减轻症状、预防感染的重要性，指导患者及其家属学习和掌握有效咳嗽、胸部叩击、雾化吸入及体位引流的排痰方法，长期坚持，以控制病情的发展。

（3）生活指导　讲明加强营养对机体康复的作用，使患者能主动摄取必需的营养元素，以增强机体抗病能力。鼓励患者参加体育锻炼，建立良好的生活习惯，劳逸结合，以维护心肺功能状态。

查房笔记

病例 4 • 肺炎

【病历汇报】

病情 患者男性，70 岁，因“2 天前受凉后突发高热，体温最高达 39.7℃，伴寒战、咳嗽、咳痰、胸痛，自服阿司匹林后体温下降为 38.5℃，伴大汗、头晕、乏力、口渴，24h 尿量约 500ml，4h 前出现烦躁不安，四肢厥冷速来急诊，以‘右下肺炎’”收入院。

护理体查 T 38.0℃，P 120 次/min，R 30 次/min，BP 80/50mmHg，SpO_2 90%。意识模糊、烦躁，口唇发绀，皮肤颜色苍白，皮肤黄染，皮疹；咽充血，气管居中。右胸下部叩诊呈浊音，心界不大、律齐，右下肺可闻及管状呼吸音，偶闻及细小湿啰音，胸膜摩擦音（+），左肺呼吸音清；腹部无明显压痛、反跳痛，无肌紧张，肝、脾未及；四肢厥冷。

辅助检查 血常规示 WBC 17.2×10^9/L，N 90%；动脉血气分析示 pH 7.57，PaO_2 42mmHg，$PaCO_2$ 26mmHg，SpO_2 86%；痰液革兰染色及抗酸染色阴性；胸部 X 线片示右下肺大片状阴影，肋膈角可见少量胸腔积液；心电图检查示窦性心动过速。

入院诊断 右下肺肺炎；右侧胸腔积液。

目前主要的治疗措施

① 抗感染治疗。

② 支持疗法和对症治疗：吸氧、降温、护肝、护心、护胃、止咳化痰、营养支持。

③ 并发症治疗。

护士长提问

根据病因学、感染来源、解剖位置，肺炎怎样分类？

答：（1）按病因学分类，可分为细菌性、非典型病原体所致，病毒性、真菌性、其他病原体及理化因素所致的肺炎。病因学分类对于肺炎的治疗有决定性意义。

（2）按感染来源可分为社区获得性肺炎、医院获得性肺炎。肺炎病原体分布和临床表现有各自特点，处理和预后也有差异。

（3）按解剖可分为大叶性肺炎、小叶性肺炎、间质性肺炎。

如何鉴别常见的肺炎？

答：见表1-1。

表1-1 常见肺炎的鉴别

项目	链球菌肺炎	病毒性肺炎	真菌性肺炎	支原体肺炎
起病急缓	急	较急，症状轻	缓	缓
前期症状	病前数日有上呼吸道感染史	头痛、全身酸痛、倦怠	抗生素治疗后	咽痛、头痛、肌肉痛
发热	39～40℃（稽留热）	中低热	可有发热	38℃左右
咳嗽咳痰	铁锈色痰	少量白色黏液痰	无色胶冻样、剧咳	痰少、阵发刺激性咳嗽
X线	大片炎症浸润影或实变影	双肺弥漫性结节性浸润	大片状阴影，多见肺底和中部	多形态浸润影，阶段分布多见于肺下野
一般药物	青霉素	利巴韦林、阿昔洛韦	氟康唑	红霉素

重症肺炎的诊断标准有哪些？

答：根据《中国成人社区获得性肺炎诊断和治疗指南（2016版）》重症社区获得性肺炎的诊断标准：符合下列1项主要标准或≥3项次要标准者可诊断为重症肺炎，需密切观察，积极救治，有条件时收住ICU治疗（ⅡA）。

（1）主要标准

① 需要气管插管行机械通气治疗；

② 脓毒症休克经积极液体复苏后仍需要血管活性药物治疗。

（2）次要标准

① 呼吸频率≥30次/min；

② 氧合指数≤250mmHg(1mmHg=0.133kPa)；

③ 多肺叶浸润；

④ 意识障碍和（或）定向障碍；

⑤ 血尿素氮≥7.14mmol/L；

⑥ 收缩压<90mmHg需要积极的液体复苏。

该类患者目前首优的护理问题是什么？目标是什么？该采取哪些护理措施？

答：（1）首优的护理问题　清理呼吸道无效。与呼吸道分泌物过多、黏稠，或患者疲乏、胸痛、意识障碍导致咳嗽无效、不能或不敢咳嗽有关。

（2）护理的目标　患者能运用有效咳嗽、体位引流排除痰液。

（3）护理措施　关键是常用胸部物理疗法，促进有效排痰。具体措施如下。

① 环境：为患者提供安静、整洁、舒适的病房，保持室内空气新鲜、洁净，注意通风。维持合适的室温（18～20℃）和相对湿度（50%～60%）。

② 休息与体位：急性期绝对卧床休息，恢复期可适当活动；胸痛剧烈者取患侧卧位，呼吸困难者取半卧位。

③ 饮食和营养：给予高蛋白、高热量、高维生素的流质半流质饮食，鼓励患者多饮水，每日至少2500～3000ml，失水明显者遵医嘱静脉补液。心脏病患者或老年人应注意补液速度，避免过快导致肺水肿。

④ 降温护理：高热时可采用酒精擦浴、冰袋、冰帽等物理降温措施，以逐渐降温为宜，防止虚脱。及时更换床单被服，保持清洁、干燥、舒适。当有口腔干燥、黏膜损伤、口唇疱疹时，做好口腔护理，清洁口腔，促进食欲。

⑤ 病情观察：密切观察咳嗽、咳痰情况，详细记录痰液的色、量、质。正确收集痰标本，及时送检。

⑥ 有效排痰

a. 深呼吸和有效咳嗽：适用于神志清楚、一般情况良好、能够配合的患者。

b. 吸入疗法：适于痰液黏稠和排痰困难者。防止窒息，尤其是体弱、无力咳嗽者。避免降低吸入氧浓度。严格无菌操作，预防感染。

c. 胸部叩击：适用于久病体弱、长期卧床、排痰无力者。禁用于未经引流的气胸、肋骨骨折、有病理性骨折史、咯血、低血压及肺水肿等患者。

d. 体位引流：适用于肺脓肿、支气管扩张症等大量脓痰排出不畅时。禁用于呼吸衰竭、有明显呼吸困难和发绀者、近1～2周曾有大咯血史、严重心血管疾病或年老体弱不能耐受者。

e. 机械吸痰：适用于无力咳痰、意识障碍或排痰困难者。每次吸引时间少于15s，两次抽吸间隔时间大于3min。

各种抗生素使用的注意事项有哪些?

答：见表1-2。

表1-2　使用抗生素的注意事项

药物	适应证	配伍禁忌	不良反应
头孢哌酮	敏感菌感染	喹诺酮类、盐酸氨溴索(沐舒坦)、呋塞米	胃肠道反应、粒细胞减少、维生素K减少
头孢吡肟	中重度感染	奥美拉唑、左氧氟沙星	胃肠道反应、过敏反应
美罗培南	粒细胞减少伴发热	溴己新、昂丹司琼	胃肠道反应、过敏反应
亚胺培南	混合感染	茶碱类	头昏、出汗、神经系统反应
万古霉素	耐甲氧西林金黄色葡萄球菌(MRSA)	肝素、头孢哌酮、氨茶碱	胃肠道反应、过敏反应、皮炎
替考拉宁	革兰阳性菌	氨基糖苷类、卡泊芬净	少

续表

药物	适应证	配伍禁忌	不良反应
利奈唑胺	敏感株	两性霉素 B、地西泮	胃肠道反应、骨髓抑制
伏立康唑	侵袭性曲霉菌	咪达唑仑	视觉改变
伊曲康唑	曲霉菌、念珠菌	专用溶剂配置	少

对有感染性休克危险的肺炎患者应从哪些方面进行监测？

答：潜在并发症为感染性休克。

(1) 病情监测

① 生命体征：有无心率加快、脉搏细速、血压下降、脉压差减小、体温不升或高热、呼吸困难等，必要时心电监护。

② 精神和意识状态：有无精神萎靡、表情淡漠、烦躁不安、神志模糊等。

③ 皮肤、黏膜：有无发绀、肢端湿冷。

④ 出入量：有无尿量减少，必要时监测尿量和尿比重。

⑤ 实验室检查：有无血气分析等指标的改变。

(2) 感染性休克抢救配合　发现异常情况立即通知医师，并备好物品，积极配合抢救。

① 体位：取仰卧中凹位，抬高头胸部 20°、抬高下肢 30°，利于呼吸和静脉血回流。保暖、高流量吸氧，维持 $PaO_2>60mmHg$。

② 迅速建立两条静脉通路，保证液体输入；可根据中心静脉压（正常为 5～12cmH_2O）调整输液速度。

③ 严密观察病情，注意体温、脉搏、呼吸、血压及神志变化，记录 24h 出入量；同时配合医师做好抢救工作。

④ 进行抗感染与抗休克治疗

a. 补充液体。纠正血容量，一般先快速静脉输入晶体和胶体，以维持血容量，降低血液黏稠度，预防血管内凝血。

b. 按医嘱予以血管活性药，使收缩压维持在 90mmHg 以上，或使用血管扩张药改善微循环；严密监测血压变化。

（3）注意水、电解质和酸碱平衡 准确把握输液速度，注意老年人及心肺功能较差的患者输液速度不宜过快，以免发生心力衰竭和肺水肿。下列提示血容量已补足：口唇红润、肢端温暖、收缩压＞90mmHg、尿量＞30ml/h。如血容量已补足但尿量仍小于400ml/d，尿比重＜1.018，应及时报告医师，注意有无急性肾衰竭。

（4）监测血气分析及电解质。

（5）抗感染治疗 按医嘱定时给予抗生素，并注意其不良反应。

如何评价肺炎的治疗效果？

答：抗生素治疗后48～72h应对病情进行评价，治疗有效表现为体温下降、症状缓解、白细胞逐渐降低或恢复正常。但胸部影像学下的示病灶吸收较迟。

病情稳定以后如何向患者进行健康教育？

答：（1）向患者宣教肺炎疾病知识，强调预防的重要性。平时应注意锻炼身体，尤其加强耐寒锻炼，并协助制订和实施锻炼计划。

（2）指导患者增加营养，保证充足的休息时间，以增强机体对感染的抵抗能力。

（3）纠正吸烟等不良生活习惯，避免受寒、过劳、酗酒等诱发因素。有皮肤痈、疖、伤口感染、毛囊炎、蜂窝织炎时及时治疗，尤其是免疫功能低下者（糖尿病、血液病、艾滋病病毒感染者、肝硬化、营养不良、儿童等）和COPD、支气管扩张症者。

（4）对老年人及患慢性疾病的患者应注意气温变化时随时增添衣服，预防上呼吸道感染，年老体弱、免疫功能减退（如糖尿病、慢性肺部疾病、脾切除等）的患者，可注射疫苗，预防再次感染。

（5）对出院后需继续用药的患者做好用药指导，告知复诊时间及复诊应携带的相关资料。出现发热、心率增快、咳嗽、咳痰、胸痛等症状时，应及时就诊。

【护理查房总结】

① 早期合理使用抗生素是治愈的关键。第一时间采集呼吸道分泌物或血标本行药敏试验，尽早找出使用抗生素的依据。对重症感染者，可先“重拳猛击”，再降阶梯治疗。

② 支持治疗：卧床休息；避免疲劳、醉酒等使病情加重的因素；补充含足够的热量、蛋白质和维生素的食物，多饮水。

③ 对症处理：剧烈胸痛可给予少量镇痛药，烦躁不安、谵妄、失眠者可给予地西泮 5mg 肌注或水合氯醛 1～1.5g 保留灌肠。禁用抑制呼吸的镇静药。禁用阿司匹林或其他解热药，以免过度出汗及干扰真实热型。

④ 并发症的处理：密切观察病情变化，注意防治休克。

⑤ 心理护理：应与患者交流沟通，鼓励倾诉其焦虑不安的想法，使其采取有效方法，尽快熟悉情况，进入角色，安心养病。

查房笔记

病例5 • 肺脓肿

【病历汇报】

病情 患者男性，50岁，因“咳嗽、咳脓痰3个月，咯血1个月”入院。患者3个月前由于“感冒”后发热，逐渐咳嗽加重，咳黏液性痰，后出现脓性痰液，每天10～30ml，痰液咳出静置后可分为3层，痰咳出后体温稍有好转，无明显乏力、盗汗，亦无胸痛，曾去当地医院给予头孢菌素类抗生素静滴（具体剂量不详）及镇咳解热药物间断治疗1个月，症状有所好转。近1个月出现咯血，每天5～6次，量约10ml。当地医院行胸部CT检查，结果回报为“左肺下叶高密度阴影，有一空洞”。为求进一步诊断来本院。门诊以“左肺脓肿”收住本科。

护理体查 T 39.5℃，P 110次/min，R 27次/min，BP 130/80mmHg。发育正常，营养尚好，神志清楚，体型正常，自主体位，查体合作。肺部听诊双肺呼吸音清，左肺下野呼吸音减弱并可闻及痰鸣音及湿啰音。

辅助检查 血常规示WBC 25×10^9/L；胸部CT示左肺下叶背段见一约3cm×3cm大小、高密度阴影，内有一小空洞，纵隔及肺门未见明显肿大淋巴结。

入院诊断 左肺下叶脓肿。

目前主要的治疗措施

① 克林霉素1.2g/d静滴，同时甲硝唑0.4g静滴。应用化痰药、止血药。氨溴索静注祛痰，布地奈德雾化吸入解痉，云南白药口服。

② 加强痰液引流。

③ 高热的护理。

护士长提问

该患者诊断为肺脓肿的依据有哪些？

答：诊断依据如下。

① 病史：曾发热、咳嗽、咳脓痰 3 个月，近 1 个月咯血。无乏力、盗汗。有吸烟史 20 年，20 支/日。

② 痰液静置后可分为 3 层：即泡沫、黏液及脓渣。

③ 查体：左下后胸部语颤增强，左肺下野呼吸音减弱，可闻及痰鸣音及湿啰音。

④ 辅助检查：血常规示，WBC 25×10^9/L；胸部 CT 左肺下叶背段见一约 3cm×3cm 大小、高密度阴影，内有一小空洞，纵隔及肺门未见明显肿大淋巴结。

肺脓肿的治疗原则是什么？如何正确进行痰液引流？

答：治疗原则是积极抗感染，加强痰液引流，必要时手术切除。

(1) 支气管镜引流　做支气管镜前 4h 禁食，术前 30min 口服可待因，以减少分泌物，避免咳嗽，然后行支气管镜吸引并观察记录引流液的量、性质和颜色。术中如出现呼吸困难、严重憋气或不能耐受等情况应停止吸引。术后如有咯血应对症处理，呼吸困难应给予吸氧。术中因咽喉局部麻醉，术后 2h 后才可进温凉流食，以减少对咽喉部的刺激，防止呛咳、误吸。

(2) 体位引流排痰　体位引流是利用重力作用，使肺、支气管内分泌物排出体外，身体较好者可采取体位引流。

① 体位：患侧肺处于高位，其引流的支气管开口向下，便于分泌物顺体位重力引流而咳出，应根据病变部位不同采取相应的体位进行引流。

② 嘱患者间歇深呼吸并尽力咳痰，护理人员轻叩相应部位，提高引流效果。

③ 痰液黏稠不易引流时，可给予蒸气吸入、超声雾化吸入祛

痰药，有利排出痰液。

④ 时间与次数：每日 2～4 次，宜选择在空腹时进行，每次 15～30min。但对患者进行体位引流时应注意患者的反应，如出现头晕、面色苍白、出冷汗、血压下降等，应停止引流；及时记录引流液的色、质、量；如引流液大量涌出，应注意防止窒息；如引流液每日<30ml，可停止引流。

该类患者目前首优的护理问题是什么？目标是什么？该采取哪些护理措施？

答：(1) 首优的护理问题 清理呼吸道无效，与脓痰积聚、无效咳嗽有关。

(2) 护理的目标 患者能保持呼吸道通畅，有效咳嗽、咳痰。

(3) 护理措施

① 密切观察患者咳嗽、咳痰、胸痛的性质，痰液的颜色、性质、气味、量，静置后有无分层，有无咯血。

② 保持室内空气新鲜，每日通风 2 次，每次 15～30min，同时注意保暖。

③ 保持病室清洁，维持室温在 18～22℃，相对湿度 50%～70%。

④ 根据病变部位，指导患者采取不同的体位进行引流，每日 2～3 次，每次 15～30min，宜在空腹时进行。

⑤ 向患者讲解排痰的意义，指导患者进行有效排痰，具体方法是让患者尽量取坐位或半坐卧位，先进行几次深呼吸，然后再深吸气后保持张口，用力进行两次短促的咳嗽，将痰从深部咳出。

⑥ 遵医嘱给予祛痰药、支气管扩张药，以保持排痰通畅。

⑦ 嘱患者多饮水，1500～2000ml/d。

⑧ 鼓励患者下床活动，促进排痰。

⑨ 遵医嘱给予抗生素。

肺脓肿患者发生窒息前的表现及应急处理是什么？

答：(1) 窒息前表现

① 严密观察患者是否有呼吸困难、发绀加重、烦躁不安、意识障碍等呼吸道阻塞的情况发生。

② 指导患者进行有效咳嗽。

③ 体位引流时，护士应该在旁监护，以免大量痰液涌出而患者无力咳出而发生窒息，并备好抢救用物。

④ 出现胸闷气促、咳嗽无力、精神紧张、面色灰暗、喉部有痰鸣音等窒息先兆时，应立即让患者侧卧取头高脚低位，立即吸出痰液或血块，并报告医师。

（2）应急处理　一旦发现患者窒息，应迅速抱起其双腿呈倒立位，使上半身向下并与地面成45°～90°角，托起头部向背屈，撬开牙关，清除口腔内痰液或血块，轻拍背部，并用吸痰管进行抽吸，立即通知医师。

病情稳定后如何向患者进行健康教育？

答：（1）进行预防肺脓肿的知识教育

① 对有意识障碍的患者要做好口腔护理、定时翻身、保持呼吸道通畅，防止误吸。注意及时治疗上呼吸道及口腔病灶，口腔、鼻、咽部手术时及时清除血块或分泌物，防止吸入性感染。

② 及时治疗肺部感染或肺外化脓性病灶。

③ 不挤压疖、痈，防止血源性肺脓肿。

（2）向患者说明肺脓肿抗生素治疗的重要性及治疗疗程应足够长，以预防复发。采取体位引流患者应向其说明重要性、目的及注意事项。

（3）本病经有效抗生素药物治疗，大多数患者可治愈，预后良好。

（4）识别并发症，及时就诊。患者出现高热、咯血、呼吸困难等表现时应警惕大咯血，防止发生窒息。

什么情况下考虑手术治疗慢性肺脓肿？

答：治疗慢性肺脓肿最主要的是使用抗生素，疗程至少需要4周以上，必要时持续8～12周，经积极内科治疗后脓腔不闭合，可考虑手术。大多数慢性肺脓肿经外科治疗疗效满意，症状消失，并恢复正常工作。

慢性肺脓肿手术治疗的适应证有哪些?

答：① 病程在 3 个月以上，经内科治疗病变未见明显吸收，而且持续或反复发作有较多症状者。

② 慢性肺脓肿有突然大咯血致死的危险，或大咯血经积极药物治疗仍不停止者，应及时手术抢救。

③ 慢性肺脓肿如因支气管高度阻塞而感染难以控制者，应在适当准备后进行肺切除。

④ 慢性肺脓肿与其他病灶并存，或不能完全鉴别，如肺结核、肺肿瘤、肺真菌感染等，也需要肺切除治疗。

慢性肺脓肿手术治疗的相关注意事项有哪些?

答：(1) 术前准备　包括改善患者全身情况，加强营养，间断输血，全身用抗生素，体位排痰，局部喷雾，气管内滴药等。经住院 3～6 周准备，痰量减少至每天 50ml 以下；痰由黄脓稠变为白黏稀薄；食欲、体重有所增加；血红蛋白接近正常，体温、脉搏趋于平稳，则可进行手术。

(2) 手术范围　肺脓肿的手术难度大、出血多，病变往往跨叶，手术范围不宜太小，尽可能不做肺段或部分肺叶切除，而多数是超过肺叶范围，甚至需要全肺切除。

(3) 手术并发症　常见的有失血性休克、脓胸、吸入性肺炎、气管食管瘘等。

【护理查房总结】

① 肺脓肿患者经有效的抗生素治疗后大多可痊愈，但需时较长，为防止病情反复，应遵从治疗计划，治疗不彻底则容易复发。少数疗效不佳者经手术治疗后则预后良好。原有基础疾病、年老体弱、出现并发症又无手术机会者，预后较差。

② 患者出现高热、咯血、呼吸困难等表现时应警惕发生大咯血、窒息，须立即就诊。

③ 教会患者如何有效咳嗽、体位引流的方法，及时排出呼吸道异物，防止吸入性感染，保持呼吸道通畅，促进病变愈合。

查房笔记

病例 6 • 肺结核

【病历汇报】

病情 患者女性，32岁，因“低热、咳嗽、夜间盗汗3个月，痰中带血1周”入院。3个月来患者先后出现低热、咳嗽、夜间盗汗等表现，体温一般不超过38.5℃，以午后增高明显，并有食欲减退、乏力表现。曾诊断为“感冒”，予以“抗感冒药、头孢菌素”等药物治疗，疗效欠佳。1周来体温升高，咳嗽加剧，夜间盗汗明显。

护理体查 T 38℃，P 88次/min，R 28次/min，BP 120/80mmHg，神志清楚，发育正常，体形消瘦，胸部体查未见明显异常。

辅助检查 胸部X线片检查可见双肺纹理增粗，右肺尖有片状阴影。痰细菌培养和抗生素检查均为阴性；痰浓缩集菌涂片检查抗酸性细菌阳性；结核菌素试验（PPD试验）强阳性。

入院诊断 肺结核（右上肺）。

目前主要的治疗措施

① 予以抗结核药物治疗，同时予以护肝药物治疗，以免发生不良反应。

② 记24h咯血量。

护士长提问

该患者诊断为肺结核的依据有哪些?

答：患者为中年女性，3个月来患者先后出现低热、咳嗽、夜间盗汗等表现，以午后增高明显，并有食欲减退、乏力表现。胸部X线片检查可见双肺纹理增粗，PPD试验强阳性。

什么是肺结核？

答：肺结核是结核杆菌引起的肺部慢性传染性疾病。结核杆菌几乎可侵及全身所有脏器，但以肺部最常见。

如何评估结核菌素试验结果？

答：（1）观察及测量方法　试验后48～72h观察和记录结果，手指轻摸硬结边缘，测量硬结的横径和纵径，（横径＋纵径）/2即得出平均直径，而不是测量红晕直径。硬结为特异性变态反应，而红晕为非特异性反应。

（2）判断标准　硬节直径≤4mm为阴性（－），5～9mm为弱阳性（＋），10～19mm为阳性（＋＋），≥20mm或虽＜20mm但局部出现水疱和淋巴管炎为强阳性（＋＋＋）。

（3）临床意义

① 以下几种情况可以出现阴性反应：a. 没有结核菌感染；b. 结核菌感染后，需4～8周才能建立充分的变态反应，在此之前，结核菌素试验可呈阴性；c. 用糖皮质激素和免疫抑制药等药物，或营养不良、麻疹、百日咳等患者，结核菌素试验可暂时呈阴性；d. 严重结核病和各种危重患者对结核菌素试验无反应，或仅呈弱阳性反应；e. 淋巴细胞免疫系统缺陷者或年老体衰者，也可呈阴性。

② 弱阳性（＋）提示：a. 曾有结核菌感染；b. 严重结核病和各种危重患者对结核菌素试验无反应，或仅呈弱阳性反应。

③ 阳性（＋＋）表示：曾有结核感染。

④ 强阳性（＋＋＋）常提示：活动性结核存在。

常用抗结核药有哪些？各有哪些不良反应？

答：常用抗结核药如下。

① 异烟肼：主要不良反应有周围神经炎，偶有肝功能损害。

② 利福平：主要不良反应有肝功能损害，过敏反应，体液及分泌物会呈橘黄色。

③ 链霉素：主要不良反应有听力障碍，眩晕，肾功能损害。

④ 吡嗪酰胺：主要不良反应有肝功能损害，高尿酸血症，痛风，胃肠道反应。

⑤ 乙胺丁醇：球后视神经炎，停药后可恢复，偶有过敏反应。

⑥ 对氨基水杨酸钠：主要不良反应为胃肠道不适，过敏反应，肝功能损害。

该类患者目前主要的护理问题有哪些？

答：(1) 营养失调　与机体消耗增加，食欲减退有关。

(2) 活动无耐力　与营养不良，贫血有关。

(3) 体温过高　与结核菌感染有关。

(4) 焦虑　与不了解疾病的预后，早期需进行呼吸道隔离有关。

(5) 潜在并发症　大咯血、窒息。

患者的一般护理措施有哪些？

答：(1) 一般护理　防止结核在人群中扩散，痰涂片阳性的患者传染性强，应进行呼吸道隔离。

(2) 休息与活动　肺结核患者有咯血、高热等严重结核中毒症状，或结核性胸膜炎伴大量胸腔积液者，应卧床休息。稳定期加强体质锻炼，提高机体的抗病能力。

(3) 饮食　为肺结核患者提供高热量、高蛋白、富含维生素的食物。

(4) 用药护理　强调早期、联合、适量、规律、全程化学治疗的重要性，督促患者按医嘱服药，建议养成按时服药的习惯，向患者解释药物的不良反应，并嘱患者服药期间定期复查肝肾功能，防止出现严重的肝肾功能损害。

(5) 病情观察　注意患者的体温、脉搏、呼吸的变化；严密观察患者咯血情况，做好咯血应急预案及患者健康宣教。

如患者病情稳定以后如何向患者进行健康宣教？

答：(1) 预防指导　控制传染源，切断传播途径，保护易感人群。

（2）生活指导　合理休息，避免劳累，生活规律，情绪稳定，戒烟，戒酒，营养丰富，防止感染，适度活动。

（3）用药指导　指导患者规律、全程、合理用药，顺利完成化学治疗疗程。

（4）复查指导　肺结核病程长，易复发，具有传染性，因此应指导患者长期随访，指导患者定期复查肝肾功能、胸部X线片，及时了解病情变化，以利调整治疗方案并彻底治愈。

【护理查房总结】

结核病严重影响人民健康，是我国重点防治疾病之一。及时、准确地诊断和彻底治愈肺结核病，是消除传染源、控制结核病流行的最重要措施。肺结核是呼吸科的常见病、多发病。我们一定要知道对这类慢性疾病的管理和护理，需特别注意如下情况。

① 治疗肺结核化疗的成功取决于遵循正确的化疗原则和合理的选用药物。教导患者必须坚持“早期、联合、规则、适量、全程”治疗原则。

② 预防发生咯血、窒息。若患者发生中等或大量咯血应嘱其严格卧床休息，应用垂体后叶素5～10U加入5%葡萄糖注射液40ml，15～20min缓慢静脉注射，然后将垂体后叶素加入5%葡萄糖注射液按0.1U/(kg·h)静脉滴注。指导患者认识咯血的先兆和应急处理方法。

③ 合理正确使用抗生素，第一时间留取标本行药敏试验，尽早找出使用抗生素的依据。

④ 保持患者呼吸道通畅，注意气道湿化，指导患者有效咳嗽，必要时辅助排痰，有条件可予以机械辅助排痰。

⑤ 嘱患者一定要定期复查，定期复查胸部X线片和肝肾功能，了解治疗效果和病情变化。

病例 7 • 肺栓塞

【病历汇报】

病情　患者女性，65 岁，因“反复咳嗽、咳痰 1 年，再发加重 3 天”入院。20 天前活动时突然出现胸闷、气短、心悸伴有大汗，无胸痛及放射痛，无咳嗽、咯血，无恶心、呕吐，意识清楚，就诊于当地医院。CT 及肺动脉造影示右肺主动脉栓塞。既往有高血压病史二十余年，高脂血症 3 年。

护理体查　T 36.5℃，P 84 次/min，R 18 次/min，BP 138/85mmHg，神志清楚，慢性病容，表情自如，查体合作，步行入院。口唇面色红润，皮肤湿润。颈静脉正常，心律齐、无杂音。双肺呼吸运动对称，双肺叩诊呈清音，听诊双肺呼吸音弱，右肺闻及少量湿啰音。腹软，肝、脾未触及，双肾区无叩击痛，双下肢无水肿。

辅助检查　血常规示 WBC $6.8\times10^9/L$，N 75%。D-二聚体 532ng/ml；动脉血气分析示 pH 7.29，$PaCO_2$ 38mmHg，PaO_2 60mmHg，SaO_2 91%；心电图示 T 波倒置。

入院诊断　肺栓塞；高血压；高脂血症。

目前主要的治疗措施

① 给予低流量吸氧。

② 尿激酶溶栓，低分子肝素抗凝，氨溴索静脉注射祛痰。

③ 心电监护，记录 24h 出入量。

护士长提问

什么是肺栓塞？该患者的诊断依据有哪些？

答：肺栓塞是指嵌塞物质进入肺动脉及其分支，阻断组织血液供应所引起的病理和临床状态。常见的栓子是血栓，其余为少见的新生物细胞、脂肪滴、气泡、静脉输入的药物颗粒甚至导管断端引起的肺血管阻断。呼吸困难是肺栓塞最常见的症状，另外还有咳嗽、胸闷、胸痛、咯血。CT及肺动脉造影示右肺主动脉栓塞。

肺栓塞的严重程度取决于哪几个方面？

答：① 栓子性质。

② 栓子大小。

③ 栓子阻塞范围。

④ 原心肺功能。

⑤ 栓塞后释放的液体因子。

该类患者目前首优的护理问题是什么？目标是什么？该采取哪些护理措施？

答：(1) 首优的护理问题　气体交换受损，与肺泡通气/血流比例失调有关。

(2) 护理的目标　低氧血症得到改善，呼吸困难减轻。

(3) 护理措施

① 体位：半坐卧位为最佳体位（45°）。尤其是体型肥胖或腹部膨隆的患者，采取半坐卧位或端坐位，利于膈肌活动范围增大，改善患者的呼吸运动。

② 为患者提供一个安静舒适的环境，调节好适宜的温湿度，室内定时开窗通风。

③ 遵医嘱予以吸氧，同时保持输氧装置通畅。

④ 监测动脉血气分析，记录24h出入量。

⑤ 鼓励患者有效咳嗽，观察痰液的性状、颜色及量。

⑥ 协助患者翻身、拍背。

在应用尿激酶溶栓治疗期间的注意事项有哪些？

答：(1) 应绝对卧床休息，避免搬动。

(2) 尿激酶不得用酸性液体稀释，应现配现用，在静脉滴注的过程中需准确调节滴注速度，有条件时使用输液泵泵入。

（3）注意观察患者皮肤黏膜、牙龈、胃肠道有无出血，注射部位有无血肿，静脉穿刺时尽量做到一针见血，拔针后按压时间应适当延长。

（4）定时检测出凝血时间、凝血酶原时间及粪便潜血试验。

（5）做好抗凝期间的自我护理指导。发现出血倾向，及时给予处理。

进行溶栓治疗的禁忌证有哪些？

答：（1）绝对禁忌证　活动性内出血；近期自发性颅内出血。对于致命性大面积肺栓塞，上述绝对禁忌证应被视为相对禁忌证。

（2）相对禁忌证

① 2 周内大手术；

② 2 个月内的缺血性脑卒中；

③ 10 天内的胃肠出血；

④ 15 天内的严重创伤；

⑤ 1 个月内的脑卒中；

⑥ 经外科手术或眼科手术；

⑦ 难以控制的重度高血压；

⑧ 近期曾行心肺复苏；

⑨ 血小板计数低于 $100\times10^9/L$；

⑩ 妊娠；

⑪ 细菌性心内膜炎；

⑫ 严重肝肾功能不全；

⑬ 糖尿病出血性视网膜病变；

⑭ 出血性疾病等。

溶栓时出现出血的并发症时，该如何处理？

答：（1）颅内出血　停止溶栓及抗凝；立即行头颅 CT 检查；如果经检查排除颅内出血后则可以继续溶栓治疗。

（2）溶栓时发生大出血　溶栓时出现大咯血或消化道大出血，或腹膜后出血，引起出血性休克或低血压时需要输血。

（3）溶栓时小量出血　指皮肤、黏膜、显微镜下血尿、血痰或小量咯血等。体表局部出血，可局部压迫。

患者有高血压、高脂血症病史，应如何对患者进行健康教育？

答：① 高血压、高脂血症患者血液成高凝状态，易形成血栓。应将血压、血脂控制在正常范围内，控制体重、忌烟酒，降低血液的高凝状态，预防或减少血栓形成。

② 保证每日的饮水量，多饮水可降低血液黏稠度，增加血流速度。指导患者多食纤维素食物，多食水果，多饮水，保持排便通畅，排便时切勿用力，如有便秘，可以服用通便药物或缓泻药。

③ 患者不宜长时间保持一个体位，防止下蹲过久。

④ 用抗凝血药期间，避免食用萝卜、菠菜、咖啡等食物。

⑤ 定期复查，如有不适随时复诊。

【护理查房总结】

经这次查房后，大家对肺栓塞的知识有了进一步的认识。在护理患者时，应该制订详细的护理计划和护理措施并落实到位。在面对这类疾病时，预防更显重要，可从以下几个方面着手。

① 改变生活方式，如戒烟、适当运动、控制体重，保持心情舒畅。饮食方面应减少胆固醇的摄入，多进食新鲜蔬菜，适当饮茶。

② 长期操作电脑或者乘车，应穿宽松的衣服及鞋袜，多饮水，适当活动下肢。

③ 长期卧床时，应经常按摩下肢，或者使用预防血栓形成的药物。

④ 曾有静脉血栓史的人最好定期接受检查。

⑤ 经过胸部或腹部大型手术等需要使用抗凝血药来预防深静

脉血栓形成，尤其对于先天缺乏某些抗凝因子的易栓症患者，更需要终身口服抗凝血药来预防。

⑥ 孕产妇应保持应当的运动量，不宜久卧床。长期服用避孕药的妇女，服药时间不宜超过 5 年。

查房笔记

病例 8 • 肺癌

【病历汇报】

病情 患者男性，57 岁，因“确诊肺癌要求第 3 次化疗”入院。患者近 3 天因受凉出现流涕，偶有咳嗽，为单声轻咳，无咳痰，无畏寒、发热。既往有吸烟史四十余年，每天 30 支左右；饮白酒二十余年，每天 150ml。

护理体查 T 36.5℃，P 78 次/min，R 20 次/min，BP 120/75mmHg。发育正常，营养中等，神志清楚，自主体位，慢性病容，步入病房，步态自如，查体合作。颈软，颈静脉无充盈，气管位置居中，甲状腺无肿大。腹软，肝脾未触及，双肾区无叩击痛，双下肢无水肿。

辅助检查 血常规示 WBC 5.3×10^{9}/L，红细胞（RBC）3.87×10^{12}/L，血红蛋白（Hb）123g/L，血小板（PLT）169×10^{9}/L，红细胞比容（HCT）37.5%，N 2.5×10^{9}/L；尿常规示比重（SG）1.030、酸碱度（pH）5.00；粪常规未见异常，粪便潜血试验阴性；肝功能：总蛋白（TP）56.5g/L、球蛋白（GLO）19.1g/L；肾功能正常。心肌酶：肌酸激酶（CK）14.3U/L；电解质正常；凝血常规示活化部分凝血活酶时间（APTT）27.90s、纤维蛋白原（FIB）4.16g/L；心电图示大致正常心电图；肺 CT 平扫增强示“右肺鳞癌”化疗后复查，右上肺肿块病灶较前明显减少并空洞形成。

入院诊断 原发性支气管肺癌，右肺中分化鳞癌。

目前主要的治疗措施

① 予以吉西他滨 2g＋顺铂注射液 120mg 化疗。

② 泮托拉唑保护胃黏膜，地塞米松抗过敏，盐酸帕洛诺司琼止呕，呋塞米利尿。

③ 心电监护 8h，记录化疗期间的生命体征。

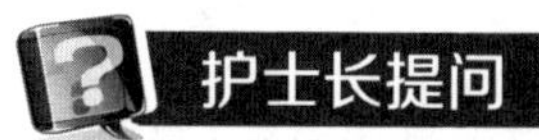

什么是单声咳嗽？

答：单声咳嗽即半声咳，无痰鸣音，只是单纯的咳嗽。与之相对的双声咳，是指有痰鸣音的咳嗽。双声咳因为有痰鸣音伴随，通常都是体内发生病变造成的，所以大多是主动咳嗽。而单声咳大多是吸入刺激性气体或过敏导致的被动咳嗽，但也不排除半声咳是体内发生病变的早期信号而产生的主动咳嗽。

顺铂注射液的不良反应及注意事项是什么？

答：(1) 不良反应

① 肾毒性：肾损害是顺铂最主要的毒性反应，可见血尿、肾功能损害、血清肌酐升高等。

② 骨髓抑制：与剂量有关，$50mg/m^2$ 时较明显。

③ 耳神经毒性：症状为耳聋、耳鸣、头昏。严重者可出现不可逆的高频听力丧失。

④ 消化道反应：食欲减退、恶心、呕吐、腹泻等。

⑤ 过敏反应：可出现脸肿、气喘、心动过速、低血压、非特异斑丘疹类皮疹。

⑥ 神经系统：可能出现周围神经病变、直立性低血压和癫痫发作，长期用药时较为常见。

⑦ 低血镁和低血钙：低血镁较为常见，低血钙比较少见。

⑧ 其他：心脏功能异常、肝功能改变，不常见。

(2) 注意事项

① 治疗前对患者进行较全面的体检，并据检查结果制订用药方案。

② 治疗过程中应密切注意肝肾功能、血常规和听力的变化，必要时减少剂量或停药。

③ 对可能发生的不良反应要采取适当的预防和治疗措施。

④ 不可同时使用其他有肾毒性和耳神经毒性的药物。

⑤ 给药时应避免光线直接照射药物。

非小细胞肺癌应如何化疗?

答：针对非小细胞肺癌的有效化疗方案很多，有效率在20%～40%。非小细胞肺癌化疗能达到完全缓解（CR）的患者较少，不能通过化疗取得根治，需要配合其他治疗手段如放疗或手术。对手术切除“彻底”的患者目前普遍认为术后应给予4～6个疗程的化疗为宜；对术后切（残）端阳性的患者则应在术后首先给予局部放疗或支气管腔内装置放疗结合外照射放疗，然后再辅以全身化疗；对病灶切除不完全的患者，术后首先采用放疗或在全身化疗1个疗程后即开始给予早期放疗，而后辅以化疗，疗程以大于4个疗程为宜。对于一些病变非常复杂、手术效果不佳或不可手术的患者，可采用新辅助化疗。新辅助化疗的含义是：在明确的局部治疗前的细胞减量治疗，包括化疗或化疗加放疗，也有解释为局部治疗前的全身治疗。多数研究材料证实新辅助化疗对Ⅲ期非小细胞肺癌的治疗具有可取之处，利大于弊。

为什么骨髓抑制首发为白细胞减少?

答：因粒细胞平均生存时间最短，为6～8h，因此骨髓抑制常最先表现为白细胞下降；血小板平均生存时间为5～7天，其下降出现较晚较轻；而红细胞平均生存时间为120天，受化疗影响较小，下降通常不明显。多数化疗药物所致的骨髓抑制通常见于化疗后1～3周，持续2～4周逐渐恢复，并以白细胞下降为主，可伴有血小板下降。在化疗后可检测白细胞和血小板的数量来判断是否发生了骨髓抑制。

化疗期间可以继续工作吗?

答：如果化疗反应不大，一般情况允许，在化疗间歇期是可以工作的，但也要看工作性质，如果是强体力劳动，最好还是避免。如果是办公室工作，影响不大，患者可酌情协调。

化疗过程中是否可以服用其他药物?

答：化疗中要严格遵守医师的嘱咐，服用其他药物要征询医师的意见，因为不同的药物间会发生相互作用，化疗前所用过的所有药物都要如实告诉医师（包括镇静药、抗过敏药物、感冒药、镇痛药、阿司匹林和布洛芬等）。如果记不准确，最好把所有药物包装盒或药瓶带给医师看。医师需了解下列情况。

① 药物的名字。

② 用这些药物的原因。

③ 用药剂量。

④ 用药频度。

切记，在使用所有患者自己购买的药品前，包括中药、补品、市面上散发的传单所兜售的药物，都要征询主管医师的意见。

该患者出现化疗药物外渗时，应采取哪些措施？

答：① 立即停止输注并回抽，报告医师和护士长。

② 了解化疗药物的名称、剂量、性质，评估药液外渗的部位、量、面积，评估皮肤颜色、温度。

③ 立即在渗漏区域做环形封闭注射。

④ 局部冰敷、湿敷、中药外敷，禁用热敷。

⑤ 抬高患肢，观察外渗部分皮肤颜色和张力等。

⑥ 记录处理过程，破溃时应换药处理。

⑦ 加强心理疏导。

肺癌化疗患者的健康指导有哪些？

答：① 休息环境舒适、安静。戒烟及减少被动吸烟。根据气候变化增减衣物，避免感冒。

② 不去人多的场所，加强自我保护，保持室内定时通风换气。

③ 注意饮食搭配，科学进餐。多食新鲜水果及蔬菜，保证足够热量、丰富的蛋白质（如瘦肉、豆制品、鸡蛋、鱼虾等）及维生素，保持大便通畅，每日饮水不少于1500ml。

④ 化疗后的患者应定期监测血常规，如有体温升高及血常规异常应及时就诊，并予以对症支持治疗。

⑤ 脱发是化疗药物的不良反应所致，停药后头发会重新生长，

短时期内可戴假发套。

⑥ 适当增加活动量，主要是劳逸结合、松紧适度，达到自我最佳状态。

⑦ 保持身心轻松，面对疾病要树立信心，更好地配合治疗，保持最佳的疗效。

【护理查房总结】

肺癌是肿瘤呼吸科的常见病。一定要知道对这类癌症患者的管理和护理，延长患者的生命，提高患者的生活质量是医护的工作重点。如何更好地处理护患关系，可以从以下几个方面着手。

① 制订具体的护理措施，加强晨间护理，晚间护理。

② 告知其化疗方案，介绍成功的病例，增强患者信心。

③ 了解患者的基本信息及治疗方案。

④ 和患者交流时，面部表情平和，不紧绷或皱眉，并保持双方眼球处于同一水平线，以利于平等的交流和沟通。要耐心地倾听，适当点头。

⑤ 在巡视病房期间，主动帮助患者更换合适的卧位，使患者感到温暖与舒适。

⑥ 多观察患者的心理变化，尤其是化疗效果一般的患者，要给予更多的关爱。

⑦ 患者出院后，要告知其出院后的注意事项，定期复查。

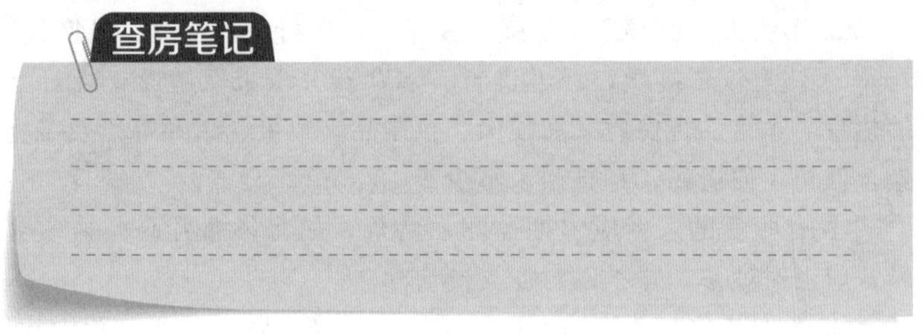

病例 9 • 肺结节病

【病历汇报】

病情　患者男性，51 岁，因“间断右侧胸痛 8 个月余”入院。患者 12 年前诊断为肺结核，口服抗结核药 4 个月，因不良反应停药。1 个月前，患者咳白色黏液痰，再次出现胸痛及咳嗽加重 2 天来本院。患者对青霉素过敏。既往有慢性肠炎病史二十余年。

护理体查　T 36.5℃，P 80 次/min，R 20 次/min，BP 138/80mmHg。发育正常，营养差，神志清楚，自主体位，表情自如，查体合作，步行入院。口唇面色红润，皮肤湿润。颈静脉正常，心律齐、无杂音。桶状胸，叩诊呈过清音，未闻及胸膜摩擦音，双肺呼吸音低，未闻及明显干湿啰音。腹软，肝、脾未触及，双肾区无叩击痛，双下肢无水肿。

辅助检查　血常规示 WBC 11.2×10^{9}/L，RBC 4.49×10^{12}/L；半乳甘露聚糖（GM 试验）4.39ng/ml；1-3-β-D-葡聚糖检测（G 试验）17.72ng/ml；血沉 2.00mm/h；结核感染 T 细胞检测阳性；肺部 CT 示右上肺尖段结节，邻近胸膜肿块，伴有肋骨骨质破坏。

入院诊断　①右上肺结节原因待查；②左上肺陈旧性结核伴肺大疱。

目前主要的治疗措施

① 予以中心吸氧。

② 头孢他啶抗感染，泮托拉唑保护胃黏膜，地塞米松抗过敏。

③ 营养支持疗法。

④ 化疗期间予以心电监护。

护士长提问

什么是结节病?

答：结节病是一种原因不明、多系统多器官受累的肉芽肿性疾病。常侵犯肺、双侧肺门淋巴结，临床上90%以上有肺的改变。临床症状无特异性，容易被误诊或漏诊。多见于中青年，女性略多于男性，年龄以20～40岁多见，儿童及老人较为少见。不同人种发病率不同，黑色人种最高，白色人种次之，黄色人种最少。

肺结节病分为几期?

答：肺结节病分期如下。

0期：无异常X线所见。

Ⅰ期：肺门淋巴结肿大，而肺部无异常。

ⅡA期：肺部弥漫性病变，同时有肺门淋巴结肿大。

ⅡB期：肺部弥漫性病变，不伴有肺门淋巴结肿大。

Ⅲ期：肺纤维化。

该类患者目前首优的护理问题是什么？目标是什么？该采取哪些护理措施?

答：(1) 首优的护理问题　疼痛，与肺部不能正常扩张有关。

(2) 护理的目标　疼痛减轻，生活质量得到改善。

(3) 具体措施

① 评估疼痛：胸痛的部位、性质、程度及镇痛效果；疼痛加重或减轻的因素；影响患者对表达疼痛的因素；疼痛对进食、睡眠、活动等日常生活的影响程度。

② 避免加重疼痛的因素：预防上呼吸道感染，尽量避免咳嗽，必要时给予镇咳药；指导和协助胸痛患者用手或者枕头，以减轻深呼吸、咳嗽或变换体位引起的疼痛。

③ 用药护理：疼痛明显时，口服镇痛药物；给药时遵循WHO推介的，按阶梯给药；注意用药的效果，预防药物不良反应。

④ 心理护理：倾听患者的诉说，教会患者转移疼痛注意力的方法和技巧；与患者家属配合做好患者的心理护理，调节患者情绪。

⑤ 效果评价：患者疼痛得到缓解，生活质量得到改善。

患者痰多不易咳出时，如何帮助患者有效排痰？

答：(1) 拍背技巧　翻身拍背 2h 1 次，拍背时间 5～15min，每个治疗部位重复时间 3～5min，叩击频率为 2～5 次/秒，餐后 0.5～1h 进行。顺序：沿着支气管走向由下而上，由外向内。手法：手呈弓形，五指并拢，以腕部为支点，惯性摇动手掌，固定双臂，屈曲肘部。

(2) 有效咳嗽技巧　咳嗽前先缓慢深吸气，吸气后稍屏气片刻，躯体略向前倾，然后两侧手臂屈曲、平放在两侧胸壁下部、内收并稍加压。咳嗽时腹肌用力收缩，腹壁内陷，一次吸气，可连续咳嗽 3 声。停止咳嗽并缩唇将余气尽量呼出。再缓慢吸气或平静呼吸片刻，准备再次咳嗽。

患者有慢性肠炎病史，在饮食方面应该注意些什么？

答：① 控制多油及脂肪类食物：此类食物不易消化，其润滑作用又可使腹泻加重。

② 补充蛋白质及维生素：应选用一些易消化的优质蛋白质食物，如鱼、蛋、豆制品及富含维生素的新鲜嫩叶蔬菜等，最好食用菜汁，以减少摄入纤维素。

③ 如有脱水低钠现象时，应及时补充淡盐水、食用菜叶汤以补充水、盐和维生素。

④ 排气、腹泻过多时，应少食糖及易产气的食物，如薯类、豆类、牛奶等。

⑤ 柿子、石榴、苹果都含有鞣酸及果胶成分，均有收敛止泻作用，慢性结肠炎患者可适量食用。

该患者对肺结节的知识缺乏，应怎么护理？

答：① 评估患者的文化程度、学习能力。

② 针对患者的具体情况，与患者共同制订学习计划。

③ 为患者提供安静的学习环境及时间。

④ 对患者取得的成绩应及时给予肯定和鼓励。

⑤ 耐心给患者讲解疾病的名称，病情的现状及进展。

⑥ 仔细向患者解释治疗药物的名称、用法、作用及不良反应。

⑦ 鼓励患者提出问题，耐心给予解答。

肺结节病能治好吗?

答：肺结节病一般呈良性过程，大多预后良好。其中肺内结节病Ⅰ期，2年内自行消退占80%，而ⅡA期和ⅡB期患者病变自行消退占65%和30%，Ⅲ期预后最差。除肺内病变外，影响预后不良的因素还包括：系统性红斑狼疮、慢性葡萄膜炎、40岁以上、慢性高血钙、肾钙化、黑人、进行性肺结核病、鼻黏膜病变、骨囊性变、神经组织结节病及心肌系统病变等。

在一般情况下，肺结节病病变在诊断后1年内进行治疗者预后较好，病程超过2年者，治疗效果较差，因此应尽量争取早期治疗。提高临床及病理医师对本病的认识，加强各科室之间的相互沟通十分必要。同时结节病是一种排除性诊断，在诊断之前需排除其他疾病的可能。

如何对肺结节患者进行健康宣教?

答：(1) 保持乐观开朗的情绪，坚信自己一定能够战胜疾病，只有调整好心态，积极配合治疗才能达到想要的效果。

(2) 不去人多的场所，保持室内通风，定时换气。

(3) 维持正常饮食，忌刺激性食物。

(4) 注意口腔卫生，晨起、睡前、饭后漱口。

(5) 严格戒烟。

(6) 重视呼吸道保养，注意气候冷暖变化，尽量避免感冒。

(7) 定期到呼吸科门诊复诊。

【护理查房总结】

肺结节病病情比较复杂，常累及多个脏器，故应特别注意以下几点。

① 预防上呼吸道感染，减少户外活动。

② 科学规律地镇痛。

③ 减轻患者的疼痛感，教其分散注意力的方式。

④ 保持呼吸道通畅。注意气道的湿化，指导患者有效咳嗽，辅助拍背排痰，有条件时可采用机械振动排痰。

⑤ 选择合适的氧疗方式。

⑥ 加强患者的心理护理，及时给予安慰。

查房笔记

病例 10 • 肺泡蛋白沉积症

【病历汇报】

病情 患者男性，53 岁，因“反复咳嗽、咳痰、活动后气促 1 年，再发加重 10 天”入院。患者自述 1 年前开始无明显诱因出现咳嗽、咳痰，呈间断性咳嗽、咳痰，为白色黏液痰或白色泡沫痰，无发热、盗汗等症状。活动后气促，爬上二楼即感气促不适，无胸闷、胸痛、心悸及夜间阵发性呼吸困难，曾多次在当地医院住院，诊断为“肺部感染”，给予输液、抗感染、止咳等对症治疗(具体用药不详)，咳嗽、咳痰症状能缓解，但反复发作。入院 10 天前呼吸困难加重，为求进一步诊治入本院，门诊以“呼吸困难原因待查”收入本科。患者自起病以来精神、睡眠、食欲欠佳，大小便正常，体重下降。患者既往吸烟二十余年，每天约 1 包，无粉尘等长期接触史，生活较规律，无性病、夜游史。

护理体查 T 36.5℃，P 76 次/min，R 26 次/min，BP 140/85mmHg，SpO_2 90%。意识清醒，自主体位，查体合作，杵状指，全身浅表淋巴结无肿大，气管位置居中，胸廓无畸形，双侧语颤正常，叩诊呈清音，左下肺呼吸音稍粗，无干湿啰音，心律齐、无杂音，腹部平坦，无压痛及反跳痛，肝、脾未触及，脊柱、四肢无畸形。双下肢不肿，病理反射未引出。

辅助检查 血常规示 WBC 11.0×10^9/L，N 88%；动脉血气分析示 pH 7.42，$PaCO_2$ 37mmHg，PaO_2 56mmHg，SaO_2 90%；肺功能提示中重度弥散功能障碍；行支气管镜检查，肺泡灌洗液呈乳糜状，送检过碘酸雪夫（PAS）染色阳性，同时右肺下叶外后基底段行支气管肺活检术（TBLB），病理回报示送检肺组织慢性炎性改变；病理切片为 TBLB 组织 2 块，肺泡间隔结构尚可，肺泡腔内少量粉染匀质物渗出，PAS（＋）、六胺银（－）、黏液卡红（－）；综上所述，考虑为肺泡蛋白沉积症；胸部X线片及胸部CT表现为双肺对称性斑片状模糊阴影，以中下肺野为显著；胸部平扫增强+HRCT示双肺病变，考虑肺泡蛋白质沉积症（图1-3）。

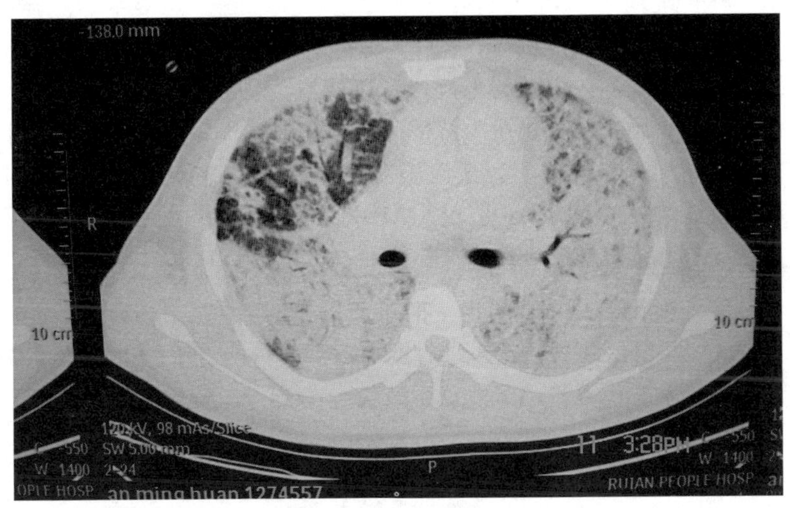

图1-3　肺部CT

入院诊断　肺泡蛋白沉积症；肺部感染；Ⅰ型呼吸衰竭。

目前主要的治疗措施

① 吸氧：予以氧气面罩6L/min吸氧，氧饱和度能维持在95%以上。

② 抗感染：头孢吡肟2.0g静滴2次/日，左氧氟沙星0.4g静滴1次/日。

③ 病因治疗：重组人粒细胞巨噬细胞集落刺激因子200μg皮下注射1次/日。

④ 止咳化痰：细辛脑16mg静滴2次/日，乙酰半胱氨酸片0.6g口服2次/日。

⑤ 持续心电监护，准确记录24h出入量，下病危通知书。

⑥ 感染控制后行大容量肺灌洗术（应征求患者及家属同意）。

护士长提问

何谓肺泡蛋白沉积症？为什么肺泡蛋白沉积症会引起低氧血症？

答：肺泡蛋白沉积症（PAP）是一种病因及发病机制未明、组织学特征为肺泡腔内及终末呼吸性细支气管内堆积过量的PAS染色阳性的磷脂蛋白样物质为特征的弥漫性肺部疾病。由于肺泡中沉积大量这类蛋白样物质，从而影响肺泡的气体交换，导致呼吸困难、低氧血症等。分为原发性PAP和继发性PAP两大类。

什么是杵状指？它是如何形成的？

答：杵状指又称槌状指，即手指外形像棒槌，指端膨大（图1-4）。多因组织缺氧、代谢障碍及中毒造成指端组织增生所致。在呼吸系统常常由慢性组织缺氧所致。

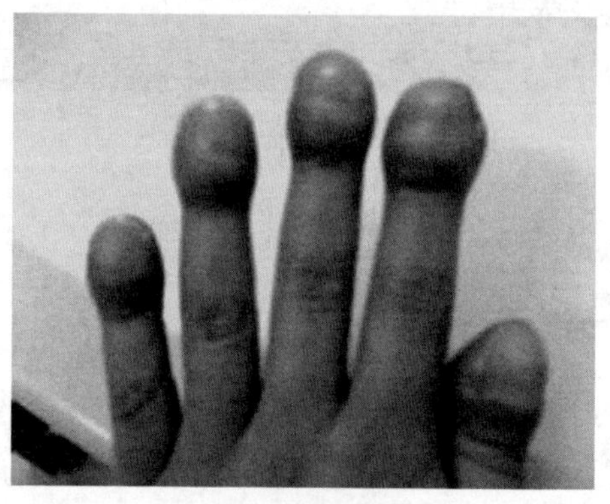

图1-4　杵状指

肺泡蛋白沉积症的临床表现有哪些？

答：肺泡蛋白沉积症起病隐匿，患者相对轻微的症状与严重的影像学表现或肺功能障碍往往不相符合，缺乏特异性的临床表现。部分患者没有症状，部分表现为渐进性劳力性呼吸困难和咳嗽，往往合并呼吸系统感染后出现发热、咳黄痰而就诊。少数患者可出现消瘦、乏力、胸痛和咯血。

诊断肺泡蛋白沉积症的主要依据是什么？

答：行支气管镜肺活检获得的组织病理学结果是确定诊断的“金标准”。患者肺功能检查提示中重度弥散功能障碍；行支气管镜检查：肺泡灌洗液呈乳糜状，送检过碘酸雪夫（PAS）染色阳性，再加上病理切片检查结果，以及患者的胸部X线片及胸部CT表现，即可确诊。患者还出现难以纠正的低氧血症，也支持这一诊断。

目前治疗肺泡蛋白沉积症最有效的方法是什么？

答：大容量肺灌洗术是目前治疗中重度肺泡蛋白沉积症的标准治疗方法，它可以安全、有效地机械清除肺泡内蛋白样沉积物，提高肺泡巨噬细胞的活力，恢复肺通气功能。早期原发性的PAP患者可以使用重组人粒细胞巨噬细胞集落刺激因子。

为什么肺泡蛋白沉积症患者可以使用重组人粒细胞巨噬细胞集落刺激因子？

答：原发性PAP为一种自身免疫性疾病，能够产生对抗粒细胞巨噬细胞集落刺激因子（GM-CSF）的抗体，使用GM-CSF后可以使此种抗体的滴度降低，恢复巨噬细胞对肺泡表面活性物质的清除和再利用能力，症状明显好转，血气分析和肺功能得到改善。

大容量肺灌洗术的手术过程如何？

答：进行大容量肺灌洗术的患者必须在监护技术先进、抢救设备齐全的无菌层流手术室中进行。患者取仰卧位或灌洗侧卧位，经丙泊酚或芬太尼静脉诱导麻醉后行全身麻醉。采用双腔气管插管，将气管导管套囊充气膨胀至完全封闭气道，左右侧完全隔开，使一侧肺通气，另一侧肺灌洗。灌洗之前用100%的纯氧通气20min以上，以充分冲洗肺内氮气，同时可提高患者肺内的氧储备。灌洗液为37℃无菌生理盐水，若温差大刺激患者，易引起剧烈咳嗽，影响灌洗效果，利用虹吸原理引流灌洗液，并准确记录出入量。灌洗时，灌洗瓶内液面高度与患者腋中线平面的垂直高度保持在40～70cm，过高易引起肺泡破裂出血。每次灌入500～800ml，一侧的总灌洗量可达6000～12000ml，引流出浓度高的乳白色浑浊液。如此反复灌洗，直至灌洗液完全变清。术中严密观察生命体征变化，尤其是血氧饱和度的变化。每次对患者进行灌入及回收的时候都要充分拍打其胸壁，以使患者肺泡腔内的磷脂蛋白样沉积物能够松动脱落。灌洗完一侧肺之后，恢复双肺通气，待氧合稳定后，用同样的方法灌洗另一侧肺，如患者耐受能力不佳，可1周后再行另一侧肺灌洗。术毕送入重症监护室继续进行机械通气，待其全麻苏醒恢复咳嗽反射后拔除气管插管。

如何观察大容量肺灌洗术治疗肺泡蛋白沉积症的疗效？

答：通过观察患者症状、胸部X线片、CT、血气分析结果及肺功能测定等来了解患者手术的疗效。该患者入科后积极进行了抗感染治疗，在感染控制良好的情况下行肺泡灌洗术，图1-5即是该患者灌洗前后的胸部X线片对比，从图1-5可以很明显地看出双肺灌洗后透亮度增加。经过查动脉血气分析，患者在未吸氧的情况下动脉血气分析示pH 7.38，$PaCO_2$ 41mmHg，PaO_2 76mmHg，SaO_2 95%。可以看出，患者的低氧血症得到了很好的纠正。

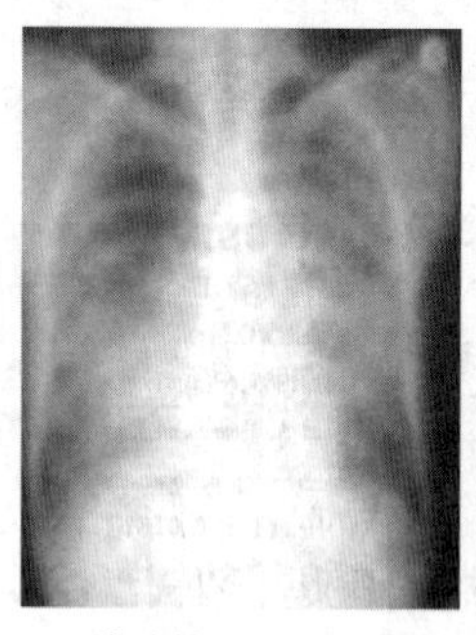
(a) 灌洗前、双肺门区蝶形磨玻璃影

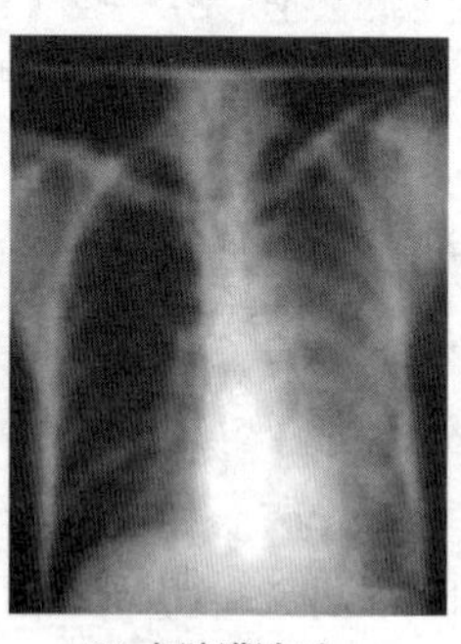
(b) 右肺灌洗后，双肺野对比

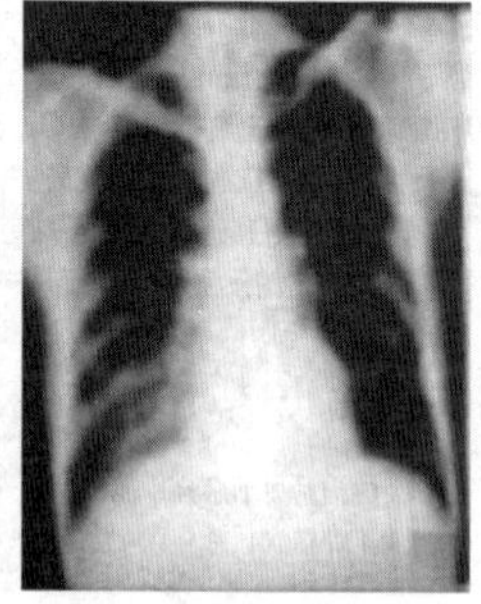
(c) 双肺灌洗后，双肺透亮度恢复正常

图1-5　肺泡蛋白沉积症患者（例1）灌洗治疗前后胸部X线片对比

如何做好肺泡蛋白沉积症的术前护理？

答：(1) 心理护理　全面评估患者，了解患者的心理状态。针对患者出现的如担心灌洗是否成功、可能出现的并发症及意外、疗效如何等顾虑，向患者介绍成功的病例；大容量肺灌洗术在手术室进行，能得到严密的监护；目前该灌洗术比较成熟，并且由资深医师及护士的配合完成；大致讲解灌洗术的过程及其效果以及患者需配合的事项，以缓解患者的紧张情绪，取得其配合。

(2) 指导患者呼吸锻炼（缩唇腹式呼吸）　将双手分别置于胸部及腹部，用鼻深吸气，尽量挺腹，胸部不动；呼气时缩唇，腹部内收将气体尽量呼出；呼∶吸为2∶1或3∶1，每分钟7～8次，每日锻炼2次，每次10～20min。这种训练可增强膈肌力量，减少气道阻力或无效死腔，增加肺泡通气量，提高潮气量，是预防肺部感染的理想措施之一。

(3) 指导患者进行有效咳嗽排痰的方法及技巧　通过深呼吸和有效地咳嗽，以利于灌洗后残留液的排出，可帮助维持气道的通畅，防止肺不张等并发症的产生。指导患者先进行数次深而缓慢的缩唇腹式呼吸，再深吸一口气后屏气3～5s，从胸腔进行2～3次短促而有力的咳嗽，张口咳出痰液。咳嗽时收缩腹肌或用自己的手按压上腹部，帮助咳嗽，有效咳出痰液。

(4) 术前常规完善各项检查　包括胸部X线片、CT、肺功能、血气分析、心电图、肝肾功能及血常规、凝血指标、痰培养等。术前12h禁食、禁水，术前30min遵医嘱使用阿托品0.5mg、苯巴比妥0.1g肌内注射。

如何进行肺泡蛋白沉积症的术后护理？

答：(1) 了解患者术中情况，比如手术及麻醉方式、生命体征、输液及用药等。

(2) 查看患者手术记录单、护理记录单等，了解灌洗液的出入量是否平衡，术中有无出现病情变化等。

(3) 患者回重症监护室后，给予安全体位，麻醉未清醒时予去枕平卧位，头偏向一侧。为避免发生意外损伤，应加床栏保护，必要时行保护性约束。

（4）严密观察病情变化及生命体征，术后24h内给予心电监护，尤其注意血氧饱和度变化，备好各种抢救用品及药品。

（5）预防发生急性肺水肿。由于肺泡灌洗时冲洗量大，导致血容量增加，灌洗后大量肺泡表面活性物质丢失，肺内毛细血管壁损伤，通透性增加，术后可能出现急性肺水肿。如听诊肺部有无湿啰音，观察有无胸闷、呼吸困难、咳嗽或咳粉红色泡沫痰。术后应严格控制静脉入量和输液速度，必要时遵医嘱静脉推注呋塞米。

（6）在重症监护室进行机械通气12～24h，做好机械通气及呼吸机管道的护理，待患者麻醉清醒，呼吸平稳，咳嗽反射恢复，一般情况稳定，PaO_2＞60mmHg，可拔除气管插管。

（7）肺泡蛋白沉积症患者的肺泡巨噬细胞功能异常，肺免疫功能低下，同时磷脂类物质在肺泡潴留，对于病原体的生长具有良好的培养基作用，易继发肺部感染，为防止发生肺部感染，应鼓励患者及时将呼吸道分泌物咳出，指导患者有效咳嗽，必要时协助患者翻身拍背排痰，以促进肺灌洗残留液排出。

（8）清醒后对患者进行心理护理，告知手术成功，增强战胜疾病的信心。

术后患者病情稳定后如何向患者进行健康教育？

答：（1）保持室内空气清新，远离粉尘环境，预防肺部感染，尽量避免到公共场所。

（2）进高蛋白、高维生素的饮食。

（3）适当进行体育锻炼，坚持有效的呼吸功能锻炼，以改善肺功能。

（4）出院前向患者讲解如果出现活动后气促、乏力、体重减轻、食欲减退等，立即到医院复诊。

【护理查房总结】

肺泡蛋白沉积症（PAP）是一类罕见的疾病，在人群中发病率不高，男性患病率约为女性的 3 倍，各年龄组均可发病，30～50 岁是患病高峰。吸烟与 PAP 的发病密切相关，72%的患者有吸烟史。从首次发现到发病机制澄清，对 PAP 的认识过程并不漫长。

PAP 如不经积极治疗，可发展成重度的低氧血症；若感染，可加速病程的进展。大容量肺灌洗术创伤小，安全性大，疗效肯定，是目前治疗肺泡蛋白沉积症的首选方法。在治疗过程中，术前充分的准备和有效的心理护理、术中规范的护理配合及术后严密观察、预防并发症是治疗成功的重要因素。

查房笔记

病例 11 • 特发性肺纤维化

【病历汇报】

病情 患者男性，52岁，因“气促逐渐加重，咳嗽，无痰，自觉乏力”入院。既往体健，否认肝炎、结核等传染病。

护理体查 T 36.5℃，P 102次/min，R 32次/min，BP 121/65mmHg，吸气末有细湿啰音，血气分析显示低氧血症。

辅助检查 实验室检查如下。血沉加快；胸部X线片示双肺弥漫性网格状或网格小结节影，肺容积缩小，可见胸膜下线索；肺功能显示为通气功能障碍。

入院诊断 特发性肺纤维化。

目前主要的治疗措施

① 糖皮质激素＋环磷酰胺口服。

② 吸氧。

护士长提问

如何诊断特发性肺纤维化？

答：诊断主要根据临床特征、胸部影像学表现、肺通气及弥散功能、活检病理学检查及排除其他已知原因导致的间质性肺病（ILD）。根据有无外科肺活检的结果，有两种确诊标准。

（1）确诊标准一

① 外科肺活检：显示组织学符合寻常型间质性肺炎的改变。

② 同时具备下列条件

a. 排除其他已知的可引起ILD的疾病，如药物中毒、职业环境接触史和结缔组织病等。

b. 肺功能检查有限制性通气功能障碍和（或）弥散功能下降。

c. 常规胸部X线片或胸部高分辨率CT(HRCT)显示双下肺和胸膜下分布为主的网状改变或伴蜂窝肺，可伴有少量磨玻璃样阴影。

(2) 确诊标准二　无外科肺活检时，需要符合下列所有4条主要指标和3条以上的次要指标。

① 主要指标

a. 排除已知原因的ILD，如某些药物毒性作用、职业环境接触史和结缔组织病等。

b. 肺功能表现异常，包括限制性通气功能障碍［肺活量(VC)减少，而第1s用力呼气容积(FEV_1)/用力肺活量(FVC)正常或增加］和(或)气体交换障碍{静态/运动时肺泡气-动脉氧分压［$P_{(A-a)}O_2$］增加或一氧化碳的弥散量(D_LCO)降低}。

c. 胸部高分辨率CT(HRCT)表现为双下肺和胸膜下分布为主的网状改变或伴蜂窝肺，可伴有极少量磨玻璃样阴影。

d. 经纤维支气管镜肺活检(TBLB)或支气管肺泡灌洗液(BALF)检查不支持其他疾病的诊断。

② 次要指标

a. 年龄＞50岁。

b. 隐匿起病或无明确原因的进行性呼吸困难。

c. 病程≥3个月。

d. 双肺听诊可闻及吸气性Velcro啰音。

特发性肺纤维化是如何发生的？

答：不明原因的致病因素导致肺泡上皮损伤，基底膜破坏，成纤维细胞聚集分化和增生，胶原和细胞外基质过度生成导致纤维化。另外，致病因素导致炎症介质的大量生成也可导致肺纤维化。

特发性肺纤维化的预后如何？

答：预后差，多因呼吸衰竭而死亡，发现后平均寿命为2.8～3.6年。

特发性肺纤维化与间质性肺病的关系如何？

答：(1) 按病理变化分类见表1-3。

表1-3 特发性肺纤维化与间质性肺病按病理变化分类

类型	非炎症性非肿瘤性疾病	肉芽肿性间质性肺疾病	肺特异性炎症	无机粉尘吸入性职业病	增生及肿瘤性病变	肺间质纤维化及蜂窝肺(末期肺)
病种	结节病、外源性过敏性肉芽肿性肺泡炎	慢性间质性肺水肿、肺泡蛋白沉积症、原发性肺含血黄素沉积症、尿毒症等	普通型间质性肺炎、闭塞性细支气管炎并机化性肺炎(BOOP)、外源性刺激性烟雾、液体以及其他毒性刺激性慢性间质性肺炎、急性呼吸窘迫综合征(ARDS)、特发性肺纤维化及肺血管炎等	—	原发性细支气管肺泡癌诱发肺间质病变、弥漫性霍奇金淋巴瘤	—

(2) 按肺泡结构中聚集的细胞类型分类见表1-4。

表1-4 特发性肺纤维化与间质性肺病按肺泡结构中聚集的细胞分类

名称	简称	特征	病种
巨噬细胞-淋巴细胞-中性粒细胞型	中性粒细胞型肺泡炎	巨噬细胞仍占多数，但中性粒细胞增多，并长期在肺泡结构中聚集	特发性肺纤维化(隐源性致纤维化肺泡炎)、家族性肺纤维化、慢性间质性肺纤维化伴发于胶原血管性疾病、组织细胞增生症和石棉沉着肺等
巨噬细胞淋巴细胞型	淋巴细胞型肺泡炎	巨噬细胞和淋巴细胞均增加，但淋巴细胞的增加相对地比巨噬细胞多，中性粒细胞不增加	结节病，过敏性肺炎和铍中毒等

由此可见，特发性肺纤维化只是间质性肺病的一个分类。

该类患者采取何种给氧方式?

答：可采取鼻导管吸氧。具体的给氧方式及氧流量的选择需要根据血气分析的结果来确定。

该类患者的护理诊断是什么?

答：(1) 低效性呼吸形态　与肺纤维化有关。

(2) 清理呼吸道无效　与咳痰、乏力、消瘦有关。

(3) 营养失调　低于机体需要量，与食欲缺乏有关。

(4) 有感染的危险　与食欲缺乏导致营养缺乏有关。

(5) 有猝死的危险　与呼吸衰竭有关。

(6) 焦虑　与患者担心病情有关。

以上内容从首要到次要排序。

该类患者的护理目标是什么?

答：(1) 患者的呼吸频率、节律和形态正常，呼吸困难得以缓解。

(2) 患者呼吸道通畅，能有效地咳嗽、咳痰。

(3) 患者的情绪平静，能合作。

(4) 患者能理解并接受医务人员对于合理营养饮食的建议。

(5) 患者未发生感染、猝死等并发症。

针对该患者的护理问题该采取哪些措施?

答：(1) 氧疗，急性期绝对卧床休息，予以鼻导管吸氧，氧流量为3～5L/min，血氧饱和度维持在90%以上，若发生呼吸衰竭，可予以机械通气；缓解期予以吸氧，鼓励活动，以患者耐受为主。

(2) 如无禁忌，可嘱患者多饮水，稀释痰液（每日饮水2000ml)，予以雾化吸入；无禁忌予以翻身拍背，促进痰液排出，机械吸痰。若患者咳嗽剧烈，可予以镇咳药；若患者合并感染引起发热，按照发热护理常规护理患者。

(3) 由于患者食欲减退且呼吸加快，鼓励患者进食含高热量、高蛋白、高维生素的食物。

(4) 病情观察：注意患者咳嗽咳痰情况，根据医嘱正确留取痰标本；遵医嘱予以抗生素，积极配合进行抗感染治疗，若痰液多者不宜用强力镇咳药物；氧疗的观察；根据病情予以心电监护观察患者的生命体征。

（5）用药观察：嘱患者按时服药，不可自行停药；用药期间，注意补钙、补钾，多进食鸡蛋、牛奶、香蕉、橘子等；注意运动强度，不可做剧烈运动并做好口腔护理，防治二重感染；服用激素可导致骨质疏松，注意预防病理性骨折。

如何向患者进行健康宣教？

答：（1）嘱患者戒烟，避免接触有毒有害刺激性物质。

（2）坚持氧疗。

（3）合理休息。

（4）做好呼吸功能锻炼，介绍方法及原则。

【护理查房总结】

特发性肺纤维化是呼吸科的常见病、多发病。一定要知道对这类慢性疾病的管理和护理，减少急性加重的次数，延长患者的生命，提高患者的生活质量。急性加重期的时候，故应特别注意如下情况。

① 针对患者的血气分析结果选择不同的给氧方式，同时注意给氧的健康宣教。

② 根据患者使用的激素进行健康宣教，注意药物的不良反应。

③ 嘱咐患者戒烟，讲解吸烟与肺部疾病的关系。

④ 住院期间加强病情观察，注意呼吸衰竭及猝死的发生，做好防护准备。

⑤ 教会患者有效咳嗽，辅助正确的拍背排痰。

病例12 • 自发性气胸

【病历汇报】

病情　患者男性，17岁，因“右侧胸痛8天”入院。患者自述于8天前下午行走时，无明显诱因突然出现右侧胸痛，呈针刺样疼痛，劳累及深呼吸时疼痛明显，无他处放射痛，无咳嗽及呼吸困难，咳少许黄色黏稠痰，易咳出。在当地医院就诊，查胸部X线片示右侧气胸。行胸腔闭式引流术，局麻时出现胸膜反应，遂来本院就诊。在本院门诊予吸氧、拉氧头孢抗感染后感胸痛较前缓解。

护理体查　T 36.5℃，P 72次/min，R 20次/min，BP 90/60mmHg。神志清楚，发育正常，营养良好，自主体位，表情自如，步行入院，步态正常，查体合作。口唇红润，皮肤湿润。颈静脉正常，心律齐、无杂音。右侧胸廓饱满，语颤减弱，叩诊呈鼓音，听诊右肺呼吸音低，左侧语颤正常，左侧叩诊呈清音，左肺呼吸音粗，未闻及明显干湿啰音。腹软，肝、脾未触及，双肾区无叩击痛，双下肢无水肿。

辅助检查　血常规示WBC 7.1×10^9/L，RBC 4.61×10^9/L，Hb 142g/L，N 52.8%；血沉（ESR）8.00mm/h；胸部正侧位X线片示右侧肺野外带可见无肺纹理透亮区，肺组织压缩为30%，余肺纹理清晰，心膈影正常。

入院诊断　右侧自发性气胸；急性支气管炎。

目前主要的治疗措施

① 予以卧床休息及中心吸氧。

② 予以氨苄西林抗感染，桉柠蒎肠溶软胶囊化痰，大黄碳酸氢钠片（大黄苏打片）通便。

③ 继续胸腔闭式引流。

护士长提问

什么是自发性气胸？自发性气胸的临床表现有哪些？

答：自发性气胸是指在没有创伤或人为的因素下，因肺部疾病使肺组织和脏层胸膜自发破裂，空气进入胸膜腔所致。自发性气胸属于常见的呼吸系统疾病，临床以突然且剧烈胸痛、呼吸困难多见，具有发病急、变化快、病情凶险的特点，若救护不及时，可造成严重后果。

常见的临床表现：①突然发生胸痛，呼吸困难，胸闷，严重者烦躁不安、大汗、发绀，呼吸加快，脉搏细速，甚至休克；②气管向健侧移位，患侧胸廓饱满，呼吸运动减弱或消失，叩诊呈鼓音，语颤及呼吸音减弱。

该患者诊断为自发性气胸的依据有哪些？

答：患者无明显诱因突然出现右侧胸痛；右侧胸廓饱满，语颤减弱，叩诊呈鼓音，听诊右肺呼吸音低；胸部正侧位片示右侧肺野外带可见无肺纹理透亮区，肺组织压缩为30%，自发性气胸诊断成立。

胸腔穿刺抽气时发生“胸膜反应”的临床表现及处理方法各是什么？

答：行胸膜腔穿刺时，患者突然出现头晕、出汗、面色苍白、心悸、四肢发冷等症状时即为“胸膜反应”。处理方法：立即停止抽气，协助患者平卧，吸氧，注意血压变化，必要时皮下注射0.1%肾上腺素0.5ml。

该类患者目前首优的护理问题是什么？目标是什么？该采取哪些护理措施？效果怎么样？

答：（1）首优的护理问题　低效性呼吸形态，与肺的顺应性下降有关。

（2）护理的目标　维持正常的呼吸功能。

（3）具体措施

① 体位：半坐卧位为最佳体位（45°）。尤其是体型肥胖或腹部膨隆的患者，采取半坐卧位或端坐位，有利于膈肌活动范围增大，改善患者的呼吸运动。

② 密切观察生命体征、面色、呼吸音等。

③ 肺功能锻炼，促进肺复张。

④ 定时翻身拍背，常规每 2h 翻身一次。拍背时应向拍背者告知，将手背稍稍弓起，在患者背部自下而上，由外向内拍，每次 5～10min。但避免在患者进食后马上行拍背排痰。

⑤ 鼓励患者有效咳嗽，必要时吸痰，观察痰液的性状、颜色及量。

⑥ 胸腔闭式引流护理。

⑦ 吸氧。

效果：患者住院期间呼吸功能正常，无气促、发绀、呼吸困难等。

为该患者放置胸腔引流管的目的是什么？常放置于什么部位？

答：(1) 目的　引流胸膜腔内气体；重建胸膜腔内负压，维持纵隔的正常位置；促进肺膨胀。

(2) 部位　锁骨中线第 2 肋间。

该患者行胸腔闭式引流，术后的护理要点有哪些？

答：(1) 引流管的长度与固定　引流管的长度约 100cm；将引流管两端的床单拉紧形成凹槽，再用别针固定。

(2) 保持管道的密闭　胸壁引流管周围用纱布严格包盖；搬动患者时，必须用止血钳双向夹管，以防空气进入；若引流管内不断排出大量空气、水封瓶被打破时，不需要夹闭引流管，应立即更换一个水封瓶，防止造成张力性气胸；若引流管从胸腔滑落，应立即用手捏闭伤口皮肤，消毒处理后用凡士林纱布封闭伤口，并协助医师做进一步处理。

(3) 保持引流通畅　勤检查引流管有无受压、扭曲、阻塞、脱出等原因造成引流不畅。

（4）告知患者在床上进行翻身及肢体活动时要避免牵拉，鼓励患者深呼吸。

（5）观察长管内水柱波动情况。水柱正常的波动范围为4～6cm。波动过大提示肺不张；无波动提示引流不畅或肺完全扩张；患者出现胸闷、气管向健侧移位，提示引流管被阻塞。

该患者有急性支气管炎，在置管后，如何预防加重感染？

答：（1）密切监测体温，及时复查血常规等。

（2）严格无菌操作。

（3）保持胸腔引流口敷料清洁、干燥。

（4）鼓励患者加强营养。

（5）遵医嘱合理应用抗生素。

（6）病房温湿度适宜。

应该向患者进行哪些健康教育？

答：（1）预防上呼吸道感染。

（2）保持大便通畅，避免用力屏气，平时多吃粗纤维食物。

（3）气胸痊愈后，1个月内避免抬举重物，避免复发。

（4）一旦出现胸痛、呼吸困难立即到医院救治。

（5）保持心情愉快、情绪稳定。

【护理查房总结】

自发性气胸是呼吸科的急症之一，严重者可危及生命。我们一定要知道对这类急性疾病的管理和护理，降低患者及家属的焦虑。护理这些患者时，应当做到以下几点。

① 预防感染，在冬春季要加强保暖。

② 合理正确使用抗生素。

③ 缓解患者的胸痛症状，必要时给予镇痛药。

④ 保持呼吸道通畅，指导患者有效咳嗽，辅助拍背排痰。

⑤ 选择合适的氧疗方式。

⑥ 向患者介绍自发性气胸相关知识，消除其不良情绪，使之更好地配合治疗。

查房笔记

病例 13 • 胸腔积液

【病历汇报】

病情 患者男性，77 岁，因“咳嗽、咳痰、气促 2 个月”入院。患者 11 月中旬受凉后出现咳嗽、咳痰，咳嗽为间断性咳嗽，程度一般，音调不高，与体位无关，咳痰为白色黏稠状，量多，无异味及痰中无血，伴活动后气促，休息后缓解，无胸痛、胸闷、发热、咯血、盗汗等。曾于 12 月 20 日在当地中医院就诊，行肺部 CT 示支气管炎、肺部感染、胸腔积液。予头孢哌酮/舒巴坦、左氧氟沙星抗感染、平喘、化痰、扩冠、抗血小板聚集、调脂及右侧胸腔穿刺抽液等治疗，咳嗽、咳痰较前缓解，仍有活动后气促。为求进一步诊治，遂入本院。

护理体查 T 36.5℃，P 100 次/min，R 20 次/min，BP 138/86mmHg，神志清楚，发育正常，营养良好，体型偏胖，自主体位，表情自如，步行入院，步态正常，查体合作。口唇面色红润，皮肤湿润。颈静脉正常，心律齐、无杂音。胸廓扩张度正常，语音震颤双下肺增强，未闻及胸膜摩擦感，双肺呼吸音粗，双下肺叩诊呈浊音，双侧肺尖处可闻及哮鸣音，双侧中下肺可闻及湿啰音。腹软，肝、脾未触及，双肾区无叩击痛，双下肢凹陷性水肿。

辅助检查 血常规示 WBC 5.1×10^9/L，RBC 3.89×10^9/L，N 69.1%；尿常规示潜血试验(++)；血沉 56.00mm/h；DIC 全套示 D-二聚体 0.63mg/L；血电解质示钾 3.3mmol/L；免疫全套示免疫球蛋白 M 10600.00mg/L，糖化血红蛋白 5.9%；胰岛素释放试验示空腹血糖 11.81μU/ml，1h 33.90μU/ml，2h 36.0μU/ml。心电图检查示窦性心律，T 波改变，U 波明显。

入院诊断 双侧胸腔积液；2 型糖尿病；冠心病（心功能Ⅲ级）。

目前主要的治疗措施

① 糖尿病饮食。

② 中心吸氧。

③ 头孢哌酮/舒巴坦抗感染，氨溴索静注祛痰，布地奈德雾化吸入解痉。

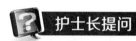

护士长提问

什么是胸腔积液？

答：胸腔积液是指液体不正常地聚集在胸膜腔内，压迫周围的肺组织，影响呼吸功能。正常情况下，胸膜腔处于负压状态，只含有少量的浆液，起润滑的作用。胸腔积液可分为渗出液和漏出液两种。

心功能可分为几级？该患者为心功能Ⅲ级的表现有哪些？

答：依据患者的自觉活动能力将心功能分为 4 级。

① 心功能Ⅰ级：患有心脏病但活动不受限制，一般活动不引起疲乏、心悸、呼吸困难或心绞痛。

② 心功能Ⅱ级：体力活动受到轻度的限制，休息时无自觉症状，但一般活动后可出现疲乏、心悸、呼吸困难或心绞痛。

③ 心功能Ⅲ级：体力活动明显受限，小于平时一般活动即出现疲乏、心悸、呼吸困难或心绞痛。

④ 心功能Ⅳ级：不能从事任何体力活动，休息状态下也出现心力衰竭的症状，体力活动后加重。

该患者为心功能Ⅲ级的表现：患者在活动后气促，休息后缓解。

从哪些方面体现患者低钾血症？补充钾盐时应遵循哪些原则？

答：患者的电解质结果示钾 3.3mmol/L，心电图示 U 波明显，以上均为低钾血症的表现。为低钾血症患者补钾时应遵循的原则如下。

① 尽量口服补钾，常用氯化钾溶液，不能口服者予以静脉补钾。

② 严禁直接经静脉推注，以防血钾突然升高导致心搏骤停。

③ 见尿补钾，当尿量达到40ml/h或500ml/d时，方可补钾。

④ 限制补钾总量，补钾时应参考血清钾的水平，一般来说，每日补钾总量在3～6g。

⑤ 补钾速度不宜过快，一般速度限制在20～40mmol/h。

⑥ 液体中的钾浓度不宜过高，一般不超过40mmol/L。

该类患者目前首优的护理问题是什么？目标是什么？应该采取哪些护理措施？

答：(1) 首优的护理问题　气体交换受损，与大量胸腔积液压迫使肺不能充分扩张、气体交换面积减少有关。

(2) 护理的目标　改善患者的通气。

(3) 具体措施

① 体位：半坐卧位为最佳体位（45°）。尤其是体型肥胖或腹部膨隆的患者，采取半坐卧位或端坐位，利于膈肌活动范围增大，改善患者的呼吸运动。

② 生命体征监测和神志的观察及记录。

③ 雾化吸入：常用布地奈德和复方异丙托溴铵行雾化吸入治疗，以达到平喘、祛痰的目的，缓解患者喘息及呼吸困难的症状。但有心脏病的患者不适宜用复方异丙托溴铵。

④ 定时翻身拍背，常规每2h翻身一次。拍背时应向患者告知，将手背稍稍弓起，在患者背部自下而上，由外向内拍，每次5～10min。但避免在患者进食后马上行拍背排痰。

⑤ 鼓励患者有效咳嗽，必要时吸痰，观察痰液的性状、颜色及量。

⑥ 遵医嘱应用合理的抗生素。

对于糖尿病合并冠心病患者的饮食护理计划是什么？

答：(1) 饮食均衡，摄取足够营养。

（2）定时定量，避免暴饮暴食。

（3）避免糖类或含糖类食物。

（4）适量节制淀粉类食物。

（5）多选高纤维素食物。

（6）烹调宜清淡，少用油及盐。

进行雾化时，应指导患者怎样正确配合？

答：指导患者手持雾化器，将口含嘴放入口中，紧闭嘴唇，深长吸气后屏气1～2s，再轻松由鼻呼气，从而使药液充分到达细支气管和肺内，提高治疗效果。

该患者出现焦虑时，应从哪些方面给予指导？

答：（1）主动向患者及家属介绍负责医师、护士及住院环境，建立信任感。

（2）加强与患者的沟通，鼓励患者说出焦虑的感受，并对患者表示理解。

（3）了解患者焦虑的程度，并帮助患者降低焦虑水平。

（4）提供安全舒适的环境，使患者感到安全。

（5）谈话时语速要缓慢，态度要和蔼，尽量解答患者提出的各种问题。

（6）耐心向患者解释病情，消除悲观情绪，使患者配合治疗。

（7）必要时遵医嘱使用抗焦虑药，并仔细观察其药物疗效和不良反应。

如何向患者进行健康教育？

答：（1）向患者及家属解释本病的特点及目前的病情。

（2）指导患者合理安排休息与活动，逐渐增加活动量，避免过度劳累。

（3）讲解加强营养的重要性，合理调配饮食，进高能量、高蛋白及富含维生素饮食。

（4）注意口腔卫生，晨起、睡前刷牙，饭后应漱口。

（5）遵医嘱按时服药。

(6) 定期到呼吸科门诊复诊，若有不适应引起重视并及时就诊。

【护理查房总结】

胸腔积液是呼吸科常见病。面对该类患者，尤其是老年人，我们应给予更多的关心与爱护。同时，要不断加强自身的知识积累，给予患者更多的信任感。因此，应从以下几个方面着手。

① 多掌握有关胸腔积液的相关知识，积累更多的临床经验。

② 多与患者沟通，从其自述中了解患者真正的需求。

③ 积极面对胸腔积液所造成的突发状况。

④ 与患者家属交流，共同为患者建筑温暖的家。

⑤ 协助医师处理各种情况，体现合作的意义。

⑥ 遵医嘱进行合理的对症治疗。

查房笔记

病例 14 • 急性呼吸窘迫综合征

【病历汇报】

病情 患者女性，57 岁，因“发热 1 周，呼吸困难、意识障碍 5h”入院。1 周前，患者进食时出现剧烈呛咳，咳出胃内容物，之后出现发热，无畏寒及寒战，经抗感染治疗后热退，一两天后又出现发热。入院当天凌晨 4:00 左右，患者突然出现呼吸窘迫、面色发绀，立即送入我院急救，于急诊抢救室紧急经口气管插管接有创呼吸机辅助通气，急查血气分析。动脉血气分析示 pH 7.49，$PaCO_2$ 31mmHg，PaO_2 45mmHg，$SaO_2$86%。患者 2 年前因车祸致头部外伤，曾行“后颅窝开颅减压+脑室引流术”，术后患者病情稳定后出院回家，生活不能自理，生活起居由家人照顾。

护理体查 T 38.5℃，P 112 次/min，R 35 次/min，BP 106/75mmHg，SpO_2 88%。患者处于镇静状态，双侧瞳孔等大等圆，对光反应迟钝，直径约 3mm，经口气管插管接有创呼吸机辅助通气，同步间歇指令通气（SIMV）模式，氧浓度 70%，呼吸频率快，33～45 次/min。全身浅表淋巴结无肿大，气管位置居中，胸廓对称、无畸形，双侧呼吸运动正常，叩诊呈清音，双肺呼吸音增强，可闻及干湿啰音。心前区无隆起，心尖搏动于左侧第 5 肋间锁骨中线内侧 0.5cm 处，无震颤，无心包摩擦感，叩诊双侧浊音界正常，心率 112 次/min，律齐，无杂音。腹部平坦，无肠型，腹壁静脉无曲张，腹壁柔软，肝、脾未触及，腹部未扪及包块。脊柱、四肢无畸形，四肢肌肉萎缩，肛门、外生殖器正常。右上肢肌力 2 级，左上肢肌力 3 级，双下肢肌力 2 级，肌张力高，腱反射可引出，巴宾斯基征（—）。

辅助检查 血常规示 WBC $16.0\times10^9/L$，N 90%；动脉血气分析示 pH 7.49，$PaCO_2$ 29mmHg，PaO_2 65mmHg，SaO_2 92%，(A-a) DO_2 365mmHg，氧合指数（PaO_2/FiO_2）185mmHg；

急诊胸部X线片示双肺野大致无明显异常，左下肺出现边缘模糊的肺纹理增多；入科3天后复查胸部X线片示右下肺出现斑片状阴影，左下肺融合成大片状浸润阴影，大片阴影中可见支气管充气征；床旁肺功能监测示肺顺应性降低，无效腔通气量比例增加，但无气流受限。

入院诊断 重症肺炎，Ⅰ型呼吸衰竭，急性呼吸窘迫综合征；颅脑外伤后遗症期，吞咽功能及咳嗽反射功能障碍；脑外伤术后。

目前主要的治疗措施

① 美罗培南抗感染，乌司他丁抑制炎症，氨溴索化痰，营养神经等。

② 有创呼吸机辅助通气，SIMV模式，呼气末正压通气(PEEP) 12cmH$_2$O，维持血氧饱和度90%以上。

③ 营养支持，患者处于高代谢状态，需保证足够的营养，营养液持续经胃管泵入。

④ 持续心电监测，血氧饱和度监测，查动脉血气分析，保持内环境稳定。

⑤ 准确记录24h出入量。

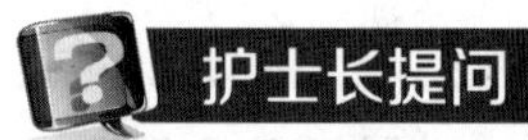

什么是急性呼吸窘迫综合征？其发病机制是什么？

答：急性呼吸窘迫综合征（ARDS）是以左心室充盈压正常的非心源性肺水肿为特征的综合征，伴有严重低氧血症和肺顺应性降低等生理功能异常，其病理特征是肺泡毛细血管膜通透性增高，弥漫性肺损伤和富含蛋白的水肿液积聚于肺泡。

暴发的炎症过程和为治愈该损伤的补偿反应是ARDS发生的核心。为补偿过度炎症反应，一些内源性抗炎机制被启动，发生代偿性抗炎反应综合征。ARDS广泛肺损伤的原因是肺组织内对最初损伤的促炎症反应和抗炎症反应的失衡。肺内的直接损伤和肺外的间接损伤都诱导免疫系统局部释放激素和细胞炎症介质，进一步诱发全身炎症反应，放大的促炎症反应使肺泡表面活性物质消耗和失活，致肺泡表面张力状态恶化，导致低氧血症。

该患者引起急性呼吸窘迫综合征的主要原因是什么？应采取哪些护理措施？

答：(1) 引起呼吸窘迫综合征的常见原因　败血症、肺炎、创伤、误吸等。该患者引起急性呼吸窘迫综合征的主要原因是经口喂食时出现误吸，胃内容物进入呼吸道，对肺产生直接的化学性损伤。据报道，误吸胃内容物是发生 ARDS 的最常见危险因素之一，当吸入物的 $pH<2.5$ 时尤其容易发生急性肺损伤，导致 ARDS 的发生。

(2) 该患者由于有颅脑外伤后遗症，有吞咽及咳嗽反射功能障碍，经口喂食时一定得谨慎。患者入科后经口气管插管，因此，必须为患者留置胃管，经胃管鼻饲流食，保证患者的营养供给，特别注意鼻饲时床头抬高至少 30°，并随时检查患者的胃潴留量。

该类患者目前首要的护理问题是什么？有哪些护理问题？

答：(1) 该患者首要的护理问题是气体交换受损。

(2) 护理问题

① 低效性呼吸形态。

② 潜在并发症：气压伤，水、电解质平衡紊乱。

③ 营养失调，低于机体需要量。

④ 有皮肤完整性受损的危险。

⑤ 有口腔黏膜改变的危险。

急性呼吸窘迫综合征患者的氧疗该如何进行？

答：急性呼吸窘迫综合征患者的突出表现是低氧血症，故应该给予高浓度氧疗。氧疗方式根据患者病情和血气分析的结果来决策，包括面罩给氧、无创呼吸机辅助通气和有创呼吸机辅助通气，其目标是要让患者的 $PaO_2>60mmHg$，$SpO_2>90\%$。

该患者药物治疗中使用了乌司他丁，乌司他丁对于治疗ARDS有何功效？

答：ARDS损伤的机制除了直接损伤外，主要通过激活细胞和体液因素，引发肺内和全身过度的或失控的炎性反应，对肺泡及血管造成损伤。乌司他丁是一种广谱的蛋白酶抑制药，对胃蛋白酶、纤溶酶、激肽释放酶等有较强的抑制作用，可稳定溶酶体膜，从而抑制多种炎症介质释放对组织器官的损害。通过研究发现，乌司他丁能够提高ARDS患者的慢性健康状况评分（APACHEⅡ评分）、降低呼吸频率、提高氧合指数，从而改善ARDS患者的肺功能。

急性呼吸窘迫综合征患者严重缺氧进行机械通气时，对吸痰有何特殊要求？

答：（1）严重ARDS患者机械通气时一般会使用较高的PEEP，使用PEEP后常会出现“PEEP依赖”，如中断PEEP，即使是吸痰时的短时间中断也会出现严重低氧血症和肺泡内重新充满液体，此时需要更大的PEEP和较长的时间（通常>30min）才能使患者恢复到吸痰前的血氧水平。因此，宜使用密闭式系统进行吸痰和呼吸治疗，保持呼吸机管道的连接状态，避免中断PEEP。

（2）吸痰前指导患者进行有效咳嗽、咳痰，协助翻身、拍背咳痰，促使痰液进入大的主支气管，并给予纯氧2min，避免吸痰时患者气道痉挛引起机体缺氧。

（3）吸痰时严格无菌操作，减少因吸痰引起的感染，使用密闭式吸痰管时应每天更换1次。

（4）必要时可配合医师行支气管镜下吸痰，在直观下进行痰液的稀释和抽吸。

该患者如何进行液体管理？

答：必须建立至少两条静脉通路，保持输液通畅，必要时可中心静脉置管。为了减轻肺水肿，需要以较低的循环容量来维持有效循环，保持双肺相对“干”的状态。在血压稳定的前提下，出入液量宜轻度负平衡。适当使用利尿药可以促进肺水肿的消退。必要时需放置肺动脉导管监测肺动脉楔压（PAWP），指导液体管理。一般ARDS早期不宜输胶体液，因内皮细胞受损，毛细血管通透性增加，胶体液可渗入间质而加重肺水肿。大量出血患者必须输血时，最好输新鲜血，用库存1周以上的血时应加用微过滤器，避免发生微血栓而加重ARDS。

应用机械通气有可能导致哪些并发症？

答：(1) 呼吸机相关性肺损伤（VALI） 包括气压-容积伤、剪切伤和生物伤。

(2) 呼吸机相关性肺炎（VAP） 是机械通气患者常见的并发症，占机械通气患者的10%～48%，是最常见的医院内感染。

(3) 氧中毒 长时间吸入高浓度氧气使体内氧自由基产生过多，导致组织细胞损伤和功能障碍，即为氧中毒，应尽早将吸氧浓度降至50%以下。

(4) 呼吸性碱中毒 当辅助通气水平过高时，患者自主呼吸频率过快可导致过度通气，出现呼吸性碱中毒。

(5) 血流动力学紊乱 持续正压通气可使胸腔内压力升高，回心血量减少，从而导致心排血量（心输出量）减少，血压下降。

(6) 气管-食管瘘 由于气囊压迫所致。

(7) 呼吸机故障所致的并发症 如气管插管脱出和管道脱开，气管插管滑入右主支气管，呼吸机管道堵塞等。

【护理查房总结】

急性呼吸窘迫综合征是一种呼吸危重病，病情进展快，病死率高。近年来，对ARDS的定义、发病机制、病理生理和治疗的研究取得了长足的进步，再加上机械通气模式的改良，ARDS的病死率有所下降。护理ARDS患者要从全方面入手，讨论和制订周密的护理计划，重点监护患者的心肺功能，及时评估转归，及时修订护理计划。根据情况可采取俯卧位通气。俯卧位通气时医护需密切配合，注意固定好各种管道，防止意外脱管；做好患者的皮肤护理。医师采取肺开放治疗时，责任护士需密切监测患者的血压变化，及时做好记录。

查房笔记

病例 15 • 呼吸衰竭

【病历汇报】

病情 患者男性，58 岁，因“反复咳嗽、咳痰十余年，活动后气促 5 个月，加重 2 个月”入院。患者近十余年来反复咳嗽、咳痰，为少许白色黏液痰，多发于春季，一般于受凉感冒后出现，每年发作 2～3 次，每次持续 10 天，在当地医院诊断为“支气管炎”，一般予以抗炎治疗（具体用药不详），上述症状好转。近 5 个月来出现喘息，活动后气促，无心悸、胸痛、盗汗、发热，未予以重视，于 2 个月前因受凉后出现流涕，上述症状加重，为白色黏液痰，痰量增多，且盗汗，经抗炎治疗 20 多天，上述症状无好转，故入本院进一步治疗。起病以来，患者精神、食欲可，入睡好，体重无明显改变，大小便正常。

护理体查 T 36.0℃，P 88 次/min，R 32 次/min，BP 100/75mmHg，发育正常，营养中等，神志清楚，体查合作，自主体位，慢性病容。全身浅表淋巴结无肿大，气管位置居中，胸廓呈桶状，肋间隙增宽，双肺触觉语颤减弱，双肺叩诊呈过清音，双肺呼吸音低，可闻及少许哮鸣音及湿啰音。双下肢无水肿。

辅助检查 肺功能检查示极重度混合型通气功能障碍，呼吸总阻抗增高，外周弹性阻力增高；胸部正位 X 线片示双肺纹理增多、增粗，边缘稍模糊，心膈影未见明显异常，提示支气管炎可能；支气管舒张试验阴性；血沉 62.00mm/h；动脉血气分析示 pH 7.399，$PaCO_2$ 40mmHg，PaO_2 43mmHg，BE 4mmol/L，HCO_3^- 28.7mmol/L，SaO_2 78%；血常规示中性粒细胞 82.2%，淋巴细胞 7.4%；肺炎支原体抗体阳性。

入院诊断 重症肺炎（真菌＋细菌可能），Ⅰ型呼吸衰竭；慢性阻塞性肺疾病（急性加重期）。

目前主要的治疗措施

① 面罩高流量吸氧，缺氧症状无改善后，予以无创呼吸机辅助通气，持续气道正压通气（CPAP）模式，CPAP 8cmH_2O，查看患者血气分析，仍然为低氧血症，考虑系 CPAP 模式不耐受，改用双水平正压通气（BiPAP），同步触发安全频率（ST）模式，吸气相气道正压（IPAP）14cmH_2O，呼气相气道正压（EPAP）8cmH_2O，患者血氧饱和度维持在 83%～92%。

② 美罗培南注射液抗感染，多索茶碱解痉平喘，沙美特罗替卡松雾化吸入，兰索拉唑护胃，氨溴索＋桉柠蒎肠溶软胶囊祛痰，复方甲氧那明镇咳等对症支持治疗。

③ 制霉菌素片漱口抗口腔真菌感染。

④ 心电监护，血氧饱和度监测，准确记录 24h 出入量，尤其是痰量，每天 50～80ml。

护士长提问

该患者诊断为Ⅰ型呼吸衰竭的依据有哪些？

答：呼吸衰竭是指各种原因引起的肺通气和（或）换气功能严重障碍，以致在静息状态下亦不能维持足够的气体交换，导致低氧血症伴（或不伴）高碳酸血症，进而引起一系列病理生理改变和相应临床表现的综合征。由于临床表现缺乏特异性，明确诊断应根据动脉血气分析，若在海平面、静息状态、呼吸空气条件下，动脉血氧分压（PaO_2）＜60mmHg，伴或不伴二氧化碳分压（$PaCO_2$）＞50mmHg，并排除心内解剖分流和原发于心排血量降低等因素所致的低氧血症，即可诊断为呼吸衰竭。Ⅰ型呼吸衰竭，又称缺氧性呼吸衰竭，无 CO_2 潴留。血气分析特点：PaO_2＜60mmHg，$PaCO_2$ 降低或正常，从该患者的血气分析（pH 7.39，$PaCO_2$ 40mmHg，PaO_2 43mmHg，BE 4mmol/L，HCO_3^- 28.7mmol/L，SaO_2 78%）来看，可以得出该诊断。

目前该类患者首要的护理问题是什么？该如何采取措施？

答：(1) 首要的护理问题 呼吸困难，与不能有效地进行气体交换有关。

(2) 护理措施

① 绝对卧床休息，尽量减少活动，减轻身体耗氧量。

② 保持呼吸道通畅，该患者痰液较多，要鼓励患者多咳嗽、咳痰，将痰液咳出体外，必要时辅助拍背排痰，协助多饮水，以稀释痰液。患者需咳痰时立即来到患者身边，帮助取下无创呼吸机面罩，将痰液咳出后再正确戴好。

③ 保证无创呼吸机运转正常，确保无创面罩无漏气，随时检查氧气管道是否连接紧密。

④ 连续监测患者血氧饱和度，一旦缺氧可立即发现，并遵医嘱抽血查动脉血气分析。

对于初次使用无创呼吸机的患者应进行哪些健康宣教？

答：初次使用无创呼吸机的患者对呼吸机鼻/面罩的认识存在误区，认为安置呼吸机意味着自己的病情加重，勉强安置反而造成人机对抗不同步，达不到治疗效果。首次使用无创呼吸机时医务人员一定要细心调节压力，做好患者的心理工作，应给患者讲解无创呼吸机治疗的意义、安全性、必要性，介绍呼吸机的工作原理、注意事项等，使患者充分认识到配合的重要性，并介绍同种病患者使用无创呼吸机的有效情况，增强其信心，消除其紧张、恐惧情绪。在使用无创呼吸机治疗过程中，由于戴上鼻/面罩会影响交流，应训练患者在治疗过程中尽量用统一的手势，用写字板询问等方式与患者沟通交流，教会患者简单易记的手势语言，如竖大拇指表示“大便”，小拇指表示“小便”等。而护士对每一位患者的每一个眼神、表情、手势等非语言表达，要仔细观察，正确判断患者的表达需要，做到适时饮水、及时排痰，使患者尽量满意，愉快地接受无创呼吸机治疗。

该患者在长期使用无创呼吸机面罩的过程中诉面部压痛难忍，应采取哪些措施？

答：使用无创呼吸机前为患者选择合适的鼻/面罩，一般危重患者呼吸较弱，多用嘴呼吸，故应选用面罩；面部小、颧骨突出较瘦的患者则用鼻罩。先让患者进行试戴，鼻/面罩的固定带拉力要合适，让患者躺下后闭口平静呼吸，头向两侧转动，感觉舒适，固定带松紧程度以能容纳两根手指为宜。固定带固定后，后枕最好垫上一块包布，以减少头发的滑动，影响头带的固定，保持有效的固定和通气，达到治疗的目的。嘱患者用鼻呼吸，如患者无法保持口腔闭合，可配合下颌托或口鼻面罩。鼻塞患者可用0.1%呋麻滴鼻液滴鼻，以减轻上气道阻力。在连接鼻/面罩时，在鼻根部、鼻翼两侧皮肤各贴一块皮肤减压贴，避免压伤和擦伤皮肤。经常了解患者的感受及观察皮肤的受压情况，情况许可时每隔 4h 放松 1 次，每次 15～30min，并对局部皮肤进行按摩。

什么是双水平正压通气（BiPAP)？其原理是什么？

答：BiPAP 呼吸机主要通过鼻/面罩给患者输入一定压力的气体，从而增加患者的通气量。该机可以通过监测管路流量了解患者的呼吸状态，并以此来调节呼吸机的输出流量。患者的呼吸频率和潮气量很大程度上靠患者自行调节，较其通气方式更接近于生理状态。

BiPAP 呼吸机在吸气时给予一个较高的吸气正压，有利于克服气道阻力，增加通气量，在呼气时给予一个较低的呼气正压以对抗内源性呼气末正压，减少呼吸肌做功，改善氧的弥散，还能使气道内的等压恢复到正常的位置，防止细支气管过早陷闭，减少二氧化碳潴留。两者都能使疲劳的呼吸肌得到休息。

该患者经过几天无创呼吸机辅助通气，仍不能纠正严重的低氧血症，遵医嘱要求进行插管接有创呼吸机辅助通气，我们要如何做好气管插管和机械通气的准备？

答：(1) 确保氧供　患者一般处于严重低氧血症，在插管前需保持气道通畅（体位或放置口咽通气道），如普通高浓度给氧不能维持有效的血氧饱和度，需用面罩和简易呼吸器接100%纯氧进行手动通气，以维持适当氧供和通气，确保生命安全。

（2）物品准备　床旁备齐气管插管用品、呼吸机、供氧/供气设备、抢救车、吸引器，确保用物完整、功能完好。按规程连接呼吸机导管，并接模拟肺，开机检查呼吸机功能完好后，按病情需要和医嘱设置初始通气参数。

（3）患者准备

① 心理准备：由于严重呼吸困难、生命垂危、对机械通气的效果和安全性不了解等因素，清醒患者常有焦虑和恐惧心理。因此，需用简单易懂的语言向患者解释气管插管和机械通气的重要性，并指导患者如何配合及用非语言方式表达其需要。

② 体位准备：将床头移开距墙60～80cm，取下床头板，使插管医师能够站在患者的头侧进行气管插管操作。给患者取平卧位，去枕后仰，必要时肩下垫小枕，使口轴线、咽轴线和喉轴线尽量呈一直线。

【护理查房总结】

呼吸衰竭的发病机制有多种，任何原因引起肺泡通气不足、弥散障碍、肺泡通气/血流比例失调、肺内动-静脉解剖分流增加和氧耗量增加，都可能导致呼吸衰竭。临床上往往是多种机制并存。治疗上除了保持呼吸道通畅、氧疗、增加通气量、纠正酸碱平衡等之外，主要还要进行病因治疗，针对不同病因采取适当的治疗措施是治疗呼吸衰竭的根本所在。感染常是慢性呼吸衰竭急性加重的最常见诱因，因此须进行积极抗感染治疗，呼吸衰竭导致的严重低氧血症常会引起其他器官的损害，要注意预防多器官功能障碍综合征（MODS）的发生。

病例16 • 慢性肺源性心脏病

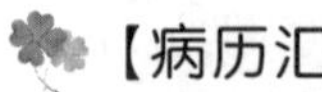

【病历汇报】

病情 患者男性，68岁，因“反复咳嗽、咳痰5年，再发加重伴气促14天”入院。5年前因受凉后开始出现咳嗽、咳痰，呈阵发性连声咳，并咳白色泡沫痰，无呼吸困难。1年前再次受凉后又出现咳嗽、咳痰，活动后如爬楼梯、快步走等感心悸、气促，于当地医院住院治疗并诊断为“肺源性心脏病”，好转后出院，此后反复发作。14天前自觉上述症状加重，门诊以“肺源性心脏病”收入院。

护理体查 T 36.5℃，P 81次/min，R 24次/min，BP 132/89mmHg，SpO_2 90%。颈静脉充盈，桶状胸，肋间隙增宽。两侧呼吸运动对称，触觉语颤减弱，无胸膜摩擦感，叩诊呈过清音。两肺呼吸音减弱，双肺下野可闻及细湿啰音。心前区无隆起，剑突下可见心尖搏动，未触及震颤，心界叩不出，心音遥远，律齐，肺动脉瓣区第二心音亢进，三尖瓣区可闻及Ⅲ、Ⅵ期收缩期杂音。腹平软，肝肋缘下2cm，剑突下3cm，质中，边缘钝，触痛不明显，肝颈静脉回流征阳性，移动性浊音阴性，双下肢轻度凹陷性水肿。

辅助检查 实验室检查：血常规示红细胞 4.8×10^{12}/L，白细胞 9.0×10^{9}/L。血气分析：pH 7.39，动脉血氧分压（PaO_2）73mmHg，二氧化碳分压（$PaCO_2$）65mmHg。肺功能检查：提示中度阻塞性通气功能障碍，弥散功能中度受损，气道阻力增高。心电图结果：窦性心律，Ⅰ度房室阻滞，左心室肥大，电轴右偏。

入院诊断 ①慢性肺源性心脏病，心功能Ⅲ级；②慢性阻塞性肺疾病急性发作，Ⅱ型呼吸衰竭。

目前主要的治疗措施

①抗感染治疗。

② 急性加重期：使用双水平正压通气，保持呼吸道通畅，改善呼吸功能，纠正缺氧和二氧化碳潴留。

③ 控制呼吸衰竭和心力衰竭，积极处理并发症。

④ 心电监测，记录 24h 出入水量。

护士长提问

肺源性心脏病和慢性阻塞性肺疾病（COPD）之间有什么联系？

答：由于慢性阻塞性肺疾病（COPD）引起肺血管床减少及缺氧致肺动脉痉挛、血管重塑，严重 COPD 出现明显肺气肿时，肺泡过度充气，使多数肺泡的间隔破裂融合形成肺大疱，也导致肺泡壁毛细血管床减少。肺气肿的肺泡内残气增加，肺泡内压也增高，压迫肺泡间壁的毛细血管使之狭窄。此外，阻塞性肺气肿，患者的呼气相明显延长，可达吸气相的 5 倍。呼气时肺泡内的压力更明显升高，压迫肺间壁血管和心脏，使肺动脉的血液不能顺利地灌流，也可影响肺动脉压。肺动脉高压引起右心后负荷增加。右心室后负荷增加后，常因心室壁张力增加，心肌耗氧量增加；冠状动脉阻力增加，血流减少，以及肺血管输入阻抗增加，顺应性下降而损害右心功能，引起肺心病。

患者发生心力衰竭时，该怎样处理？

答：(1) 利尿药　具有减少血容量，减轻右心负荷，消除水肿的作用。宜选择小剂量作用轻的利尿药。

(2) 正性肌力药　由于慢性缺氧和感染，患者对洋地黄类药物耐受性降低，易发生毒性反应。应选用作用快、排泄快的洋地黄类药物，剂量宜小，一般为常规剂量的 1/2 或 2/3 量使用血管扩张药、钙通道阻滞药、一氧化氮等有一定的降低肺动脉高压的效果。

使用洋地黄类药物应注意什么？如何处理毒性反应？

答：(1) 应注意不宜与钙剂、硝苯地平、抗甲状腺药物同用，以免增加毒性。每次给药前应做到询问患者有无胃肠道和神经系统的症状，并监测心率和心律的变化。若患者心率<60 次/min，即停用洋地黄。

（2）低血钾者可口服或静脉补钾，停用排钾利尿药。

（3）纠正心律失常　快速型心律失常可用利多卡因或苯妥英钠，一般禁用电复律，因易致心室颤动；有传导阻滞及缓慢型心律失常者可用阿托品静注或安装临时心脏起搏器。

如何对慢性肺源性心脏病患者进行健康宣教？

答：（1）向患者介绍疾病主要发病原因及机制，了解疾病临床表现，使患者掌握基本相关知识。

（2）嘱患者保持心情舒畅，避免情绪激动。避免接触烟雾、粉尘刺激，吸烟者劝其必须戒烟。季节变化时，防止受凉感冒，积极预防呼吸道感染。

（3）保持呼吸道通畅，痰多者应尽量将其咳出；痰液黏稠者，适当服用祛痰药；年老体弱者可协助翻身或轻拍背部帮助排痰。注意保持口腔卫生清洁。

（4）每天有计划地进行增强心功能和恢复活动能力锻炼。如散步、打太极拳、气功等，以不感到疲劳为宜。通过吸气抗阻练习，以增强吸气力量，通过缓慢呼吸，提高肺泡通气量，进而提高血氧饱和度。腹式呼吸，能增加膈肌活动范围 2～3cm，提高肺活量 500～800ml，从而减少氧耗量，提高机体的耐受能力。

（5）正确指导患者坚持在家吸氧，根据病情调节合适氧流量进行氧疗，按医嘱服药，慎用镇静镇咳药物。如有痰液性状改变，呼吸困难不适症状，及时就医。

（6）定时复查心肺功能。

该类患者目前首优的护理问题是什么？目标是什么？该采取哪些护理措施？

答：（1）首优护理问题　气体交换受损，与低氧血症、CO_2潴留、肺血管阻力增高有关。

（2）护理目标　改善通气，强心利尿，纠正患者 CO_2 潴留，促进心肺康复。

（3）护理措施　关键是选择合理氧疗方式，畅通呼吸道，正确指导患者心肺康复锻炼，具体措施如下。

① 环境与休息：保持病室环境安静舒适、空气洁净和温湿度适宜。

② 生命体征监测及神志观察和记录；如体温升高、呼吸困难加重、咳嗽咳痰不畅、尿量减少、水肿明显、神志淡漠、嗜睡、躁动、口唇发绀加重等，均提示病情变化或加重。

③ 保持呼吸道通畅；每 2h 翻身一次，拍背协助患者有效咳嗽咳痰，指导正确使用支气管舒张药以及时缓解支气管痉挛造成的呼吸困难。

④ 氧疗和机械通气选择：根据呼吸困难类型、严重程度不同，进行合理氧疗或机械通气，以缓解呼吸困难症状。密切观察氧疗的效果及不良反应，记录吸氧方式（鼻塞/鼻导管、面罩、呼吸机）、吸氧浓度及吸氧时间，若吸入高浓度氧或纯氧要严格控制吸氧时间，一般连续给氧不超过 24h。

⑤ 心理护理：呼吸困难会使患者产生烦躁不安、焦虑甚至恐惧等不良情绪反应，从而进一步加重呼吸困难，及时给予心理支持以加强其安全感，保持其情绪稳定。

【护理查房总结】

慢性肺源性心脏病比较常见的疾病之一，在积极治疗原发病同时，更要注意心肺康复锻炼，对于急性加重期应特别注意防止感染。

（1）预防发生慢性阻塞性肺疾病、支气管肺疾病，尤其是COPD，同时控制呼吸衰竭，感染是首发因素。必须合理使用抗生素，是控制感染关键步骤，并定期复查血常规。

（2）对于处于心力衰竭患者，及时合理使用利尿药、正性肌力药与血管扩张药。使洋地黄类药物时，应选作用快、排泄快的药物，小剂量常规剂量的 1/2 或 2/3 的静脉给药，防止发生中毒反应。同时也可以给予少食多餐，给予高纤维素、易消化的饮食，保持口腔清洁，促进食欲，防止感染。

（3）合理选择氧疗方式，定期复查心肺功能，必要及时复查血气分析。

（4）保持呼吸道通畅，指导患者进行有效咳嗽咳痰，进行有效心肺康复锻炼，提高生活质量；保证营养供给，提高机体免疫能力。

查房笔记

病例 17 • 高致病性禽流感

【病例汇报】

病情 患者女性，21 岁。因“发热、咳嗽、咳痰 6 天”入院。患者于 6 天前无明显诱因突然出现发热，体温最高 40℃，并出现全身肌肉酸痛，伴咳嗽、咳黄色黏痰；2 天前就诊于外院，肺部 CT 检查发现右肺炎性病灶，血白细胞总数下降，按病毒性肺炎给予“奥司他韦”75mg，2 次/天治疗，体温有下降趋势，但右肺炎性病灶仍有扩大。患者既往体健，发病前 1 周有病死鸡接触史。

护理体查 T 36.3℃，P 83 次/min，R 20 次/min，BP 100/70mmHg，SpO_2 98%。神志清楚，浅表淋巴结不大，咽部稍红，右扁桃体Ⅰ度肿大。右肺可闻及较多湿啰音。心律齐，心音正常。其余检查未见明显异常。

辅助检查 血常规：白细胞 3.2×10^9/L，淋巴细胞明显减少（发病第 7 天，淋巴细胞绝对值曾一度降低至 0.6×10^9/L）。T 淋巴细胞亚群比值：CD_3^+ 为 74.9%，$CD_3^+CD_4^+$ 为 42.2%，$CD_3^+CD_8^+$ 为 26.9%，$CD_3^+CD_4^+CD_8^+$ 为 0.5%，CD_4^+/CD_8^+ 为 1.57（正常）。生化酶学改变：谷丙转氨酶、谷草转氨酶、乳酸脱氢酶及肌酸激酶均异常升高，其中乳酸脱氢酶、肌酸激酶在病程第 10 天达高峰，其后逐渐下降。病原学检测：①细菌和真菌，入院后多次做痰培养均无异常发现；②A/H5N1 病毒（甲型 H5N1 病毒）的实验室检测。在发病第 5 天省疾病预防控制中心采集呼吸道分泌物，检测结果为咽拭子标本 A/H5N1 病毒核酸阴性，痰 A/H5N1 病毒核酸阳性；发病第 8 天中国疾病预防控制中心对患者样本进行复核检测，证实 A/H5N1 病毒核酸阳性。影像学检查：发病第 9 天肺部 CT 检查发现右肺出现突变及渗出物，第 13 天右肺病灶有所吸收，第 19 天复查胸部 X 线片示右肺病灶明显吸收。

入院诊断 人高致病性禽流感 A/H5N1 病毒感染。

目前主要的治疗措施

① 隔离单间治疗。

② 奥司他韦抗病毒治疗。

③ 对症支持治疗：应用解热镇痛药、缓解鼻黏膜充血药、祛痰止咳药等控制症状；绝对卧床休息、协助多饮水，流质或半流质饮食，适当给予静脉补液。

④ 心电监护，记录24h出入量。

护士长提问

哪些是人高致病性禽流感的高危人群？

答：(1) 发病前7天内，接触过禽，尤其是病禽、死禽（包括野生、家禽），或其排泄物、分泌物及7天内下的蛋，或暴露于其排泄物、分泌物污染的环境。

(2) 发病前14天内，曾经到过有活禽交易、宰杀的市场。

(3) 发病前14天内，与人高致病性禽流感疑似、临床诊断或实验室确诊病例有过密切接触，包括与其共同生活、居住，或护理过病例等。

(4) 发病前14天内，在出现异常病、死禽的地区居住、生活、工作过。

人高致病性禽流感 H5N1 亚型的临床表现有哪些？

答：(1) 潜伏期一般为1～7天，通常为2～4天。患者呈急性起病，早期表现类似普通型流感。主要为发热，体温大多持续在39℃以上，可伴有流涕、鼻塞、咳嗽、咽痛、头痛、肌肉酸痛和全身不适。部分患者可有恶心、腹痛、腹泻、稀水样便等消化道症状。

(2) 重症患者病情发展迅速，几乎所有患者都有临床表现明显的肺炎，可出现急性肺损伤、急性呼吸窘迫综合征、肺出血、胸腔积液、全血细胞减少、多脏器功能衰竭、休克及瑞氏综合征等多种并发症。可继发细菌感染，发生败血症。

（3）外周血象检查白细胞总数一般正常或降低。重症患者多有白细胞总数及淋巴细胞减少，并有血小板降低。

（4）重症患者可有肺部突变体征。

高致病性禽流感的诊断依据是什么？

答：诊断参照《中华人民共和国人禽流感诊疗方案（试行）》，根据流行病学史、临床表现及实验室结果，排除其他疾病后，可作出人禽流感的诊断。

（1）医学观察病例　在1周内出现临床表现者、密切接触过人禽流感患者或者有流行医学史。

（2）疑似病例　患者呼吸道分泌物标本甲型流感病毒和H亚型单克隆抗体抗原监测阳性者，有相关临床表现或者有流行病学史。

（3）确诊病例　从患者呼吸道分泌物标本中分离出待定病毒或采用RT-PCR法检测到禽流感H亚型病毒基因，或有相关临床表现或者有流行病学史，并且发病初期和恢复期双份血清抗禽流感病毒抗体滴度有4倍或以上升高者。

该类患者目前首优的护理问题是什么？目标是什么？该采取哪些护理措施？

答：（1）该类患者目前首优的护理问题　低效性呼吸形态，与气体交换受损有关。

（2）护理的目标　改善患者的通气。

（3）护理措施　主要是选择正确的氧疗方式，保证患者呼吸道畅通，改善患者夜间低氧血症。具体措施如下。

① 体位：半坐卧位为佳，利于膈肌活动范围增大，改善呼吸运动。

② 生命体征监测：该患者需上心电监护监测患者生命体征，尤其是血氧饱和度的变化。

③ 神志的观察和记录：判断患者有无意识的改变，及时发现患者病情恶化的先兆。

④ 定时翻身拍背，拍背应在患者进食前半小时或进食后 2h 进行，告知其配合要点，手背稍稍弓起，在患者背部自下而上，由外向内拍，每次 5～10min。

⑤ 鼓励患者有效咳嗽：必要时可吸痰，观察痰液的性质、量及颜色。

⑥ 抗感染治疗：患者入院后常规采集痰标本送检，根据痰涂片和细菌培养及药物敏感试验结果选用合理的抗生素，严格按照抗生素的说明书执行医嘱，正确配制和使用药物，使药物发挥最好疗效。

⑦ 定时复查血气分析，保证水、电解质和酸碱平衡：记录 24h 出入量，防止体液丢失过多而使痰液干结，影响痰液的排出。尤其是夜间血气分析结果，根据血气分析结果调整呼吸机参数。

⑧ 营养支持：该患者能自行进食，可嘱家属准备易消化、清淡饮食，必要时可置入胃管进行鼻饲营养液以保证营养的供给。

治疗人高致病性禽流感 H5N1 亚型时，如何选择抗病毒药物?

答：目前可用于人高致病性禽流感的抗病毒药物主要有神经氨酸酶抑制药与离子通道 M2 阻滞药两类。奥司他韦是一种新型抗流感病毒的神经氨酸酶抑制药类药物，为 WHO 推荐用于治疗人高致病性禽流感。研究表明，奥司他韦对禽流感病毒 A/H5N1 和 H9N2 有抑制作用，成人剂量每日 150mg，儿童剂量为每日 3mg/kg，分 2 次口服，疗程 5 天，其疗效与使用时机有关，最好在发病 48h 内使用。人高致病性禽流感患者如在发病 5 天内及时进行抗病毒治疗，其存活率可达 53%；发病 6 天后再治疗，则存活率仅为 26%。如治疗时机延误，即使使用奥司他韦治疗，病死率仍很高。药物剂量不足也可影响疗效，对于临床病情危重者可使用高于 WHO 推荐的剂量（150mg，成人 2 次/天）和更长时间（10 天左右）。扎那米韦是奥司他韦耐药株的后备选择，扎那米韦和奥司他韦均被批准用于预防。

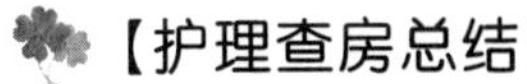

【护理查房总结】

（1）人高致病性禽流感起病急、进展快，相当比例患者在发病后数天内迅速进展至急性呼吸窘迫综合征，MODS，预后差。因此我们认为，及早发现有病禽或人高致病性禽流感患者接触史的发热、流感样症状患者，及时诊治有利于改善预后。

（2）此类患者在治疗过程中使用了有创呼吸机辅助呼吸，故应当严格掌握呼吸机相关管理知识，尽早帮助患者恢复健康。

（3）奥司他韦被WHO推荐用于治疗人高致病性禽流感。人高致病性禽流感患者如发病5天内及时进行抗病毒治疗，其存活率可达53%。

查房笔记

病例 18 • 睡眠呼吸暂停低通气综合征

【病历汇报】

病情 患者男性，40 岁，工人，以“打鼾、呼吸暂停、夜间憋醒 8 年余，加重 2 年”入院。患者诉自 8 年前出现打鼾，后逐渐出现夜间睡眠呼吸暂停、憋醒，晨起口干、头痛，白天感疲倦、嗜睡，注意力不集中，记忆力减退，未予重视。2 年前上述症状逐渐加重，遂来本院就诊，多导睡眠图（PSG）结果示睡眠呼吸暂停低通气综合征，夜间低氧血症为重度。既往有高血压病史 3 年，最高血压为 170/100mmHg。吸烟 15 年，少量饮酒。其弟有夜间打鼾症状。

护理体查 T 36.2℃，P 72 次/min，R 20 次/min，BP 165/95mmHg，SpO_2 95%。身高 165cm，体重 75kg，BMI 27.55。体型肥胖。扁桃体未肿大。颈围粗，双侧胸廓对称，双侧呼吸音清，未闻及干湿啰音。叩诊双侧心浊音正常。心律齐，无杂音。双下肢无水肿。无杵状指（趾）。

辅助检查 血常规：白细胞 $6.7\times10^9/L$，中性粒细胞百分比 57.4%，红细胞 $5.2\times10^{12}/L$，血红蛋白 163g/L，血小板 $198\times10^9/L$。肝功能：总蛋白 73.7g/L，白蛋白 46.9g/L，球蛋白 26.8g/L，总胆红素 17.8μmol/L，直接胆红素 7.0μmol/L，谷丙转氨酶 26.2U/L，谷草转氨酶 23.8U/L。血脂：三酰甘油 1.34mmol/L，总胆固醇 6.11mmol/L，高密度脂蛋白胆固醇 1.08mmol/L，低密度脂蛋白胆固醇 3.57mmol/L。C 反应蛋白 20mg/L。血沉正常。甲状腺功能正常。B 超示脂肪肝。肺功能检查正常。睡眠监测报告：重度阻塞性睡眠呼吸暂停低通气综合征，睡眠呼吸暂停低通气指数（AHI）57.6；重度夜间睡眠低氧血症，最低 SpO_2 56%。

入院诊断

① 阻塞性睡眠呼吸暂停低通气综合征（Obstructive Sleep Apnea Hypopnea Syndrome，OSAHS）；

② 高血压病 2 级（中危组）；

③ 脂肪肝；

④ 高脂血症。

目前主要的治疗措施

① 予以无创呼吸机治疗，持续正压通气（CPAP）模式，CPAP 7cmH_2O，氧浓度 45%。

② 左氧氟沙星抗感染，氨溴索静脉注射祛痰，布地奈德雾化吸入解痉。

③ 苯磺酸氨氯地平 5mg/d 降压，利伐沙班 10mg/晚抗凝。

④ 心电监护，记录 24h 出入水量。

护士长提问

什么是低通气？

答：低通气（Hypopnes）是指睡眠过程中口鼻气流基线水平降低≥30%并伴有 SaO_2 下降≥4%，持续时间≥10s；或者是口鼻气流较基线水平降低≥50%并伴有 SaO_2 下降≥3%，持续时间≥10s。

阻塞性睡眠呼吸暂停低通气综合征的临床表现有哪些？

答：OSAHS 的患者夜间睡眠过程中打鼾且鼾声不规律，呼吸及睡眠节律紊乱，家人或朋友发现患者的呼吸暂停及觉醒，或患者自觉憋气，夜尿增多，晨起头痛、口干，白天嗜睡明显，交通（或）工作相关的事故，记忆力下降，易怒、性格改变和性欲减退；并可能合并高血压病、冠心病、心律失常（特别是以慢-快心律失常为主）、肺源性心脏病、脑卒中、2 型糖尿病及胰岛素抵抗等，并可有进行性体重增加。

该类患者目前首优的护理问题是什么？目标是什么？该采取哪些护理措施？

答：（1）该类患者目前首优的护理问题　低效性呼吸形态，与气道阻塞有关。

（2）护理的目标　畅通呼吸道，改善通气。

（3）护理措施　主要是保证患者呼吸道畅通，改善患者夜间低氧血症。具体措施如下：

① 体位：半坐卧位为佳。夜间睡眠时可用一软枕垫于肩下，开放气道。

② 生命体征监测：夜间睡眠时带血氧饱和度夹，观察和记录血氧饱和度的变化。

③ 神志的观察和记录：判断患者意识的改变，若患者出现不醒或呼叫不应，可能出现二氧化碳潴留现象，应及时通知医师处理。

④ 雾化吸入：常用布地奈德和复方异丙托溴铵进行雾化治疗，缓解患者喘息及呼吸困难症状。

⑤ 鼓励患者有效咳嗽：必要时可吸痰，观察痰液的性质、量及颜色。

⑥ 定时复查血气分析，尤其是夜间，根据血气分析结果随时调整无创通气参数。

无创呼吸机辅助呼吸的观察要点是什么？

答：（1）确保呼吸机管路连接正确，选择合适的鼻（面）罩，头带松紧合适。

（2）定时复查血气分析，根据血气分析结果调节合适的参数。

（3）定时巡视，观察和记录呼吸机的参数、氧浓度及潮气量等监测参数，发现漏气要及时查找原因并处理，以确保无创通气的效果。

（4）查看呼吸机的湿化效果，定时协助患者的咳嗽咳痰。

(5) 随时保持患者呼吸道的通畅，监测生命体征及血氧饱和度的变化。

(6) 做好沟通，取得患者和家属的配合。

(7) 患者出现呕吐、窒息等情况时，应立即停止无创通气，通知医师协助处理。

该类患者病情稳定后如何向其进行健康教育?

答：(1) 出院后嘱其睡眠时继续无创呼吸机辅助通气。

(2) 清淡、低脂饮食，戒烟。

(3) 加强运动锻炼，控制体重。

(4) 注意口腔卫生，按医嘱服药。

(5) 定期到呼吸科门诊复诊。

【护理查房总结】

睡眠呼吸暂停低通气综合征是呼吸科较常见疾病，故应重视患者的健康教育，提高患者的生活质量。在临床工作中，应注意以下几点：

① 在 OSAHS 的诊断中不能忽视病因诊断：一是，上气道狭窄部位及程度的判断：可以通过鼻咽部 CT 或 MRI 来诊断，帮助我们明确手术指征及手术疗效的评估；二是，甲状腺功能减退症、肢端肥大症等 OSAHS 相关疾病的诊断，对 OSAHS 及相关疾病的联合治疗能提高二者的疗效。除此之外，在诊断 OSAHS 的同时一定要关注其并发症或合并症，如肥胖、高脂血症、高血压病、冠心病、心律失常、脑卒中、糖尿病等。反之，对于有以上疾病，尤其是顽固性高血压病、夜间心绞痛、慢-快心律失常、胰岛素抵抗的患者，应做 PSG 监测；如果合并 OSAHS，经 CPAP 治疗能明显获益，增加患者对相关药物的敏感性。

② 此类患者应注意协助其改变生活方式，如运动、控制体重、侧卧、禁烟酒等。严格掌握手术指征，对中重度 OSAHS 患者主张 CPAP 治疗，对于某些非肥胖而口咽部阻塞明显的重度 OSAHS 患

者，可以考虑在应有 CPAP 治疗 1～2 个月，其夜间呼吸暂停及低氧已基本纠正情况下实行改良悬雍垂腭咽成形术（H-UPPP）治疗。单纯鼾症或轻度 OSAHS 患者根据患者个体情况采用口腔矫治器、射频消融或手术治疗。

查房笔记

第二章 循环系统疾病

病例 1 • 病态窦房结综合征

【病历汇报】

病情 患者男性，50 岁，因“反复胸闷、心悸、气促 1 个月，晕厥 1 次”入院。患者在 1 个月前开始无明显诱因出现胸闷、心悸、气促，活动后加重，夜间不能平卧，伴头晕、乏力，无胸痛。6 天前劳累后出现晕厥一次，持续 30s，无抽搐，无大小便失禁，由家人急送当地医院治疗。为求进一步诊治入住本院。患者起病以来，精神、睡眠欠佳，饮食尚可，体重无明显改变。既往有“冠心病”史 6 年，否认“肝炎”、“结核”等传染病史，否认“糖尿病”、“高血压病”等慢性病史，平时吸烟 20 支/日，少量饮酒。

护理体查 T 36.3℃，P 70 次/min，R 20 次/min，BP 138/80mmHg，发育正常，营养中等，慢性面容，自主体位，神志清楚，查体合作。胸廓对称、无畸形，触觉语颤正常，双肺叩诊呈清音，听诊呼吸音清晰。心前区无隆起，心尖搏动于第 6 肋间左锁骨中线内 1.0cm，直径约 2cm，各瓣膜区未扪及震颤，叩诊心界向左下扩大，听诊心率 90 次/分，心音强弱不一，快慢不一，节律不齐，心尖区可闻及 3/6 级收缩期杂音。周围血管征阴性。

辅助检查 动态心电图：平均心率 74 次/分，最慢心率 31 次/min，最快心率 185 次/min，最长的 R-R 间期 3.2s，提示：①心房颤动伴长的 R-R 间期；②心率变异性分析轻度降低。

入院诊断 病态窦房结综合征；冠心病（缺血性心肌病型）；心脏扩大，房颤。

目前主要的治疗措施

① 低盐低脂饮食，吸氧，监测生命体征和心电示波变化。

② 他汀类药物调节血脂，硝酸异山梨酯扩张冠状动脉，曲美他嗪保护心脏、预防猝死，维持水、电解质平衡等对症处理。

③ 尽快行永久心脏起搏器植入术。术后口服抗心律失常药物控制心律失常的发生。

护士长提问

什么是病态窦房结综合征？患者诊断为病态窦房结综合征的依据有哪些？

答：病态窦房结综合征是心律失常的一种，简称病窦综合征或病窦，是常见的心血管疾病，多发于中老年冠心病患者。病窦是由一组症状组成的综合征，而不是一个疾病实体，是因窦房结及其周围组织的器质性病变，导致窦房结冲动形成异常或传导，其临床表现是以缓慢型窦性心律失常为基础（如窦性心动过缓、窦性停搏、窦房阻滞）而产生的头晕、晕厥等症状，同时也可在此基础上表现出多种快速型心律失常（如阵发性室上性心动过速、房性心动过速、心房扑动、心房颤动）。如图 2-1。

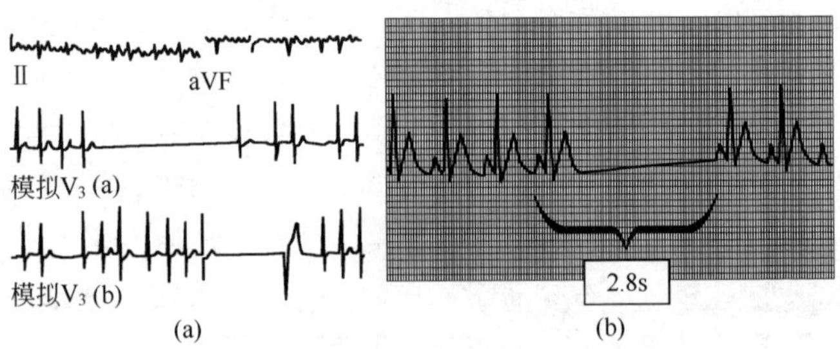

图 2-1　病态窦房结综合征

患者有头晕、乏力、晕厥的症状，加上 24h 动态心电监护提示在患者头晕、乏力、黑矇发作时捕捉到心电图出现长的 R-R 间期达 3.2s，心悸发作时心率最快达 185 次/min，这是最具有特异性的诊断依据。

什么是心律失常？这个患者属于恶性心律失常吗？

答：心律失常是指心脏冲动的频率、节律、起源部位、传导速度与激动秩序的异常。心律失常按其发生原理可分为冲动形成异常和冲动传导异常两大类。

严重影响血流动力学，或由于各种原因致心电不稳定，使某些原来并不影响血流动力学的心律失常进一步恶化，称为恶性心律失常。该患者有严重病态窦房结综合征，房室传导阻滞伴过缓的逸搏心律，出现过晕厥，发作时血压不能测及，严重影响血流动力学变化，故属恶性心律失常。

心律失常主要有哪些治疗手段？哪种治疗对这个患者最合适？

答：心律失常主要分药物治疗和非药物治疗两种。其中非药物治疗主要包括植入心脏起搏器、电复律和电除颤、射频消融术等。心脏永久起搏器植入术是治疗各种原因引起的不可逆的心脏起搏和传导功能障碍性疾病的主要方法，该患者适合做永久起搏器植入术。

什么是心脏起搏器？植入体内后永远不要更换了吗？

答：心脏起搏器是一种医用电子仪器，它通过发放一定形式的电脉冲，刺激心脏，使之激动和收缩，即模拟正常心脏的冲动形成和传导，以治疗某些心律失常所致的心脏功能障碍。心脏起搏器简称起搏器，由脉冲发生器和起搏电极、导线组成。在脉冲发生器内装有锂电池，电池寿命可达8～10年，也就是成人一般8～10年需更换电池，而小儿则需要随着身高的不断变化而重新植入，过程比较复杂。

该类患者安装起搏器后的首要护理问题是什么？该采取什么护理措施？

答：（1）该患者术后首要的护理问题　躯体移动障碍，与伤口疼痛不适和医疗限制有关。

（2）护理的目标　减轻患者疼痛不适，减少并发症发生。

（3）具体的护理措施

① 上心电监护，观察心脏起搏器的工作情况，防止电极移位或感知不良等情况。

② 做好切口护理。术后返回病房后用沙袋加压伤口 8～12h，观察切口部位有无渗血和积血，保持敷料干燥、固定，每天观察伤口有无红、肿、热、痛等情况，及时换药。

③ 术后平卧 12～24h，下肢可以小范围活动，如平移和足背屈曲运动。术侧肢体避免上抬、外展等动作。保持平卧位或术侧的对侧卧位，1 个月内禁止右侧卧位，减少新置导线移位的可能。

④ 如果患者伤口疼痛难忍，遵医嘱给予镇痛药，并予以心理护理，分散患者注意力。

怎样做好心脏永久起搏器患者的出院宣教？该患者还能和以前一样生活吗？

答：(1) 告知患者起搏器的设置频率及使用年限，妥善保管起搏器卡（注明起搏器类型、品牌、有关参数、安置日期等），外出时随身携带相关医疗资料及患者个人情况的卡片，便于出现意外时为诊治提供信息。

(2) 嘱患者做好起搏器的必要防护。对于植入起搏器囊袋的地方，应避免撞击和摩擦。

(3) 教会患者自测脉搏，出现脉搏明显过快、过慢（低于起搏心率 5 次/min 以上）或有头晕、乏力、晕厥等不适时及时就医。

(4) 适当锻炼：术后 3 个月内避免术侧上肢剧烈活动（如打网球、举重等）和搬动重物，避免手术侧的上肢过度伸展用力，以防电极脱位和囊袋出血。

(5) 避开强磁场和高电压，如核磁、激光、理疗、电灼设备及变电站等。但家庭生活用电（如电话、电视、吸尘器等电器）只要避免潮湿，操作正常，一般不影响起搏器工作。在家电的使用中，距离＞0.5m 最为安全。嘱患者一旦接触某种环境或电器后出现胸闷、头晕等不适，应立即离开现场或不再使用该种电器。

(6) 生活规律，情绪稳定，避免过度劳累，按医嘱定时、定量服药。

（7）应食用营养丰富的水果、蔬菜，大便干燥时应用开塞露润滑，避免排便时屏气。

（8）定期随访，测试起搏器的功能，出院 1 个月后到门诊复诊，以后每 2～3 个月随访 1 次，1 年以后每半年随访 1 次，在电池耗尽之前每周随访一次并及时更换起搏器。

（9）患者死后火化前应取出起搏器。

（10）需按医嘱定时按量服药。

【护理查房总结】

病态窦房结综合征是一种常见的心律失常。在临床护理中，应要掌握该疾病的护理注意事项，做好优质护理，减少并发症的发生。特别要做到以下几点：

① 做好生命体征的监测，特别是要随时监测心电示波的变化，一旦发现异常心电示波及时告知医师，并做好相关处理。

② 做好心脏起搏器植入术的术前工作，患者的知识宣教、皮肤清洁、备皮、床上大小便的训练、血常规和凝血时间测定等准备工作应到位。

③ 术后伤口的护理，遵医嘱给予抗感染药物，做好伤口护理。

④ 术后起搏信号的观察，防止电极的移位或脱落。

⑤ 患者出院宣教相当重要，除了口头宣教外，还要给患者备好书面资料，以便随时查看，防止意外事件的发生。

查房笔记

病例2·致心律失常性右心室心肌病

【病历汇报】

病情 患者男性，42岁，因“心悸、头晕伴恶心3天”入院。患者自诉3天前无明显诱因于进食时出现心悸，伴有头晕及恶心、呕吐不适，呕吐为胃内容物。患者就诊于当地医院予输液治疗（具体不详）后患者症状稍有缓解。患者为求进一步诊治入院，门诊以“心悸原因待查”收入。起病以来，患者精神较差，睡眠尚可，大小便正常。既往体健，否认“肝炎”、“伤寒”、“结核”等病史，无抽烟、喝酒等不良嗜好。家中无特殊病史可询。

护理体查 T 36.5℃，P 124次/min，R 22次/min，BP 100/80mmHg，神志清楚，发育正常，慢性病容。胸廓对称、无畸形，触觉语颤正常，双肺叩诊呈清音，听诊呼吸音清晰。心前区无隆起，心尖搏动位于第5肋间左锁骨中线外0.5cm处，直径约2cm，未扪及震颤，叩诊心界不大，心率124次/min，律齐，各瓣膜听诊区未闻及明显、病理性杂音及心包摩擦音。神经系统检查阴性。

辅助检查 血常规示WBC 15.2×10^9/L。N 12.4×10^9/L。尿常规、肝功能、凝血全套未见明显异常。胸部X线片示双侧胸腔少量积液。心脏彩超示右心房、右心室大（右心室心尖部室壁厚2mm），二尖瓣系、三尖瓣及肺动脉瓣轻度反流，考虑右心室心肌病可能。24h动态心电图可见多发短阵性室性心动过速。

入院诊断 致心律失常性右心室心肌病？室性心动过速。

目前主要的治疗措施

① 吸氧，监测生命体征和心电示波变化。

② 抗心律失常，扩冠护心，改善心肌缺血，调脂，稳定斑块，改善心室重构，维持水、电解质平衡，防猝死等对症支持治疗。

③ 必要时安装埋藏式自动除颤、复律起搏器（ICD）。

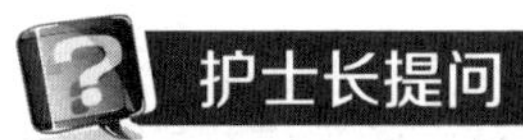

护士长提问

心律失常是如何分类的？该患者的心律失常属于哪一种？

答：心律失常十分常见。许多疾病和药物都可引起和诱发心律失常。按照发生的原理分为起源异常和冲动传导异常。按照心率快慢可分为快速型和缓慢型。该患者心电示波可见短阵性室性心动过速，属于异位心律失常，即起源异常，同时也属于快速型心律失常。

如何做好该类心律失常患者的病情监测和处理？

答：该类患者的病情变化非常快，做好病情的监测非常重要，主要做好以下几点。

① 监测电解质及酸碱平衡状况。

② 密切观察患者的意识状态、脉率、心率、心律、呼吸、血压、皮肤黏膜状况等。

③ 如发现患者呼吸困难、唇色发绀、出汗、肢冷等情况，应先予吸氧，同时报告医师，及时处理。

④ 随时做好抢救准备，建立静脉通道，备齐治疗心律失常的药物及其他抢救药品、除颤仪、临时起搏器等。

⑤ 一旦发生猝死的表现，如意识突然丧失、抽搐、大动脉搏动消失、呼吸停止、未闻及心音等情况时应立即进行抢救，如心脏按压、辅助呼吸、电复律等。

什么是射频消融术？该患者的室性心动过速可以用射频消融术吗？

答：射频消融术是将电极导管经静脉或动脉血管送入心腔特定部位，释放射频电流导致局部心内膜及心内膜下心肌凝固性坏死，达到阻断快速型心律失常异常传导束和起源点的介入性技术。该患者在药物控制效果不佳的情况下，可以用射频消融术，导管射频消融可以根治室性心动过速而不能根治心脏病；消融不成功或室性心动过速发作有生命危险时，须植入式心律转复除颤器（ICD）预防猝死。

该类患者的首要护理问题是什么？该采取什么护理措施？

答：(1) 首要护理问题　活动无耐力，与心律失常发作时导致的血流动力学紊乱有关。

(2) 护理措施

① 嘱严重心律失常患者卧床休息，以减少心肌耗氧量和对交感神经的刺激。

② 当心律失常发作导致胸闷、心悸、头晕等不适时采取高枕卧位、半卧位或其他安全舒适体位，尽量避免左侧卧位，因左侧卧位时患者常能感觉到心脏的搏动而使不适感加重。

③ 卧床期间加强生活护理。

④ 评估患者活动受限的原因、活动方式与活动量，与患者及家属共同制订活动计划，告知患者限制最大活动量的指征，保证患者充分的休息与睡眠，避免过度劳累。

抗心律失常药物有致心律失常的作用，该如何做好用药护理呢？常见的抗心律失常药物有哪些不良反应？

答：(1) 必须严格按医嘱给予抗心律失常药物，以纠正因心律失常引起的心排血量减少，改善机体缺氧状况，提高活动耐力。口服药应按时按量服用；静脉注射药物（如普罗帕酮、维拉帕米）注射时速度应缓慢；严格按医嘱执行静脉滴注速度，必要时监测心电图。注意用药过程中及用药后的心率、心律、血压、脉搏、呼吸、意识，判断疗效和有无不良反应。

(2) 常见抗心律失常药物的不良反应如下。

① 利多卡因：研究表明，心力衰竭、肝肾功能不全、酸中毒和老年患者应用本品时，半衰期明显延长，应减少剂量，否则可致中枢神经系统毒性作用和心血管系统不良反应。前者表现为眩晕、视物模糊、嗜睡、感觉异常，严重者可有谵妄、昏迷；后者有窦房结抑制、传导阻滞、低血压、抽搐等症状。

② 普罗帕酮：不良反应较小，可有神经系统及肠胃反应如眩

晕、口内金属味、眼闪光、手指震颤及恶心、呕吐等。少数患者可出现窦房结抑制、房室传导阻滞和低血压，亦可使心力衰竭、支气管痉挛加重。

③ 普萘洛尔：可出现低血压、心动过缓、心力衰竭等不良反应，还可加重哮喘与慢性阻塞性肺疾病，糖尿病患者可能引起低血糖、乏力。

④ 胺碘酮：肺纤维化是其最严重的不良反应，还可发生转氨酶升高、光过敏、角膜色素沉着；胃肠道反应如恶心、呕吐、排便习惯改变；甲状腺功能亢进或减退；心脏方面反应如心动过缓、房室传导阻滞或因 Q-T 间期过度延长而致尖端扭转型室性心动过速。

⑤ 维拉帕米：偶有肝毒性，增加血中地高辛浓度，有负性肌力作用而延缓房室传导，可致低血压。

如何向心律失常患者做好健康指导？

答：（1）向患者及家属讲解心律失常的常见病因、诱因及如何防治等相关知识。

（2）对无器质性心脏病的心律失常患者，鼓励其正常工作和生活，建立健康的生活方式，如嘱患者注意劳逸结合、生活规律，保证充足的休息与睡眠；保持乐观、稳定的情绪；避免劳累、情绪激动、感染，以防诱发心力衰竭。

（3）有晕厥史的患者避免从事高空作业、驾驶等有危险的工作，有头昏、黑矇时要立即原地平卧，以免晕厥发作时摔伤或发生其他意外。

（4）嘱患者多进食富含纤维素的食物；戒烟酒；避免摄入刺激性食物，如辣椒、咖啡、浓茶等；避免饱餐；保持大便通畅，心动过缓患者避免排便时屏气，以免兴奋迷走神经而加重心动过缓。

（5）说明继续按医嘱服抗心律失常药物的重要性，嘱患者不可自行减量、停药或擅自改服其他药物。教会患者观察药物疗效和不良反应，嘱有异常时及时就诊。

（6）教给患者自测脉搏的方法以利自我监测病情；对反复发生严重心律失常、危及生命者，教会家属心肺复苏术的技能。

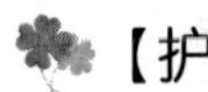

【护理查房总结】

室性心律失常是恶性心律失常之一，有高危猝死的风险。如果药物不能终止室性心动过速的发展，应考虑植入式心律转复除颤器(ICD)。在CCU收治的患者中，有相当部分伴有心律失常，有些是心肌本身的病变，有些是电解质紊乱、缺氧、情绪激动、药物等原因引起的。应做好这类患者的护理，减少猝死的发生。主要做好以下几点工作。

① 严密观察患者生命体征变化，特别是心电示波的变化，做好记录，发现异常及时报告医师。

② 做好用药护理，特别是抗心律失常药物，首次使用抗心律失常药物时，尽量让医师守候在旁。

③ 给患者提供优质护理，保持患者的情绪平稳，同时做好患者的知识宣教，告知服用抗心律失常药物的正确方法和重要性。

④ 如果患者植入了除颤器，做好起搏器植入术后的护理工作。

⑤ 患者一旦发生恶性心律失常，应立即报告医师，争分夺秒进行抢救，做好抢救配合。

病例 3 • 扩张型心肌病

【病历汇报】

病情 患者男性，55 岁，因“反复气促、颜面和双下肢水肿 8 年余，再发加重十余天”入院。患者 8 年前感冒后出现气促，稍活动后即可发作，伴颜面部及双下肢水肿，遂于当地医院治疗，症状好转后出院，出院后坚持服药。因气促及双下肢水肿仍反复发生，多次于当地医院住院治疗。十余天前无明显诱因再次出现气促，稍活动后即可出现，无胸闷、胸痛，夜间有阵发性呼吸困难伴有咳嗽，咳少量白色黏液痰，夜间间断端坐呼吸，伴双下肢凹陷性水肿，腹胀明显，为求进一步治疗入院。

护理查房 T 36.5℃，P 66 次/min，R 24 次/min，BP 120/60mmHg；发育正常，营养较差，自主体位，神志清楚，查体合作。口唇无发绀，伸舌居中。颈软，颈静脉充盈。胸廓无畸形，肋间隙正常，语颤对称，无胸膜摩擦感；双肺叩诊呈清音，双肺听诊呼吸音粗，双下肺可闻及哮鸣音及少量湿啰音。心前区无隆起，无抬举样心尖搏动，未扪及震颤。心尖搏动位于左侧第 6 肋间锁骨中线外 1cm 处，叩诊心界向左下扩大。心率 66 次/min，律齐，心尖部可闻及收缩期吹风样杂音，未闻及心包摩擦音。脉率 66 次/min，律齐。周围血管征阴性。腹部膨隆，移动性浊音阳性，无压痛，反跳痛。双下肢重度水肿。

辅助检查 肺部 CT：心脏明显增大，心包积液，肺动脉高压，下腔静脉增宽。

入院诊断 扩张型心肌病；肺部感染；慢性肾功能不全；脂肪肝。

目前主要的治疗措施

① 低盐低脂饮食，吸氧，绝对卧床，监测生命体征和心电示波变化。

② 螺内酯、托伐普坦利尿，硝普钠扩张血管，重组人脑利钠肽排水、排钠抗心衰，哌拉西林/他唑巴坦抗感染，保护心脏，雾化解痉平喘等对症支持治疗。

护士长提问

什么是扩张型心肌病？扩张型心肌病的临床表现有哪些？

答：扩张型心肌病（DCM）是一种异质性心肌病，以心室扩大和心肌收缩功能降低为特征。DCM的临床表现：心脏逐渐扩大、心室收缩功能降低、心力衰竭、室性和室上性心律失常、传导系统异常、血栓栓塞和猝死。

DCM的治疗手段有哪些？

答：扩张型心肌病的防治宗旨是阻止基础病因介导心肌损害，有效控制心力衰竭和心律失常，预防猝死和栓塞，提高患者的生活质量和生存率。

治疗手段分为药物和非药物治疗。药物治疗包括抗心力衰竭的药物治疗，防心律失常和猝死的药物治疗，栓塞的药物防治，免疫学治疗及心肌代谢药物治疗等。非药物治疗包括置入式心脏转复除颤器（ICD）降低猝死率，心脏再同步化（CRT）治疗和超滤治疗、左心室机械辅助装置抗心力衰竭或心脏移植等。

什么是心脏再同步化（CRT）治疗？

答：DCM心力衰竭患者心电图显示QRS波时限延长>150ms则提示存在心室收缩不同步，可导致心力衰竭的病死率增加。对于存在左右心室显著不同步的心力衰竭患者，CRT可恢复正常的左右心室及心室内的同步激动，减轻二尖瓣反流，增加心排血量，改善心功能。CRT适用于窦性心律且QRS≥120ms伴左束支传导阻滞，经标准和优化的药物治疗后仍持续有症状且左心室射血分数(LVEF)≤35%的患者。

心律失常和猝死的防治措施有哪些？

答：室性心律失常和猝死是DCM的常见临床表现，恶性心律失常及其导致的猝死是DCM的常见死因之一，防治措施主要是药物和植入式心脏转复除颤器（ICD）。

预防猝死主要是控制诱发室性心律失常的可逆性因素：①纠正心力衰竭，降低室壁张力；②纠正低钾低镁；③改善神经激素功能紊乱，选用ACEI和β受体阻滞药（有直接抗心律失常作用）；④避免药物因素如洋地黄、利尿药的毒副作用。

ICD能降低猝死率，可用于心力衰竭患者猝死的一级预防；亦可降低心脏停搏存活者和有症状的持续性室性心律失常患者的病死率，即作为心力衰竭患者猝死的二级预防。

该类患者首要的护理问题是什么？目标是什么？该采取什么护理措施？

答：(1) 该类患者目前首要的护理问题　气体交换受损，与患者肺循环淤血有关。

(2) 目标　减轻肺淤血情况，改善患者通气功能。

(3) 具体护理措施

① 休息和体位：有明显呼吸困难时卧床休息，取半坐卧位或舒适卧位休息，以减轻心脏负荷。

② 氧疗：根据患者血气分析结果给予患者鼻导管或者面罩吸氧，2～4L/min。急性心力衰竭发作，缺氧严重而无二氧化碳潴留时吸氧为6～8L/min。低氧血症伴有二氧化碳潴留时1～2L/min，必要时机械辅助通气。

③ 保持呼吸道通畅，改善通气：此患者合并肺部感染，遵医嘱给予消炎、化痰、平喘等治疗，指导患者有效咳嗽咳痰的方法，必要时协助患者翻身拍背，清除呼吸道分泌物。遵医嘱使用雾化吸入，并做好药物的疗效和副作用的观察。

④ 病情监测：严密观察患者的神志、面色、皮肤温度；观察咳嗽咳痰情况；观察心率、心律变化，有无心律失常表现；观察呼

吸频率和血氧饱和度的变化，以及呼吸困难有无改善，必要时监测血气分析结果。

对于病情稳定的患者，如何做好出院宣教?

答：应做好以下健康宣教工作。

① 定期复诊：告知扩张型心肌病治疗过程比较漫长，定期复诊有利于坚持规范化治疗，降低甚至避免病情反复加重住院率和病死率。

② 注意避免心力衰竭的诱发因素：在日常生活中要避免劳累，保证充足的睡眠时间，保持情绪平稳，做好防寒保暖工作，预防感冒等。

③ 合理饮食：进食高蛋白、高维生素及富含粗纤维食物，以促进心肌代谢，增强机体抵抗力。

④ 做好饮食护理：限制钠盐摄入，以减轻心脏负荷，多进食含钾丰富的食物，防止低钾血症而诱发心律失常。

【护理查房总结】

扩张型心肌病是引起心力衰竭、心律失常和猝死的常见疾病之一。

DCM 按照病因分为原发性和继发性。超声心动图是诊断和评估 DCM 常用、重要的检查方法，主要表现：①心脏扩大；②左心室壁运动减弱；③左心室收缩功能下降；④附壁血栓多发生在左室心尖部。

对于这类患者在住院期间需要遵医嘱主要做好以下几个方面的防治工作：①心力衰竭；②心律失常和猝死；③栓塞；④感染。

在心脏康复期嘱咐患者：①注意休息，在失代偿心力衰竭阶段应注意卧床休息，减少心脏做功；但要在床上进行预防血栓形成的肢体运动；②限制钠盐和水的摄入，减少心脏前负荷，一般钠盐摄入每天≤3g，液体摄入量每天 1.5～2.0L；③控制和去除可能导致心力衰竭加重的外在因素：控制体重，控制可能的并发症，如感染、高血压、糖尿病、贫血等；④适当运动：心力衰竭稳定后可在医护人员监测下进行适当有氧运动，增加运动耐量和提高生活质量；⑤改善睡眠：保证作息规律，睡眠充足，避免神经功能失调；⑥正视疾病，配合治疗，减轻精神压力。

查房笔记

病例4 • 病毒性心肌炎

【病历汇报】

病情 患者男性，35岁，因“阵发性胸闷、心悸20余天，加重3天”入院。患者2019年2月份（春节后）起受凉后出现阵发性胸闷、心悸，常于情绪激动、饱餐、劳累后出现，持续约数秒，能自行缓解，约每周发作1次，未予重视，后症状加重，发作频繁，平均每天发作1次，发作持续时间延长，遂入院。起病起，患者精神、食欲、睡眠欠差，大便4天未解，小便量较前减少。既往2018年春季诊断为“急性支气管炎”，此后常于着凉后发生干咳，无明显咳嗽。否认“高血压”、“冠心病”、“糖尿病”病史，否认“肝炎”、“结核”等传染病史。无手术史，无外伤史，无输血史，无食物药物过敏史。曾有饮酒史，每日50～100ml，已戒酒4～5年。

护理体查 T 37.0℃，P 57次/min，R 20次/min，BP 114/68mmHg；发育正常，营养中等，自主体位，神志清楚，查体合作。双肺呼吸音粗，未闻及明显干湿啰音。心率57次/min，律齐，心音减弱，无杂音，腹部软，无压痛、反跳痛。肠鸣音3次/min。

辅助检查 血常规+白细胞分类：白细胞计数14.6×10^9/L，中性粒细胞分类计数11.8×10^9/L，单核细胞计数分类1.0×10^9/L，中性粒细胞百分比80.6%。心肌酶+超敏C反应蛋白：超敏C反应蛋白19.38mg/L，乳酸脱氢酶363.0U/L，肌酸激酶438.2U/L，肌红蛋白100.9μg/L，肌钙蛋白I定量1.23ng/ml，降钙素原全定量、病毒全套阳性。

入院诊断 病毒性心肌炎。

目前主要的治疗措施

① 绝对卧床，吸氧，高热量高蛋白饮食，严密监测生命体征和心律变化。

② 营养心肌，改善心肌代谢，控制心室率，抗心律失常等对症治疗。

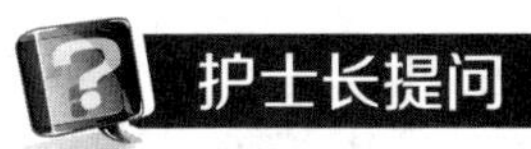

护士长提问

什么是病毒性心肌炎？

答：病毒性心肌炎是指由嗜心性病毒感染引起的，以心肌非特异性间质性炎症为主要病变的心肌炎。包括无症状的心肌局灶性炎症和心肌弥漫性炎症所致的重症心肌炎。各种病毒都可能引起心肌炎，其中以引起肠道和上呼吸道感染的病毒最多见，临床绝大多数由柯萨奇病毒 B 组引起。

病毒性心肌炎的临床表现有哪些？

答：本病患者的临床表现轻重不一，轻者可无症状，重者可心力衰竭甚至猝死。多数患者发病前 1～3 周有病毒感染前驱症状，如发热、全身酸痛、咽痛、恶心、腹泻等症状，随后可有心悸、胸闷、呼吸困难、水肿甚至晕厥和猝死。

也有部分患者原发病症状轻而不显著。临床上诊断的心肌炎中，90%左右以心律失常为主诉或首见症状，其中少数患者可由此而发生昏厥或阿-斯综合征，极少数患者发病后发展迅速，出现心力衰竭、心源性休克。

什么是阿-斯综合征？

答：阿-斯综合征（Adams-Stokes 综合征）即心源性脑缺血综合征，是指突然发作的严重的、致命性缓慢型或快速型心律失常，使心排血量在短时间内锐减，产生严重脑缺血、神志丧失和晕厥等症状。阿-斯综合征是一组由心率突然变化而引起急性脑缺血发作的临床综合征。该综合征与体位变化无关，常由于心率突然严重过速或过缓引起晕厥。

该类患者目前主要的护理问题是什么？要采取怎么的护理措施？

答：(1) 该类患者目前主要的护理问题　活动无耐力，与患者心肌损伤，心律失常有关。

(2) 主要的护理措施

① 休息与活动：急性期需卧床休息数周至 3 个月，直至症状消失、心电图、心肌酶学恢复正常后逐渐增加活动量。

② 饮食：给予高蛋白、高维生素的清淡、易消化饮食。

③ 氧疗：血氧饱和度在 95%以上给予患者低流量给氧，合并有心力衰竭时根据血气分析结果调整患者的吸氧浓度，必要时机械辅助通气。

④ 病情观察：严密监测患者生命体征，特别是心电图的变化，发现异常心律及时告知医生。同时在患者服用胺碘酮抗心律失常药物期间，严密观察患者的心电示波变化，注意使用胺碘酮后所致的 Q-T 间期延长，窦性心动过缓（窦缓）等不良反应。

怎样做好出院宣教？

答：嘱咐患者以下事项。

(1) 注意劳逸结合，避免过度劳累，出院后需休息 3～6 个月，6～12 个月避免剧烈运动，恢复后可进行适当的体育锻炼，提高和增强机体的免疫力，同时保证充足的休息和睡眠。

(2) 摄入蛋白、高维生素的清淡、易消化食物，限制钠盐摄入，不宜过饱，不宜暴饮暴食，禁烟酒、咖啡等刺激性食物。

(3) 避免诱发因素，注意饮食卫生，注意保暖，防止呼吸道和肠道感染。

(4) 按医嘱服药，定时复查。

(5) 测脉率、节律，发现异常或有胸闷、心悸等不适时及时就医。

病例 5 • 稳定型心绞痛

【病历汇报】

病情　患者女性，68 岁，因“反复胸痛、气促、加重 15 天”入院。患者半年前因活动后出现胸骨后疼痛，放射至肩背部，发作时左手有麻木感，持续 5～10min 后可自行缓解，有心悸、气促、乏力，伴恶心，无呕吐，无发作时出汗、头晕、晕厥，无双下肢水肿，无夜间阵发性呼吸困难。上述症状反复发作，最近半月加重遂来本院就诊，初步诊断为“冠心病”。患者日常活动少，快步走或劳累时胸闷、胸痛感明显，休息后或含服硝酸甘油可缓解。

护理体查　T 36.0℃，P 68 次/min，R 20 次/min，BP 128/80mmHg。慢性病容，自主体位，神志清楚，查体合作。双肺叩诊呈清音，听诊呼吸音清晰，双下肺闻及少量湿啰音。心前区无隆起，未见异常心尖搏动，心尖搏动于第 5 肋间锁骨中线内 0.5cm，各瓣膜区未扪及震颤，叩诊心界不大，律齐，P2＞A2，心音可，未闻及杂音及血管摩擦音。周围血管征阴性。双下肢无水肿。体型肥胖。

辅助检查　心电图检查示窦性心律，轻度 ST-T 异常；胸部 X 线片检查示双肺肺纹理增多、增粗；心脏彩超检查示二尖瓣、三尖瓣及主动脉瓣轻度反流，左心室顺应性减退。

入院诊断　冠心病（心绞痛型），肺部感染。

目前主要的治疗措施

① 低盐低脂饮食，监测生命体征。

② 予以抗血小板聚集、扩张冠状动脉、改善心肌缺血、调脂、稳定斑块、改善心室重构、维持水电解质平衡、预防猝死等对症支持治疗。

③ 可考虑行冠状动脉造影，必要予血运重建治疗。如果冠脉病变适合 PCI 者，可行冠状动脉支架植入术。

护士长提问

什么是稳定型心绞痛？稳定型心绞痛的诊断依据是什么？该患者诊断为冠心病（心绞痛型）的依据有哪些？

答：稳定型心绞痛是在冠状动脉狭窄的基础上，由于心肌需氧量的增加引起心肌急剧的、暂时的缺血与缺氧的临床综合征。特点为阵发性的前胸压榨性疼痛感觉，主要位于胸骨后部，可放射至心前区和左上肢尺侧，常发生于劳力负荷增加时，持续数分钟，休息或用硝酸酯制剂后可消失。

稳定型心绞痛的诊断依据：根据典型的发作特点和体征，含用硝酸甘油后可缓解，结合年龄和存在的冠心病的危险因素，排除其他原因所致的心绞痛，一般即可建立诊断。发作时心电图检查可见R波为主的导联中，ST段压低，T波平坦或倒置，发作后数分钟内逐渐恢复。诊断困难时可考虑行冠状动脉造影。

患者为老年女性，病程半年，有肥胖、少活动、血脂异常等冠心病危险因素。半年前活动时胸痛、气促，停止活动后5～10min可自行缓解，或含服硝酸甘油后可缓解。以上临床表现及辅助检查结果均支持此诊断，另可依据发病时的心电图或做心电图负荷试验、心电图动态监测来辅助诊断。冠脉造影可确诊。

该类患者目前首优的护理问题是什么？目标是什么？该采取哪些护理措施？

答：(1) 首优的护理问题　疼痛，与心肌缺血、缺氧有关。

(2) 护理的目标　减少心肌耗氧，增加心肌供氧量，减轻胸痛。

(3) 具体措施

① 活动与休息：心绞痛发作时立即停止活动，卧床休息，协助患者采取舒适的体位。

② 心理护理：安慰患者，减轻其紧张情绪。

③ 给氧或调大氧流量。

④ 疼痛的观察：评估疼痛的部位、性质、程度、持续时间，观察血压、心率、心律变化和有无面色改变、大汗、恶心、呕吐等。

⑤ 给予硝酸甘油或其他硝酸酯类药物含服前做 12 导联心电图，静脉用硝酸酯类药物时嘱患者及家属不可随意调节滴速，改变体位宜慢，以免出现低血压。

什么是冠状动脉造影？什么是 PCI？

答：冠状动脉造影是用特殊形状的心导管经股动脉、肱动脉或桡动脉送到主动脉根部，分别插入左、右冠状动脉口，手推注射器注入少量对比剂。这种选择性冠状动脉造影可使左、右冠状动脉及主要分支得到清楚的显影，可发现狭窄性病变的部位并估计其程度。

PCI 是指一组经皮介入技术，包括经皮冠状动脉成形术（PTCA）、冠状动脉支架植入术和粥样斑块消融技术等。冠状动脉内支架植入术是将以不锈钢或合金材料刻制或绕制成管状而其管壁呈网状带有间隙的支架，植入冠脉内已经或未经 PTCA 扩张的狭窄段支撑血管壁，维持血流畅通，弥补经皮冠状动脉内血管成形术（PTCA）的不足减少再狭窄的发生率。

冠脉造影或 PCI 术后的护理要点有哪些？

答：(1) 穿刺点的观察　由于手术过程均有抗凝治疗，故易引起穿刺点出血和血肿，密切观察伤口敷料有无渗血，有无手指手掌肿胀、疼痛、青紫、麻木及皮肤温度、颜色变化，血氧饱和度情况。

(2) 术侧肢体的护理　经桡动脉穿刺者术后嘱患者术侧肢体避免用力，术侧前臂可用软枕抬高 45°，或于胸前经常活动手指，可有效缓解手部的肿胀和疼痛。应注意腕关节保持伸直位。肘、肩关节可自由活动，不在穿刺侧做静脉输液或者采血，以免肿胀加重或难以判断是渗漏引起的肿胀还是出血引起的肿胀，术后 3 天内保持穿刺侧局部干燥清洁，2～3 个月内不能用术侧肢体提重物，以防出血。腹股沟穿刺者加压包扎后，沙袋压迫 6～8h，术后术侧肢体制动 24h，防止出血，观察下肢足背动脉的搏动情况、皮肤颜色、温度，可指导其做足背伸屈运动预防深静脉血栓形成。

（3）嘱其术毕多饮水，24h 内饮水 2000ml 以上，以利于造影剂排出，进食清淡食物，保持大便通畅。

（4）观察患者皮肤黏膜及大小便颜色，有无牙龈出血、痰中带血、鼻血等，及时报告医师。

病情稳定以后如何向患者进行健康教育？

答：对病情稳定后的冠心病患者，应特别强调做好危险因素的管理和健康教育。

（1）血脂管理　无论是否选择药物调脂治疗，都必须坚持控制饮食和改善生活方式。

（2）血压管理　降压药物应根据患者具体情况选择，但建议包括 ACEI 或 ARB 和（或）β 受体阻滞药，治疗目标应＜140/90mmHg。糖尿病患者血压控制目标建议为 130/80mmHg。

（3）糖尿病患者血糖管理　对于糖尿病病程较短，预期寿命较长的患者，HbA_1C 目标值≤7%是合理的。

（4）体育锻炼　建议所有患者在日常锻炼强度（如工作间歇的步行，家务劳动）的基础上，每周至少 5 天进行 30～60min 中等强度的有氧锻炼，如健步走，以增强心肺功能。

（5）体重管理　通过有计划的锻炼、限制热量摄取和日常运动来控制体重，目标体重指数 18.5～24.9kg/m^2。

（6）戒烟　患者应戒烟，避免被动吸烟，必要时可借助药物戒断。

（7）社会心理因素管理　保持良好的心态，如有明显的焦虑抑郁表现，可建议药物治疗或心理门诊。

用药指导的内容有哪些？

答：（1）硝酸酯类药物　具有扩血管的作用，易引起面红、头痛、头胀、直立性低血压，服药后改变体位宜缓慢。硝酸甘油见光易分解，应放在棕色瓶中，开瓶后6个月更换一次，以防药物失效。

（2）抗血小板聚集药物　如阿司匹林、氯吡格雷等，具有抑制血小板聚集的作用，对胃肠道刺激较大，注意有无牙龈出血、皮肤黏膜有明显诱因出现瘀斑等迹象。观察有无胃痛不适等反应。

（3）β受体阻滞药　如服用美托洛尔时，要监测心率和脉率，发现静息心率小于50次/min时，应暂停服药，咨询医师或门诊复诊。

【护理查房总结】

在目前，稳定型冠心病的患者如上述病例一样经常容易发作心绞痛，对这类患者我们要掌握心绞痛发作时4个需要评估的方面。

（1）部位　心肌缺血引起的胸部不适通常位于胸骨体之后，可波及心前区，有手掌大小范围，甚至横贯前胸，界限不很清楚。常放射至左肩、左臂内侧达环指和小指，或至颈、咽或下颌部。

（2）性质　胸痛常为压迫、发闷、紧缩或胸口沉重感，有时被描述为颈部扼制或胸骨后烧灼感，但不像针刺或刀扎样锐性痛。可伴有呼吸困难，也可伴有非特异性症状如乏力或虚弱感、头晕、恶心、坐立不安或濒死感。胸痛发作时，患者往往被迫停止正在进行的活动，直至症状缓解。

（3）持续时间　通常持续数分钟至十余分钟，大多数情况下3～5min，很少超过30min，若症状仅持续数秒，则很可能与心绞痛无关。

（4）诱因　与劳累或情绪激动相关是心绞痛的重要特征。当负荷增加如走坡路、逆风行走、饱餐后或天气变冷时，心绞痛常被诱发。疼痛多发生于劳累或激动的当时，而不是劳累之后。含服硝酸酯类药物常可在数分钟内使心绞痛缓解。

护理人员对心绞痛的患者病情变化时的评估相当重要，已鉴别心绞痛和心肌梗死。在临床工作中应掌握常用心绞痛治疗药物的常用剂量、作用机制及不良反应等，做到安全用药。

病例 6 • 急性心肌梗死

【病历汇报】

病情 患者男性，60 岁，因“5h 前无明显诱因突然出现胸痛，程度剧烈，不能缓解，伴大汗淋漓、乏力”，来院急诊。无过敏史，否认手术外伤史，否认输血史，否认高血压、高脂血症、糖尿病史。有吸烟史 30 年，1 包/天。

护理体查 T 36℃，P 60 次/min，BP 130/90mmHg，体重 83kg。发育正常，营养中等，面部潮红，神志清楚，查体合作，自动体位，全身皮肤、巩膜无黄染，全身浅表淋巴结无肿大，头颅、五官无畸形，双侧瞳孔等大等圆，直径 3mm，对光反应灵敏。胸廓无畸形，无胸膜摩擦感，双肺叩诊呈清音，双肺呼吸音增粗，双侧可闻及湿啰音，右侧较左侧明显。心前区无异常隆起，各瓣膜区未触及震颤，心尖搏动位于左侧第 5 肋间锁骨中线外 0.5cm 处，心尖搏动可，心界叩诊向左下扩大，心率 78 次/min，舒张早期奔马律，各瓣膜区未闻及明显杂音，未闻及心包摩擦音，周围血管征阴性。

辅助检查 实验室检查及其他检查示肌酸肌酶（CK）190U/L，谷草转氨酶（AST）30U/L，乳酸脱氢酶（LDH）300U/L。心电图示Ⅱ、Ⅲ、aVF 导联 ST 段弓背向上抬高，V_2～V_6 导联 ST 段压低，V_{3R}、V_{4R}、V_{5R} 导联 ST 段抬高。

入院诊断 急性下壁、右心室心肌梗死。

目前主要的治疗措施

① 吸氧、心电监护，绝对卧床休息。

② 吗啡或哌替啶肌注解除疼痛；硝酸酯类静脉滴注扩张冠状动脉；β 受体阻滞药和 ACEI 类改善心肌重构，阿司匹林、氯吡格雷抗血小板治疗及抗凝治疗。

③ 行再灌注治疗，主要包括溶栓治疗及介入治疗，使闭塞的

冠状动脉及早开通，心肌得到再灌注，缩小心肌梗死范围。

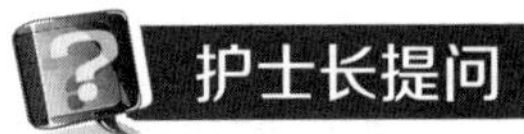

护士长提问

什么是心肌梗死？

答：心肌梗死是在冠状动脉病变的基础上发生冠状动脉供血急剧减少或中断，导致心肌严重而持久地急性缺血坏死所致，是冠心病的一种严重类型。其基本病因是冠状动脉粥样硬化，造成管腔严重狭窄和心肌供血不足，而侧支循环未充分建立，在此基础上，如血液供应进一步减少或中断，使心肌严重而持久的急性缺血达 1h 以上，即可发生大部分心肌成凝固性坏死。

心肌梗死的部位在心电图上如何定位？

答：(1) 前间壁梗死：V_1～V_3。

(2) 前壁心肌梗死：V_3、V_4（V_5）。

(3) 侧壁心肌梗死：Ⅰ、aVL、V_5、V_6。

(4) 前侧壁心肌梗死：V_5、V_6、V_7。

(5) 高侧壁心肌梗死：Ⅰ、aVL。

(6) 下壁心肌梗死：Ⅱ、Ⅲ、aVF。

(7) 后壁心肌梗死：V_7、V_8、V_9。

(8) 广泛前壁心肌梗死：大部分胸导联或所有胸导联（V_1～V_5、Ⅰ、aVL)。

(9) 右心室心肌梗死：V_{3R}、V_{4R}、V_{5R}。

心肌梗死与心绞痛如何鉴别？

答：(1) 临床症状方面

① 心绞痛：多位于胸骨体上段或中段之后，可波及胸前区，范围可手掌大小，可放射至左肩、左臂或颈、咽、下颌部；常为压迫感、紧缩感，无锐痛或刺痛；常由体力劳动、情绪激动、饱餐等因素诱发，疼痛发生在体力劳动或激动的当时；一般持续 3～5min 可自行缓解或含服硝酸甘油可缓解。

② 急性心肌梗死：常发生在休息时，无明显的即时诱发因素；疼痛时间较心绞痛明显延长，多为1～2h，可持续4h甚至更长；疼痛性质多为压榨性，剧痛难忍，休息与含硝酸甘油疼痛不易缓解。疼痛部位大多在胸前或后背，但范围较广，常累及整个心前区，而放射不明显。常伴有烦躁不安、出冷汗、恐惧，甚至有濒死感。此外，急性心肌梗死患者可出现恶心、呕吐、腹胀、心悸等症状。

（2）心电图方面

① 心绞痛　发作时，绝大多数患者可出现暂时性心肌缺血性ST段压低，有时T波倒置，变异型心绞痛发作时可出现ST段抬高。

② 急性心肌梗死：在面向透壁心肌坏死的导联ST段明显抬高呈弓背向上型，宽而深的Q波，T波倒置；在背向心肌坏死区的导联则出现相反的改变，即R波增高，ST段压低和T波直立并增高。

（3）血清心肌标志物方面

① 心肌肌钙蛋白I或T在起病2～4h后升高。

② 肌红蛋白于起病后2h内即升高，12h内达高峰，24～48h内恢复正常。

③ 肌酸激酶（CK）及其同工酶（CK-MB）在起病4～6h内升高，16～24h内达高峰，3～4天恢复正常。

该类患者首要的护理问题是什么？其相关护理措施是什么？

答：（1）该类患者的首要护理问题　疼痛，胸痛与心肌缺血坏死有关。

（2）具体的护理措施

① 饮食与休息：起病后4～12h内给予流质饮食，以减轻胃扩张，宜少量多餐。发病12h内应绝对卧床休息，保持环境安静，限制探视。

② 给氧：鼻导管给氧，氧流量2～5L/min，以增加心肌氧的供应，减轻缺血和疼痛。

③ 心理护理：给予心理支持，鼓励患者战胜疾病的信心，缓解患者恐惧的心理。

④ 镇痛治疗的护理：遵医嘱予吗啡或哌替啶镇痛，注意有无呼吸抑制等不良反应。给予硝酸酯类药物时应监测血压的变化，维持收缩压在100mmHg以上。

⑤ 溶栓治疗的护理

a. 询问患者有无脑血管病病史、活动性出血或出血倾向，严重而未控制的高血压、近期大手术或外伤史等溶栓禁忌证。

b. 溶栓前先检查血常规、出凝血时间和血型。

c. 迅速建立静脉通路，遵医嘱应用溶栓药物。

d. 溶栓效果观察：可根据以下指标判断溶栓是否成功。胸痛2h内突然减轻或基本消失；心电图ST段于2h内回降＞50%；2h出现再灌注性心律失常；血清CK-MB酶峰值提前出现（14h内）。具备2项或2项以上考虑再通。冠状动脉造影可直接判断冠脉是否再通。

患者行支架植入术后应如何护理？

答：（1）心电、血压监护24h。

（2）即刻做12导联心电图，与术前对比，有症状时再复查。

（3）参见稳定型心绞痛病例下“冠脉造影或PCI术后的护理要点有哪些”下“术侧肢体的护理”。

（4）术后鼓励患者多饮水，一般为2000ml，或遵医嘱行水化治疗，加速对比剂从肾脏排泄。

（5）PCI术后的患者应遵医嘱长期服用抑制血小板凝集的药物，用于减少支架内血栓形成或再狭窄的发生率。

病情稳定后如何向患者进行健康教育？

答：（1）指导患者采用低盐低脂低糖饮食。

（2）改善生活方式——戒烟　戒烟是心肌梗死后的二级预防的重要措施，研究表明急性心肌梗死后继续吸烟再梗死和死亡危险率增高22%～47%，积极劝导患者戒烟。

（3）用药指导　强调双联抗血小板的重要性，ACEI及β受体阻滞药能改善心肌重构，降低心肌耗量；他汀类药物降低血脂等。同时告知患者药物的不良反应，定期门诊随诊。

（4）心理指导　指导患者保持乐观、平和的心情。告知家属为患者创造一个良好的身心修养环境。

（5）康复后运动指导　运动中以达到患者最大心率的60%～65%的低强度长期锻炼是安全有效的。运动方式包括步行、慢跑、太极拳、骑自行车、游泳、健美操等有氧运动。每周运动5天，每次尽量30min以上，避免剧烈运动、竞技性运动。

（6）急性发作的处理　如有心绞痛急性发作时，要保持镇静，停止一切活动，就地休息，立即舌下含服硝酸甘油片1片，如效果欠佳，应每隔5min含服一次，如连用3次仍无效提示有可能发生了急性心肌梗死，应马上到医院就诊。如自行服药缓解，患者也应尽快去医院复查。如心绞痛发作症状和术前相似，应考虑有支架内再狭窄的可能。如症状与术前不同，可能有新发冠脉病变。

【护理查房总结】

冠心病是严重危害人民健康的常见病。目前，在全球每年1700万死于心血管疾病者中，有一半死于急性心肌梗死。故应学会这类疾病的管理和护理，降低其病死率，提高患者的生活质量。所以对于急性心肌梗死患者，应特别注意以下几点。

（1）急性心肌梗死的患者，现在并不主张一味地绝对卧床休息，在生命体征平稳、没有并发症的情况下应早期活动，以促进患者的康复。欧洲心脏病学会（ESC）2007指南建议，对于没有并发症的患者在第一天迟些时候就可以床边使用便盆，而有显著左心室损害的可在12～24h活动，次日可平地走200m，几天后就可上台阶。当然，有心力衰竭、休克、心律失常等情况需要根据病情、症状和梗死的范围适当调整和放慢活动的程度。允许患者扩大活动范围应根据个体的情况确定，主要取决于患者的临床状况、年龄、体能等有关。只要不引起心率、血压、肺动脉楔压的明显变化都是可行的，当然，活动必须遵循循序渐进的原则。

（2）饮食方面　少量多餐，低脂饮食，进食适量的蛋白质、水果、高纤维素饮食，防止便秘。

（3）病情观察方面　持续心电监测，及时发现各种心律失常等异常情况并向医师报告，随时做好急救准备。一般而言，前壁心肌梗死患者易出现室性心律失常；下壁心肌梗死易出现缓慢型心律失常（窦性心动过缓、房室传导阻滞等）；右心室心肌梗死易发生低血压、休克。

（4）行支架植入术的患者　应指导其戒烟，低脂饮食，长期服用抗血小板聚集药物，定期复诊。

查房笔记

病例 7 • 感染性心内膜炎

【病历汇报】

病情 患者女性，68 岁，因“反复发热、咳嗽、气促 1 个月”入院。患者 1 个月前无明显诱因出现高热、咳嗽，稍有气促。体温高达 39.8℃，当即送往当地医院治疗，予以抗炎、退热治疗，治疗半个月后回家又出现高热、咳嗽，于是送往当地医院继续抗炎等对症支持治疗，5 天后仍有发热、咳嗽，伴有气促，治疗效果不佳。现患者因反复高热不退来本院就诊。

护理体查 T 37.6℃，P 78 次/min，R 20 次/min，BP 110/68mmHg。发育正常，神志清楚，自主体位，贫血貌，轮椅推入病房，查体合作。皮肤黏膜色泽苍白，皮肤温度正常，皮肤弹性正常，无肝掌，无蜘蛛痣，无出血点，无瘀斑，无皮疹，无皮下结节或肿块，无溃疡，无瘢痕。全身浅表淋巴结无肿大，双侧瞳孔等大等圆，直径 3.5mm，双侧对光反应灵敏，乳突无压痛，鼻窦无压痛，扁桃体无肿大。颈部软，颈静脉正常，肝颈静脉回流征阴性，颈动脉搏动正常，无颈动脉杂音。气管居中，甲状腺未触及。呼吸规整，胸廓无畸形，胸壁静脉无曲张，胸骨无压痛。肺部呼吸运动对称，肋间隙正常，语颤对称，无胸膜摩擦感，无皮下捻发感，双肺叩诊呈清音，双肺听诊呼吸音清晰，未闻及干湿啰音。心前区无隆起，无抬举性心尖搏动，心尖搏动于第 5 肋间锁骨中线外 1.5cm，可及震颤，二尖瓣听诊区可闻及 4/6 级收缩期杂。腹部饱满，无腹壁静脉曲张及明显手术瘢痕，无压痛，无反跳痛。肝、脾肋下未及，肢体无瘫痪，双侧霍夫曼（Hoffmann）征、巴宾斯基（Babinski）征、凯尔尼格（Kerning）征、布鲁津斯基（Brudzinski）征阴性。无扑翼样震颤。

辅助检查 血常规示 WBC 1.0×10^{9}/L，N 75%；动脉血气分析示 pH 7.29，$PaCO_2$ 92mmHg，PaO_2 65mmHg，SaO_2 91%；

心脏彩超检查示（外院）动脉导管未闭，左向右分流，二尖瓣中度反流，三尖瓣轻度反流，主动脉瓣考虑瓣周脓肿；血培养检查（外院）示麻风孪生菌生长。

入院诊断 亚急性感染性心内膜炎；先天性心脏病（动脉导管未闭，二尖瓣关闭不全，心脏扩大，心功能Ⅱ级）。

目前主要的治疗措施 抗感染治疗；治疗心力衰竭，改善心功能；必要时外科手术。

护士长提问

什么是感染性心内膜炎？感染性心内膜炎的诊断依据是什么？该患者诊断为感染性心内膜炎的依据有哪些？

答：感染性心内膜炎是指病原微生物，如细菌、真菌、立克次体等，经过血流直接侵犯心内膜、心瓣膜或邻近的大动脉内膜所引起的感染性炎症，伴赘生物形成。赘生物为大小不等、形状不一的血小板或纤维素团块，内含大量微生物和少量炎症细胞。其临床特点是发热、心脏杂音、脾大、周围血管栓塞和血培养阳性。

感染性心内膜炎的诊断依据：凡提示感染性心内膜炎的临床表现，如发热伴心脏杂音、贫血、血尿、脾大、白细胞增高和伴或不伴栓塞时，血培养阳性。超声心动图示有赘生物、脓肿、人工瓣膜裂开。

该患者有反复发热病史，且听诊可闻及心脏杂音，血培养为阳性，故该患者可以诊断为感染性心内膜炎。

该类患者目前首优的护理问题是什么？该采取哪些护理措施？

答：（1）首优的护理问题　体温过高。

（2）具体护理措施

① 观察体温和皮肤黏膜。

② 饮食护理：给予高热量、高蛋白、高维生素、易消化的半流质或软食，以补充发热引起的机体消耗，多饮水。

③ 高热患者应卧床休息，给予物理降温如冰袋、温水擦浴等，及时记录降温后体温变化。患者出汗多时可在衣服和皮肤间衬以毛巾，以便及时更换。

④ 遵医嘱给予抗生素治疗，观察用药效果。

如何正确采取血培养标本?

答：(1) 未经治疗的亚急性患者，应在第一日间隔 1h 抽血一次，共 3 次。

(2) 已用过抗生素者，应在下次用药前或血液药物浓度最低峰时采集标本。

(3) 采血时间应选在寒战出现时或发热初期，成人每次每瓶采血量 5～10ml，儿童 1～3ml，婴儿 1～2ml。

(4) 采集血标本应立即送到微生物室，不能及时送检可置冰箱，但切勿放冷冻。

病情稳定以后如何向患者进行健康教育?

答：(1) 告知患者及家属坚持足够疗程抗生素治疗的重要意义，即使病情好转，仍需坚持，使患者了解在施行口腔手术、泌尿、生殖等侵入性检查或其他外科手术治疗前应预防使用抗生素。

(2) 告诉患者注意防寒保暖，保持口腔和皮肤清洁，少去公共场所，勿挤压痤疮、痈等感染性病灶，注意个人卫生，减少微生物经皮黏膜破裂口进入体内形成菌血症的机会。

(3) 教会患者监测体温变化，当再次出现发热、寒战或感染的其他体征时，应立即到医院就诊。

(4) 随治　出院后应分别于 1、3、6、12 个月进行门诊随访，抽血查血常规、C 反应蛋白及血培养，行超声心动图检查。

【护理查房总结】

感染性心内膜炎是一个不常见但是致死风险很高的疾病，病情复杂易变。对于这类患者抗生素治疗的主要目标是根除感染，包括赘生物的清除，需要长疗程、静脉给药的抗菌治疗。临床大多数患者接受了合适的药物治疗，部分患者还接受了外科手术治疗。

另外，在患者出院前的健康教育尤为重要，一定要做好积极的宣教，告知患者感染性心内膜炎的相关症状，如不明原因的发热、寒战等，当症状出现时应督促患者及时就医。

查房笔记

病例 8 • 风湿性心脏瓣膜病

【病历汇报】

病情 患者女性，50 岁，因“反复心悸、气促、全身水肿 6 年，加重 6 天”入院。患者 6 天前发现下肢水肿较前加重，行走稍快即感气促不适，但夜间尚能平卧。患者 1 个月前曾因反复心悸、气促、全身水肿 6 年，加重 2 个月住院，在我院诊断为：风湿性心脏病，多浆膜腔积液。予抗感染、强心、利尿、控制心室率、改善心肌代谢及心室重构等对症支持治疗。出院后坚持服药，但最近患者又出现上诉症状加重，为求进一步治疗第二次入住本院。

护理体查 T 36.5℃，HR 108 次/min，P 95 次/min，BP 108/64mmHg，R 22 次/min。发育正常，营养中等，二尖瓣面容，自主体位，神志清楚，查体合作。双上中肺听诊呼吸音清，双下肺闻及少量湿啰音。心前区无隆起，无抬举性心尖搏动，心尖搏动于第 6 肋间锁骨中线外 0.5cm，叩诊心界向左扩大，律不齐，心尖区可闻及 4/6 级收缩期杂音及舒张期隆隆样杂音。腹稍膨隆，无腹壁静脉曲张充盈，无压痛及反跳痛，肝肋下五指，边锐，质软，未触及结节，表面光滑，肝肾区无叩击痛，移动性浊音阳性，肠鸣音可，双下肢胫前凹陷性水肿，脊柱、四肢无畸形，四肢肌力、肌张力可。

入院诊断 风湿性心脏瓣膜病；多浆膜腔积液；肺部感染。

辅助检查 心脏彩超示左心房及右心室增大，风湿性心脏病联合瓣膜病变，二尖瓣狭窄并关闭不全，三尖瓣狭窄并关闭不全；心电图示房颤。

目前主要的治疗措施

① 抗感染，控制心室率。

② 强心，利尿，扩血管，抗心力衰竭。

③ 抗凝。

护士长提问

什么是风湿性心脏瓣膜病？

答：风湿性心脏瓣膜病是风湿热引起的风湿性心脏炎症过程所致的心瓣膜损害，属于自身免疫性疾病，主要累及40岁以下人群。表现为二尖瓣、三尖瓣、主动脉瓣中有一个或几个瓣膜狭窄和（或）关闭不全，临床上以二尖瓣最常受累，其次为主动脉瓣。

风湿性心脏瓣膜病的主要并发症有哪些？

答：(1) 心功能不全，心力衰竭。

(2) 心律失常，快速型房颤。

(3) 呼吸道感染。

(4) 栓塞，多以脑梗死为主。

(5) 急性肺水肿。

(6) 吞咽困难。

(7) 声音嘶哑。

该类患者目前首优的护理问题是什么？目标是什么？该采取哪些护理措施？

答：(1) 首优的护理问题　气促、气体交换受损，与左心衰竭肺循环淤血有关。

(2) 护理的目标　改善患者呼吸困难。

(3) 具体措施

① 休息与活动：限制活动量，减少活动中的疲劳。

② 给氧。

③ 使用血管扩张药，注意控制滴速，监测血压。

④ 使用利尿药，注意准确记录出入水量，防止低钾血症。

病情稳定以后如何向患者进行健康教育？

答：(1) 注意防寒保暖，防止受凉受湿，尽可能改善潮湿寒冷的居住环境。积极防治急性扁桃体炎、咽喉炎等溶血性链球菌感染，以防风湿热复发。平时注意口腔卫生，积极治疗牙周感染等口腔疾病，注意饭后漱口。

(2) 长期服用地高辛者，应严格按时服药，并注意药物不良反应，要坚持自我检测，建立记录本，记录脉率、尿量、体重。

(3) 服用华法林应严格按时服药，做牙科或其他外科手术前须告知医师。避免磕碰受伤，使用软牙刷刷牙，防止牙龈出血，有不正常的瘀青或出血征象及时告诉医师。

(4) 进食高蛋白、富含维生素、丰富膳食纤维、易消化的食物，多吃新鲜水果蔬菜，保持大便通畅。避免大量食用含维生素K的食物，如猪肉、牛奶、包心菜、莴苣、芦笋、西兰花、菜花、菠菜、白萝卜、豆制品、豆芽。

(5) 严格戒烟。

(6) 定期复诊。

是否需要进一步治疗，进一步的治疗有哪些？

答：可行外科手术治疗，选择二尖瓣分离术或人工瓣膜置换术。

【护理查房总结】

心脏瓣膜病会导致患者的生活质量严重下降，反复住院，容易出现心房纤颤、心力衰竭、心内膜炎等。在目前，随着经导管治疗技术的快速发展，通过介入手段治疗心脏瓣膜疾病成为可选择的治疗方案之一。指南指出，对于心脏瓣膜疾病患者尽早进行治疗干预，能够降低患者的全因死亡风险。在临床护理工作中，护理人员要做好患者的病情观察，包括患者的呼吸困难、水肿情况，患者是否有肢体栓塞或脑栓塞的症状。微创介入手术患者回到病房后手术部位的观察，预防局部出血和血肿的发生，积极配合医生进行抗栓治疗，预防血栓事件。特别对于需要长期服用华法林等抗凝药物的患者，一定做好药物的宣教工作，包括饮食注意事项，同时告知患者按时复查监测 INR 值的重要性。

查房笔记

病例9 • 先天性心脏病

【病历汇报1】

病情 患者女性，28岁，因“心悸1个月”入院。患者自诉1个月前自觉心悸，多于夜间睡觉时发作，右侧卧位时心前区不适，行左侧卧位后好转，无头晕、头痛、黑矇、气促等症状。2013年1月1日于本院门诊就诊，行心脏彩超示“房间隔缺损（中央型）”，门诊以“先天性心脏病”收入我科。自起病以来，患者精神、睡眠、食欲可，大小便正常，体重无明显变化。

护理体查 T 36.5℃，P 75次/min，BP 100/70mmHg，发育正常，营养中等，面部潮红，神志清楚，查体合作，自动体位，全身皮肤、巩膜无黄染，全身浅表淋巴结无肿大，头颅、五官无畸形，双侧瞳孔等大等圆，直径3mm，对光反应灵敏。胸廓无畸形，无胸膜摩擦感，双肺叩诊呈清音，双肺呼吸音清，未闻及干湿啰音。心前区无异常隆起，各瓣膜区未触及震颤，心尖搏动位于左侧第5肋间锁骨中线外0.5cm处，心尖搏动可，心界叩诊向左下扩大，律齐，心音可，可闻及P2分裂，胸骨左缘第2肋间可闻及全收缩期喷射样3/6级杂音，触之无震颤，未闻及额外心音、心包摩擦音。

辅助检查 心脏彩超示先天性心脏病，房间隔缺损（中央型），右心房右心室大，肺动脉增宽，肺动脉高压，三尖瓣轻度反流，二尖瓣及肺动脉瓣轻度反流；心电图示心电轴右偏，T波改变。

入院诊断 先天性心脏病，房间隔缺损（中央型）。

目前主要的治疗措施

① 行房缺封堵术。

② 阿司匹林片、氯吡格雷、低分子肝素钙抗凝。

③ 青霉素抗感染。

【病历汇报 2】

病情 患者女性，2 岁，因“发现心脏杂音 2 年”入院。患者 2 年前因“感冒”后于医院就诊，体检时发现心脏杂音，彩超示“室间隔缺损”，未予以治疗，现为行手术治疗特于我院就诊，门诊以“先天性心脏病（室间隔缺损）”诊断收入本科。起病以来，患者饮食、精神可，大小便正常，体重无明显下降。

护理体查 T 37.0℃，P 120 次/min，R 23 次/min，BP 120/80mmHg，发育正常，营养中等，神志清楚，查体合作，自动体位，全身皮肤、巩膜无黄染，全身浅表淋巴结无肿大，头颅、五官无畸形，双侧瞳孔等大等圆，直径 3mm，对光反应灵敏。胸廓无畸形，无胸膜摩擦感，双肺叩诊呈清音，双肺呼吸音清，未闻及干湿啰音。心前区无异常隆起，心尖搏动位于左侧第 5 肋间锁骨中线外 0.5cm 处，心尖搏动稍亢进，心前区可触及震颤，无心包摩擦感。心界叩诊向左扩大。心率 120 次/min，心律整齐，心音正常，胸骨左缘第 3～4 肋间可闻及 5/6 级收缩期杂音，伴震颤，无心包摩擦音。

辅助检查 心脏彩超示先天性心脏病，室间隔缺损，左心房、左心室大；胸部 X 线片示肺血稍增多，心影稍增大，符合先天性心脏病改变。

入院诊断 先天性心脏病（室间隔缺损）。

目前主要的治疗措施

① 行室间隔缺损封堵术。

② 阿司匹林片、低分子肝素钙抗凝。

③ 青霉素抗感染。

【病历汇报 3】

病情 患者女性，10 岁，因“发现心脏杂音五余年”入院。

患者家属自诉患者五余年前“感冒”后于医院就诊，体检时发现心脏杂音，行心脏彩超检查提示动脉导管未闭，未予以治疗；期间无活动后气促、发绀，无夜间阵发性呼吸困难，无生长迟缓、智力下降；现为行手术治疗特于本院就诊，门诊以“先天性心脏病（动脉导管未闭）”收住本科。起病来，患者精神、食欲可，大小便正常，体重无明显下降。

护理体查 T 36.5℃，P 79 次/min，R 20 次/min，BP 100/60mmHg，发育正常，营养中等，神志清楚，查体合作，自动体位，全身皮肤、巩膜无黄染，全身浅表淋巴结无肿大，头颅、五官无畸形，双侧瞳孔等大等圆，直径 3mm，对光反应灵敏。胸廓无畸形，无胸膜摩擦感，双肺叩诊呈清音，双肺呼吸音清，未闻及干湿啰音。心前区无异常隆起，心尖搏动位于左侧第 5 肋间锁骨中线外 0.5cm 处，心尖搏动稍亢进，心前区可触及震颤，无心包摩擦感。心界叩诊向左扩大。心率 79 次/min，心律整齐，心音正常，胸骨左缘第 2 肋间可闻及 4/6 级连续性机器样杂音，伴震颤，无心包摩擦音。

辅助检查 心脏彩超示先天性心脏病（动脉导管未闭），左心房左心室大，肺动脉内径增宽，二尖瓣、三尖瓣轻度反流；心电图示左心室面高电压；胸部 X 线片示肺血稍增多，心影增大，符合先心病改变。

入院诊断 先天性心脏病，动脉导管未闭。

目前主要的治疗措施

① 行动脉导管未闭封堵术。

② 阿司匹林片抗凝。

③ 青霉素抗感染。

护士长提问

什么是先天性心脏病？

答：先天性心脏病是由于各种原因使胎儿心脏及大血管发育异

常而导致的畸形，是小儿最常见的心脏病。先天性心脏病根据患者有无发绀，可分为无紫绀型和紫绀型两类。根据血流动力学检查、病理解剖和病理生理特点又分为以下几型。

① 无分流型：如二叶主动脉瓣、肺动脉瓣狭窄，主动脉缩窄。

② 左至右分流型：如心房间隔缺损、动脉导管未闭、心室间隔缺损。

③ 右至左分流型：如法洛四联症。

房间隔缺损（ASD）、室间隔缺损（VSD）、动脉导管未闭（PDA）是常见的先天性心脏病。

先天性心脏病的诊断依据有哪些？

答：(1) 症状　患者有无乏力、气喘、发绀、心悸、胸痛、咳嗽。

(2) 体征　典型的心脏杂音。房间隔缺损时，胸骨左缘第2肋间可闻及全收缩期喷射样杂音；室间隔缺损时，胸骨左缘第3～4肋间可闻及收缩期杂音；肺动脉导管未闭时，胸骨左缘第2肋间及左锁骨下方可闻及连续性机器样杂音。

(3) 辅助检查

① X线检查：可有肺纹理增加或减少、心脏增大。但是肺纹理正常、心脏大小正常，并不能排除先天性心脏病。

② 超声检查：对心脏各腔室和血管大小进行定量测定，用以诊断心脏解剖上的异常及其严重程度，是目前最常用的先天性心脏病的诊断方法之一。

③ 心电图检查：能反映心脏位置、心房、心室有无肥厚及心脏传导系统的情况。

④ 心脏导管检查：是先天性心脏病进一步明确诊断和决定手术前的重要检查方法之一。通过导管检查，了解心腔及大血管不同部位的血氧含量和压力变化，明确有无分流及分流的部位。

先天性心脏病患者行介入性治疗后应如何护理？

答：(1) 预防伤口出血和血栓形成　保持床单位整洁，将患者平稳移至床上，卧床24h，可在床上行足背伸屈运动，以预防深静脉血栓形成。穿刺部位加压包扎，动脉穿刺者沙袋压迫 6～8h，术肢伸直制动（股静脉穿刺者 6～8h，股动脉穿刺者 8～12h）。密切观察穿刺部位及足背动脉搏动情况，如发现伤口渗血、出血、肿胀、疼痛及足背动脉搏动不好，皮肤色泽及温度异常，应及时报告医师给予处理。另外，对于幼儿患者，必要时可给予镇静药，以防患者躁动不安致使伤口出血。

（2）生命体征的监护　术后观察血压、脉搏、呼吸、神志，有无胸闷、气短等自主症状，如有变化通知医师及时处理。

（3）术后抗凝血药物的应用及常规抗感染治疗　术后应用抗凝血药物可防止血栓形成和栓塞等并发症。若药物过量，可引起全身出血的危险，所以患者及家属应注意观察全身皮肤黏膜、口腔黏膜、牙龈及伤口等部位有无出血倾向，以及大小便的颜色，发现问题及时处理。遵医嘱常规应用抗生素，注意观察体温、伤口及血象的变化，及时查看有无感染征象。

（4）饮食指导　术后即可进食，避免食用产酸、产气食物，如牛奶、饮料、豆制品等。鼓励患者多饮水，增加肾脏排泄，以免经肾脏排泄的造影剂滞留造成肾功能损害。对于全麻患儿，则需等完全清醒后方可进食。

如何对先天性心脏病患者进行出院指导?

答：（1）指导患者或家属根据病情建立合理的生活制度和活动量，避免剧烈运动和重体力劳动。

（2）注意预防感冒、肺炎、皮肤外伤等。加强营养、合理调配饮食、增加抵抗力。

（3）定期到医院复查，接受医师指导，若有心悸、气促、发绀、水肿等，立即就医。

（4）加强小儿早期教育，促进其心理和智力发育，减少疾病对小儿的影响。

【护理查房总结】

房间隔缺损、室间隔缺损、动脉导管未闭这三种疾病是先天性心脏病最常见的类型，既往开胸体外循环下修补术为其唯一的根治方法，而如今经导管用记忆合金封堵ASD、VSD、PDA的创伤小、危险性小、恢复快、不留胸部手术瘢痕，临床应用已日益广泛。所以我们一定要掌握这三种疾病介入治疗的管理和护理。对于这三类疾病介入治疗主要的护理要点如下。

① 预防感染。

② 观察术后并发症，如残余分流、溶血、血栓和栓塞、出血、封堵器脱落、房室传导阻滞或束支传导阻滞、感染性心内膜炎等。

③ 抗凝治疗：ASD和VSD患者术后遵医嘱进行3～6个月的抗凝治疗。同时告知患者抗凝血药物的不良反应，并嘱其观察，如有不适，立即就诊。

④ 指导患者按时复查：术后3～6个月或根据医嘱进行复查。

查房笔记

病例10 • 高血压病

【病历汇报】

病情 患者女性，67岁，因“发作性头晕16年，加重1天”入院。既往有高血压病史16年，现服“美托洛尔缓释片23.75mg/d，非洛地平5mg/d”。此次入院前一天，无明显诱因下，头晕症状加重，多次测血压180/100mmHg，自服药物不缓解，无恶心、呕吐，夜间睡眠欠佳。为求进一步治疗，就诊本院，门诊以“高血压病”收住本科。

护理体查 T 36℃，P 60次/min，BP 160/96mmHg。身高156cm，体重75kg。神志清楚，精神一般，口唇无发绀，全身皮肤、巩膜未见黄染，颈软，颈静脉无怒张。胸廓无畸形，双肺呼吸音清，未闻及干湿啰音。心前区未触及震颤，叩诊心界无扩大，心率60次/min，心律齐，各瓣膜听诊区未闻及明显病理性杂音。腹软，无压痛及反跳痛，肝、脾肋下未及，全腹未及包块，肾区无叩击痛，双下肢无水肿。

辅助检查 随机血糖为6.2mmol/L；24h动态血压结果示：①动态血压昼夜节律存在，夜间平均下降率＞10%；②白天间歇见收缩压、舒张压增高；③夜间间歇见收缩压、舒张压测量值＞正常参考值。

入院诊断 高血压病3级（很高危组）。

目前主要的治疗措施

① 硝苯地平控释片、美托洛尔缓释片、氯沙坦钾联合降压。

② 阿托伐他汀钙片调脂。

③ 二丁环磷腺苷、丹参多酚护心。

护士长提问

什么是高血压病？其临床表现有哪些？

答：未使用降压药物情况下，非同日3次测量诊室血压，动脉收缩压和（或）舒张压增高（≥140/90mmHg）。常伴有脂肪和糖代谢紊乱以及心、脑、肾和视网膜等器官功能性或器质性改变。

临床表现有头晕头痛，恶心呕吐，疲劳，心悸，耳鸣，视物模糊等。

高血压病如何分级?

答：(1) 高血压病1级　收缩压140～159mmHg和（或）舒张压90～99mmHg。

(2) 高血压病2级　收缩压160～179mmHg和（或）舒张压100～109mmHg。

(3) 高血压病3级　收缩压≥180mmHg和（或）舒张压≥110mmHg。

高血压心血管危险分层的依据和标准是什么?

答：(1) 依据　根据血压升高水平、其他心血管危险因素、靶器官损害、糖尿病，以及并发症情况。

(2) 分层标准　见表2-1。

表2-1　高血压心血管危险分层标准

其他危险因素和病史	血压/mmHg		
	1级高血压	2级高血压	3级高血压
无	低危	中危	高危
1～2个其他危险因素	中危	中危	很高危
≥3个其他危险因素或靶器官损害	高危	高危	很高危
临床并发症或合并糖尿病	很高危	很高危	很高危

常用的抗高血压药有哪些?

答：(1) 利尿药　如呋塞米、螺内酯、氢氯噻嗪。

(2) β受体阻滞药　如美托洛尔、普萘洛尔。

(3) 钙通道阻滞药　如硝苯地平、非洛地平缓释片、尼群地平、氨氯地平。

(4) 血管紧张素转换酶抑制药　如卡托普利、培哚普利、贝那普利。

（5）血管紧张素Ⅱ受体拮抗药　缬沙坦、厄贝沙坦、坎地沙坦。

（6）α受体阻滞药　如哌唑嗪。

什么是高血压危象？

答：高血压危象是指在高血压病程中，在某些诱因作用下，外周小动脉发生暂时性强烈痉挛，周围血管阻力明显升高，致使血压急剧上升引起的一系列临床表现，血压骤升到200/120mmHg以上，出现心、脑、肾的急性损害危急症候。患者感到头痛、头晕、视物不清或失明；恶心、呕吐、心悸、气促、面色苍白或潮红；两手抖动、烦躁不安；严重者可以暂时性瘫痪、失语、心绞痛、尿浑浊；更严重的则抽搐、昏迷。可见于各种高血压，也可发生在过去血压完全正常者。

如何应急处理高血压危象？

答：（1）吸氧　保持血氧饱和度在95%以上。

（2）建立静脉通路。

（3）迅速降压　首选硝普钠静滴，也可用硝酸甘油、酚妥拉明等，同时加口服抗高血压药（如尼群地平、硝苯地平）。对于需要立即降压处理的高血压脑病、合并肺水肿等应在1h内降压，降压幅度不超过治疗前水平的25%，在随后的2～6h内，使血压降至安全范围（160/100mmHg左右）。如果可耐受，情况稳定后，在之后的24～48h逐步将血压降至正常水平。

（4）遵医嘱予脱水、排钠、降低颅内压、止惊等对症治疗，防止靶器官损坏。如甘露醇脱水防治脑水肿；肌注地西泮等镇静止惊；合并左心衰竭时予强心、利尿及扩张血管等治疗。

该类患者目前首优的护理问题是什么？其护理措施有哪些？

答：（1）首优的护理问题　头痛，与血压升高有关。

（2）具体护理措施

① 减少引起或加重头痛的因素：为患者提供安静舒适的环境，

尽量减少探视。头痛时嘱患者卧床休息，抬高床头，改变体位的动作要慢。避免劳累、情绪激动、精神紧张、环境嘈杂等不良因素。指导患者使用放松技术，如心理训练、音乐疗法、缓慢呼吸等。

② 用药护理：遵医嘱应用抗高血压药物治疗，测量血压的变化及判断疗效，观察药物不良反应。如钙通道阻滞药硝苯地平有头痛[1]、面色潮红、下肢水肿等不良反应，地尔硫䓬可致负性肌力作用和心动过缓。

使用硝普钠的注意事项有哪些?

答：(1) 用药前详细了解患者血压波动范围，便于根据血压情况调整药物剂量。

(2) 硝普钠溶液对光敏感，见光易变质，需新鲜配制，输液瓶及输液器需用银箔或黑布包裹。

(3) 用药过程中需严密监测血压及心率，药物浓度与滴速根据血压及时调整，血压平稳后可减慢滴速或停药。

(4) 用药过程中应严格控制速度，不可随意调节；同时患者改变体位时动作应缓慢。

(5) 长期或大剂量使用，可出现恶心、呕吐、烦躁、肌肉痉挛、头痛、厌食、心悸、出汗、发热、皮疹等症状，可适当给予对症处理。

(6) 长期或大剂量使用，特别是肾功能衰竭患者，可引起硫氰化物蓄积而中毒，表现为甲状腺功能低下、头痛、恶心、呕吐，亦可出现严重的低血压症状，故需严密监测血压。

(7) 由于降压迅速，而停止滴注后，药物作用在 5min 左右消失，应加用口服血管扩张药，以免出现血压反跳现象。

病情稳定后如何向患者进行健康指导?

答：(1) 控制体重　提倡合理膳食控制体重，以清淡少脂为原则，多吃新鲜的蔬菜和瓜果，适当多吃含蛋白质高的食物，如鱼、

[1] 硝苯地平本身有致头痛的副作用，应注意区别。

虾，主食以粗粮为主，七八分饱为好，少吃甜食。

（2）膳食限盐　人均限盐量6g/d。

（3）做到不吸烟，不饮或少饮酒与咖啡。

（4）增加及保持适量有氧运动。

（5）情绪激动常是诱发急性心血管病和脑卒中的因素，尽量避免过度劳累、紧张、激动、焦虑，保证充足睡眠，保持轻松、愉快的心情。

（6）应该在医师的指导下服用抗高血压药，做好自我监测。出现头晕头痛、恶心呕吐、心悸、胸闷、心前区疼痛、视物模糊、四肢发麻等症状时，应及时去医院就诊。

【护理查房总结】

高血压是多种心脑血管疾病的重要病因和危险因素，影响重要器官如心、脑、肾的结构和功能，最终导致这些器官的功能衰竭。我们一定要知道对这类疾病的管理和护理，使高血压得到控制，避免恶化，造成靶器官的损害，提高患者的生活质量。所以高血压的患者应特别注意以下几点。

① 按时、按量服药，定期监测血压，在医师的指导下根据血压调整治疗方案。

② 保持规律的生活方式和稳定情绪，注意适度保暖，控制体重。

③ 急症的处理：突发血压升高时，应全身放松，静卧休息，立即口服尼群地平10mg或其他降血压药物，稍缓解后即到医院就诊。如出现心前区疼痛或一侧肢体麻木、无力、口角歪斜以及夜尿增多、少尿等，均应及时就诊。

病例 11 • 肺动脉高压

【病历汇报】

病情　患者男性，26 岁，因“反复胸闷、气促 2 年余，再发加重 3 天”入院。患者诉 2 年前因饮酒后出现剧烈胸痛、胸闷、气促，感呼吸困难，入住当地医院住院诊治，经完善相关检查后，考虑为“原发性肺动脉高压”。之后在本院门诊行右心导管检查后，诊断为“特发性肺动脉高压”。起病后患者自觉体力较前明显下降，爬一层楼后即有轻微胸闷、气促，休息后可缓解，尚能在平地上缓慢行走。此次症状再次加重，并伴有头痛、明显乏力不适。既往体健，否认糖尿病、肾病病史。

护理体查　T 36.5℃，P 113 次/min，R 34 次/min，BP 90/60mmHg，SpO_2 84%，神志清楚。被动体位，急性痛苦面容，平车送入病房，皮肤色泽正常，皮温偏凉。呼吸急促，胸廓无畸形，双肺叩诊呈清音，双肺听诊呼吸音稍粗，双下肺听诊可闻及少许湿啰音。心前区无异常隆起及凹陷，心尖搏动位于左侧第 5 肋间锁骨中线外侧 0.5cm，范围 2cm，无震颤，无心包摩擦感，心界向左扩大，心率 113 次/min，律齐，三尖瓣区可闻及收缩期杂音。

辅助检查　右心导管检查结果示肺总阻力、肺动脉压、右心室压均显著增高，急性肺血管扩张试验阴性；心电图示窦性心动过速，可见短阵室速；血气分析结果示 PaO_2 62mmHg，$PaCO_2$ 38mmHg，pH 7.36。

入院诊断　特发性肺动脉高压，肺源性心脏病，心脏扩大，心功能Ⅳ级；肺部感染。

目前主要的治疗措施

① 持续 24h 心电监护和血压监测，有条件者可监测肺动脉压力。

② 记24h出入量。

③ 氧疗，间断予无创呼吸机辅助呼吸。

④ 抗感染、解痉、抗心律失常治疗（如口服西地那非），使用伊洛前列素雾化吸入，静脉或皮下注射曲前列尼尔。

护士长提问

什么是肺动脉高压？此患者诊断为肺动脉高压的依据是什么？

答：肺动脉高压（PAH）是肺循环高压的一种形式，是肺小血管阻力逐步增加引起的一种呼吸困难和疲劳的临床综合征，但不存在明确的心脏或呼吸系统病因。定义是：在海平面状态下、静息时、右心导管检查肺动脉平均压（mPAH）≥25mmHg。此患者右心导管检查测得肺动脉压为45mmHg，在轻度体力劳动下即出现呼吸困难、疲劳和心悸，故可诊断为肺动脉高压。

肺动脉高压的心功能分为哪几个级别？分级有什么作用？该患者属于哪个级别？

答：肺动脉高压的心功能根据患者出现的呼吸困难严重程度、症状和对体力活动的限制分为4级（表2-2）。它是评估患者对治疗的反应，是治疗策略的依据，也是判断患者预后的重要指标，可以预测病死率，在许多临床试验中可作为临床结局的评价指标。该患者活动明显受限，不能从事任何体力劳动，有右心衰竭的体征，静息状态下呼吸困难、疲劳、胸痛，属于心功能Ⅳ级。

表2-2　世界卫生组织肺动脉高压患者功能分级评价标准

分级	描述
Ⅰ	体力活动不受限。一般的体力活动不会引起呼吸困难、乏力、胸痛加剧或晕厥
Ⅱ	体力活动轻度受限。静息状态下无症状，但一般的体力活动会引起呼吸困难、乏力、胸痛加剧或晕厥

续表

分级	描述
Ⅲ	体力活动明显受限。静息状态下无症状，但轻微的体力活动即会引起呼吸困难、乏力胸痛加剧或晕厥
Ⅳ	不能从事任何体力活动，并可能出现右心衰竭的体征。静息状态下可出现呼吸困难和（或）乏力，并且在任何体力活动几乎都可以加重这些症状

哪些实验室检查可以协助诊断肺动脉高压？什么是6min步行试验？

答：12导联心电图检查在肺动脉高压筛选中有重要价值，有特征性改变，如电轴右偏、Ⅰ导联出现S波、肺型P波、右心室肥厚的表现，右胸前导联可出现ST-T波低平或倒置。其机制是肺动脉高压造成右心室肥厚，心包心肌张力增加影响心肌供血。超声心动图是筛选肺动脉高压最重要的无创检查方法，在不合并肺动脉瓣狭窄及流出道梗阻情况时，肺动脉收缩压等于右心室收缩压。右心导管检查不仅是确诊肺动脉高压的金标准，也是诊断和评价肺动脉必不可少的检查手段。肺通气功能检查是常规的检查方法，如无禁忌，所有肺动脉高压患者均须完成肺功能检查，以了解患者有无通气功能障碍，为排除慢性阻塞性肺疾病、肺间质病变提供依据，也为鉴别原发性肺动脉高压和继发性肺动脉高压提供依据。

6min步行试验（6MVT）是评价肺动脉高压患者活动耐量水平状态最重要的检查方法，是计算6min内患者步行距离试验，结果与预后有明显的相关性。此外，它也是评价治疗是否有效的关键方法。

该类患者目前首要的护理问题是什么？目标是什么？该采取哪些护理措施？

答：（1）首要的护理问题　低氧血症，与通气功能障碍、气体交换受损有关。

（2）目标　改善通气功能障碍，提高运动耐力，延缓右心衰竭的发生、发展。

（3）护理的关键　给予正确的氧疗并改善通气，保持呼吸道通畅。具体护理措施如下。

① 氧疗：通常给予患者鼻导管或面罩吸氧 2～4L/min。如果心力衰竭患者缺氧严重而无二氧化碳潴留时吸氧为 6～8L/min。低氧血症伴二氧化碳潴留时吸氧 1～2L/min，观察氧疗效果。

② BiPAP 呼吸机辅助呼吸护理：如果患者氧疗效果不佳，甚至出现呼吸缓慢、球结膜充血、意识障碍加深、二氧化碳分压（$PaCO_2$）升高等 CO_2 潴留加重的表现，需遵医嘱给予 BiPAP 呼吸机辅助呼吸。妥善固定面罩，面罩与面部吻合良好，头带松紧适宜，松紧程度以不漏气为宜。定时观察面部皮肤，防止压力性损伤。同时指导患者呼吸，人机配合协调。定时查血气分析，观察疗效。

③ 保持呼吸道通畅，改善通气：此患者合并肺部感染，应遵医嘱给予化痰、平喘等治疗，清除呼吸道分泌物。适当给予雾化吸入。并协助患者翻身、拍背、协助排痰。

④ 病情观察：应密切观察该患者的神志、面色、颈动脉搏动、皮肤温度；观察有无咯血、胸痛的情况；观察患者心率、心律、有无心律失常的表现；观察呼吸频率，监测动脉血气结果等。

⑤ 预防晕厥发生，以防发生意外：肺动脉高压患者应用血管扩张药时由于药物作用可出现直立性低血压，易发生晕厥，特别是在服药后 1～2h 最易发生。所以应嘱患者在服药 2h 内卧床休息，服药 2h 后起床时要先在床上坐几分钟，无任何不适感觉再缓慢下床活动，必要时加用床档。服药前后注意监测患者血压。

⑥ 预防窒息的发生：及时发现有咯血倾向时备好吸引器、止血药物，如垂体后叶素、氨甲苯酸、维生素 K 等。咯血时注意患者体位，以半坐位头偏向一侧为宜。

伊洛前列素有什么作用？该患者使用伊洛前列素做雾化时应注意哪些事项？

答：（1）作用　伊洛前列素有抑制血小板聚集、扩张小动脉和小静脉的作用，吸入后可直接扩张肺动脉血管床，可持续降低肺动脉压力与肺血管阻力，增加心排血量。

（2）注意事项

① 患者尽量取坐位或半卧位，此药物昂贵，在正式吸入前，可先使用生理盐水作为雾化液试吸。

② 有晕厥史的患者应避免情绪激动，每天清醒未下床时吸入首剂。

③ 正确配制药液，指导患者将口含式雾化器含在舌根部，按平常呼吸频率进行呼吸，至药液雾化完，每次大约 10min。因伊洛前列素的血管扩张作用会引起颜面部血管扩张充血、皮肤潮红，在雾化治疗期间避免使用面罩，仅使用口含嘴来给药。

④ 雾化过程中如果患者呼吸困难、气促，可暂停，予吸氧，待症状缓解后继续雾化。切忌深吸气，堵塞雾化器出气口，防止伊洛前列腺素过量发生中毒症状。

⑤ 吸入时不应与皮肤和眼部接触，避免口服咽下药液。

⑥ 每次雾化完后漱口，雾化器用流动水冲洗，晾干备用。

⑦ 观察患者有无头晕、头痛、面部充血、咳嗽、发热等反应。

该患者服用的西地那非有什么作用？使用时应注意哪些方面？

答：（1）西地那非对血管平滑肌有直接松弛作用，能降低肺循环、肺动脉压、减轻右心负荷。

（2）在临床上应注意以下几点使用注意事项。

① 禁忌与硝普钠联合使用。

② 阴茎解剖畸形（如阴茎偏曲、海绵体纤维化）、易引起阴茎异常勃起的疾病（如多发骨髓瘤、白血病）慎用西地那非。

③ 口服西地那非后吸收迅速，空腹状态下口服 30～120min 后达到血浆峰值浓度，因此口服西地那非后应卧床休息 30～60min，以免引起直立性低血压。

④ 服用西地那非后，患者常感到口渴，注意限制患者的入水量，防止出现心力衰竭。

⑤ 与高脂肪食物同时服用时吸收率降低，影响药物的效果，因此宜采用低脂肪饮食。

肺动脉高压可以治愈吗？病情稳定后如何进行健康宣教？

答：(1) 目前来说，尚无一种药物和治疗方案能治愈肺动脉高压。肺移植也无法真正使大多数患者的长期预后得到改善。但15年来PAH药物治疗的显著进步，使得患者的长期预后得到改善，在病理生物学和临床管理方面的巨大进步已经使得患者生活质量及生存率得到显著改善。

(2) 患者病情稳定后的健康宣教如下。

① 患者应保持充足的休息，可以减轻肺动脉高压引起的乏力症状。

② 无严重心力衰竭的患者应保持适量的运动，根据医师开出的运动处方进行运动，但反对参加剧烈的体育运动。对于头晕、头痛、胸痛、呼吸困难者，进行活动时应当非常谨慎，因为这些患者在运动中可以发生致死性晕厥。

③ 肺动脉高压患者应戒烟，或注意避免接触二手烟。

④ 肺动脉高压患者应注意避孕和使用避孕药。育龄期的妇女应注意避孕，因为妊娠、分娩和产后的这些过程会产生巨大的血流动力学改变，对患者和胎儿会产生严重影响。如果妊娠，应考虑终止妊娠；同样要避免口服避孕药，因为这类药物有增加血栓形成的风险。

⑤ 肺动脉高压患者应避免在高原地区旅游和居住。

⑥ 肺动脉高压患者注意避免血压过低的状态，如蒸桑拿、长时间洗热水澡等，这些情况使患者的血压过低，易出现晕厥甚至猝死情况。

⑦ 注意健康的饮食和生活方式。应限制钠盐和过多水分的摄入，防止心脏负荷过重，同时注意情绪的调节，减少精神负担，预防感冒，可改善生活质量。

【护理查房总结】

肺动脉高压特别是特发性肺动脉高压是一种少见病，但病情严重，往往治疗效果不理想，故一定要关注这类疾病的管理和护理，延缓病程进展，减少急性加重次数，提高患者生活质量。特别注意以下几点。

① 做好患者的心理护理：特发性肺动脉高压发病率（30～50)/1000000。患者需要长期治疗，医疗费用高，精神压力、经济压力巨大，患者易产生悲观、焦虑、抑郁、烦躁等心理。而这些情绪会使肺动脉压力升高，不利于疾病的恢复。护士提供持续的情感支持，加强与患者沟通，提供优质护理服务，以帮助患者、家属或照顾者，以应付这个不可预知的慢性疾病，尽可能达到最佳的生活质量。

② 做好氧疗护理，选择合适的氧疗方式，改善通气功能，纠正低氧血症。

③ 做好患者的饮食宣教，摄入易消化的食物，补充足够的维生素和适量的无机盐，限制钠盐的摄入，限制液体的摄入，少量多餐，切忌过饱。

④ 做好药物作用及不良反应的观察和护理。遵医嘱正确及时用药，对于治疗肺动脉高压的药物，应做好认真核对工作，防止出错。

⑤ 此类患者病情严重，随时有出现急性心力衰竭的风险，一旦出现呼吸困难、烦躁不安、大汗淋漓、恐惧，肺部听诊有大量湿啰音，提示发生急性左心衰竭，护士应立即配合医师进行抢救。

查房笔记

病例12 • 心力衰竭

【病历汇报】

病情 患者男性，70岁，因“反复胸闷、气促3天，加重2h余”急诊抬送入院。患者无明显诱因下出现胸闷、气促，活动后明显，不能平卧，伴咳嗽，咳少许白黏痰。患者既往有冠心病、房颤病史。

护理体查 T 37.2℃，P 102次/min，R 24次/min，BP 140/80mmHg。神志清楚，精神差，口唇轻度发绀，颈部软，颈静脉怒张，肝颈静脉回流征阳性，双肺呼吸音粗，可闻及湿啰音。心电监测示窦性心动过速、频发室性早搏。

辅助检查 血常规示白细胞计数24.37×10^9/L，中性粒细胞计数22.37×10^9/L，中性粒细胞91.74%，血小板计数964×10^9/L，生化结果示谷草转氨酶（AST）72U，谷丙转氨酶（ALT）97.5U，尿素氮（BUN）15.5mmol/L，乳酸脱氢酶（LDH）1123U/L，D-二聚体14μg/ml，K^+ 3.17mmol/L。

入院诊断 冠心病（缺血性心脏病型），心功能不全，心功能Ⅳ级，心律失常；肺部感染。

目前主要的治疗措施

① 强心、利尿、扩血管，改善心脏供血，减轻心脏负荷。

② 抗感染对症治疗。

③ 心电监护，记录24h出入水量。

护士长提问

该患者诊断为心力衰竭的依据有哪些？诊断急性心力衰竭的依据是什么？

答：患者为老年男性，既往有冠心病史，具有器质性心脏病。

患者的胸闷、气促、咳嗽、咳痰、呼吸困难、不能平卧是由于左心衰竭引起的肺淤血所致，而右心衰竭的体循环淤血引起的颈静脉怒张、肝颈静脉回流征阳性等是诊断心力衰竭的重要依据。

急性心力衰竭（acute heart failure）是指由于急性心脏病变引起的心排血量显著、急骤下降导致组织器官灌注不足和急性淤血综合征，以急性左心衰竭较为常见。其诊断依据是临床的典型表现，如突发的呼吸困难，呼吸频率达 30～40 次/min，强迫坐位，发绀，大汗淋漓，烦躁不安，同时频繁咳嗽，常咳粉红色泡沫样痰，重者可因脑缺氧而神志模糊。听诊时两肺布满湿啰音和哮鸣音，心尖部第一心音减弱，同时可闻及奔马律。

心力衰竭的诱因有哪些？

答：有基础心脏病的患者，其心力衰竭的症状往往是由一些增加心脏负荷的因素所诱发，常见的原因如下。

① 感染，以呼吸道感染最常见。

② 心律失常，如房颤。

③ 血容量增加，如摄入钠盐过多，静脉输液过多、过快。

④ 过度体力消耗或情绪激动。

⑤ 治疗不当，如过度使用洋地黄类药物、过度降压。

⑥ 并发心肌梗死、合并甲状腺功能亢进症等疾病。

心力衰竭分为哪几种？其临床特点各是什么？

答：临床上一般分为左心衰竭、右心衰竭和全心衰竭。

（1）左心衰竭

① 呼吸困难：是左心衰竭的最早和最常见的症状。主要由于急性或慢性肺淤血和肺活量降低所引起。阵发性夜间呼吸困难是左心衰竭的一种表现，胸闷，气促，患者常在熟睡中憋醒，有窒息感，被迫坐起，咳嗽频繁，出现严重的呼吸困难。

② 咳嗽和咯血：是左心衰竭的常见症状。

③ 其他：可有疲乏无力、失眠、心悸等。

（2）右心衰竭

① 上腹部胀满：是右心衰竭较早的症状。常伴有食欲缺乏、恶心、呕吐及上腹部胀痛。

② 颈静脉怒张：是右心衰竭的一个较明显征象。

③ 水肿：心力衰竭性水肿多先见于下肢，呈凹陷性水肿，重症者可波及全身，下肢水肿多于傍晚出现或加重，休息一夜后可减轻或消失。

④ 发绀：右心衰竭者多有不同程度的发绀。

⑤ 神经系统症状：可有神经过敏、失眠、嗜睡等症状。

⑥ 心脏体征：主要为原有心脏病表现。

（3）全心衰竭　可同时存在左、右心衰竭的临床表现，也可以左心衰竭或右心衰竭的临床表现为主。

此患者是全心衰竭，口唇轻度发绀，颈静脉怒张，肝颈静脉回流征阳性，两肺底呼吸音粗，两肺底闻及湿啰音。

心功能的分级是什么？这名患者属于第几级？

答：按照纽约心脏病协会（NYHA）的标准，将心功能分为4级。

Ⅰ级：患者患有心脏病，但日常活动量不受限制，平时一般活动不引起疲乏、心悸、呼吸困难或心绞痛。

Ⅱ级（心力衰竭Ⅰ度）：心脏病患者的体力活动受到轻度限制，休息时无自觉症状，但平时一般活动下可出现疲乏、心悸、呼吸困难或心绞痛。

Ⅲ级（心力衰竭Ⅱ度）：心脏病患者的体力活动明显受限，少于平时的一般活动即可引起上述症状。

Ⅳ级（心力衰竭Ⅲ度）：心脏病患者不能从事任何体力活动。休息状态下也出现心力衰竭的症状，体力活动后加重。

该患者在休息时也存在呼吸困难，活动后明显，属于心功能Ⅳ级。

心力衰竭的护理常规有哪些？

答：（1）绝对卧床休息，保证足够的睡眠。

（2）给低盐、低脂、易消化饮食，少量多餐，不宜过饱。

（3）病室安静舒适，空气新鲜，冬天注意保暖，防止着凉。

（4）对于长期卧床的患者，要加强皮肤护理，保持床单位整洁，防止发生压力性损伤。

（5）密切观察病情变化，如心率、心律、脉搏、呼吸及血压等，并记录。

（6）严格掌握输液速度，以15～20滴/min为宜，同时准确记录24h出入量。

（7）保持大便通畅，排便时勿用力，便秘者给予缓泻药。

（8）应用洋地黄药物者，注意观察药物的毒性作用，每次给药前询问有无恶心、呕吐、头晕、视物模糊、黄绿视等，如心率低于60次/min或有严重胃肠道及神经系统毒性反应时，停药并通知医师。

（9）呼吸困难时，协助取半卧位，低流量吸氧。如发生急性肺水肿应取端坐位，减少回心血量，减轻肺水肿，高流量吸氧4～6L/min。

（10）加强心理护理，态度和蔼，给予精神安慰，以增加患者的安全感。

急性左心衰竭发作时如何进行救护？

答：（1）患者病情发生变化时，护士要立即判断和证实是否发生急性左心衰竭，其最主要的特征为端坐呼吸、发绀、面色苍白、大汗淋漓、烦躁、皮肤湿冷，双肺满布干湿啰音，脉搏细速，血压变化，咳粉红色泡沫痰。

（2）紧急呼叫医师到场抢救。

（3）协助患者取端坐位，高流量吸氧，必要时尽早使用无创呼吸机辅助通气。

（4）上心电监护，监测血压、心率、心律和呼吸，建立静脉通道，备好药物，如呋塞米、硝酸甘油、硝普钠、毛花苷C、吗啡等，控制液体输入速度，30～40滴/min。

（5）准确记录患者出入量，按要求控制液体入量。

（6）保持呼吸道通畅，监测血氧饱和度，发生呼吸衰竭时，查动脉血气分析，配合医师行气管插管或气管切开。

（7）若患者病情平稳后，护士要做好基础护理，保持口腔清洁，做好皮肤护理。关心、安慰患者和家属，做好心理护理。

（8）抢救结束后，由医师补开口头医嘱（在6h内完成）。完善护理记录。

在紧急救治心力衰竭患者时，使用硝普钠很关键，在应用时应该注意哪些？

答：护士应根据医嘱，迅速建立静脉通道，给予急救药物。非禁忌证者，可立即给予硝普钠注射液。

硝普钠是一种强有力的血管扩张药，能同时扩张动脉、静脉，降低心脏前、后负荷，从而改善心肌收缩力，纠正心力衰竭。一般将硝普钠溶入葡萄糖溶液中缓慢静脉滴注，剂量可以从15～40μg/min开始，根据患者反应及血压变化调整输入量。对于顽固性心力衰竭，可以给予高浓度200～400g/min输入。用硝普钠最大量使患者心力衰竭好转或纠正后，应逐渐减量至停用。

硝普钠只适于溶入葡萄糖溶液中静脉滴注，对血压影响大，不可直接推注。药物性质不稳定，见光易分解，静脉应用时应避光，且配制好的溶液不超过24h。给药后，护士应定时监测血压，密切观察药物效应。

患者病情稳定后，如何向患者及家属进行健康教育？

答：（1）饮食指导　低热量、易消化饮食；少食多餐，晚餐不宜过饱，避免发生夜间左心功能不全，适当限制水分，减少循环血量，减少心脏负担。服用利尿药尿量多时可多吃大枣、橘子、香蕉、韭菜等含钾高的食物，适当补钾。

（2）休息、活动指导　保证充足的睡眠，协助日常生活，根据心功能情况指导活动，避免长期卧床发生静脉血栓、直立性低血压。指导患者出院后自己也应保持平和的心态，各种活动要量力而行，既不逞强，也不过分依赖别人。对自己的疾病不能忽视，也不要过分关注，因为过分紧张往往更易诱发急性心力衰竭。

（3）继续治疗，合理安排工作、生活，尽量避免诱因。

（4）戒烟。

（5）控制血压，降血脂。

【护理查房总结】

本病例具有典型的心力衰竭的症状和体征，其治疗措施也是基于心力衰竭的治疗原则。护理上要注重病情的观察，及时发现急性发作的一些预兆，如频繁咳嗽、心率增快等。保留通畅的静脉通路是保证药物及早应用的保障。患者在急性心力衰竭发作时情绪紧张、恐惧、有濒死感，护士应在病情观察和应用药物的同时向患者给予积极的心理安慰。

查房笔记

病例13 • 马方综合征

【病历汇报】

病情 患者男性，28岁，因“活动后心悸、气促5年多，加重并胸痛1天”入院。患者2007年参加篮球赛后感心悸、气短，休息后缓解，当时未加注意。近半年来每当剧烈活动后便出现上述症状，伴胸闷、心前区不适，曾在当地医院就诊，诊断为“马方综合征”，但未予进一步治疗。昨天搬重物上楼时突然感觉胸痛较剧烈，遂来本院就诊。经B超等检查后以“马方综合征并主动脉夹层”收住本科。发病以来无双下肢水肿，精神及食欲欠佳，大小便无异常。既往无不良嗜好。

护理体查 T 36.8℃，P 106次/min，R 20次/min，BP 180/95mmHg。神志清楚，表情痛苦，查体合作，由人扶送入病房。身高189cm，狭长脸，四肢细而长，蜘蛛足样趾，站立位双手下垂过膝，双手指距200cm，肌张力低，拇指征阳性，腕征阳性。

辅助检查 血常规示WBC 6.0×10^9/L，N 75%。心脏彩色B超示主动脉夹层、重度主动脉瓣反流、二尖瓣后叶脱垂并小腱索断裂、重度反流；胸部X线片示胸主动脉影增宽、心影增大，双侧少量胸腔积液；心电图检查示一度房室传导阻滞、ST-T改变；视力检查双眼均为0.1。

入院诊断 马方综合征并主动脉夹层。

目前主要的治疗措施

① 收住监护病房，绝对卧床休息，避免增加胸腹腔压力的动作。

② 硝普钠静脉滴注降血压，控制夹层分离的发展；吗啡皮下或静脉注射或盐酸哌替啶肌注镇痛。

③ 心电监护、血压监测，准备好抢救器材和药品，发现异常及时处理。

④ 申请尽快CTA检查以助确诊主动脉夹层。

护士长提问

什么是马方综合征？该患者诊断为马方综合征的依据有哪些？

答：马方综合征又名蜘蛛指（趾）综合征，属于一种先天性遗传性结缔组织疾病，为常染色体显性遗传，患者多有家族史。主要表现为骨骼、眼和心血管系统受累。心血管方面表现为大动脉中层弹力纤维发育不全，主动脉或腹总主动脉扩张，形成主动脉瘤或腹主动脉瘤。主动脉扩张到一定程度以后，将造成主动脉破裂死亡，也可因心力衰竭、心律失常致死。

患者体形瘦长，身高189cm，狭长脸，四肢细而长，蜘蛛足样趾，双手指距（200cm）大于身高，双眼高度近视（左、右视力均0.1），见图2-2。CT检查示胸主动脉影增宽，符合主动脉夹层。彩色B超示主动脉夹层动脉瘤、重度主动脉瓣反流、二尖瓣后叶脱垂并小腱索断裂、重度反流。入院后CTA检查确诊为主动脉夹层，因此，马方综合征诊断成立。

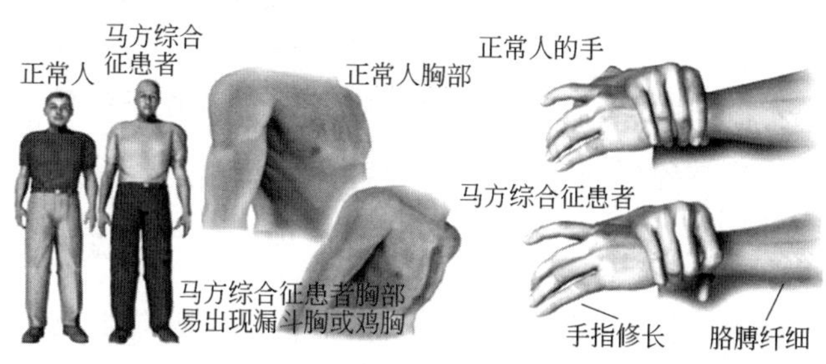

图2-2　马方综合征

该类患者首优的护理问题是什么？目标是什么？该采取哪些护理措施？

答：(1) 首优的护理问题　胸痛，与动脉夹层分离有关。

(2) 护理的目标　控制夹层分离的发展，确切镇痛。

（3）护理措施　关键是迅速降低血压，降低心脏后负荷，减少左心室收缩的压力和速度，减少主动脉的应切力，控制夹层分离的发展。具体措施如下。

① 一般护理：绝对卧床休息，避免增加胸腹腔压力的动作，如用力排便、翻身、咳嗽等。给予高蛋白、高维生素、清淡、易消化饮食，保持大便通畅，必要时使用通便药，加强生活护理、基础护理。

② 胸痛护理：疼痛的加重与缓解都是病情变化的重要指标之一，疼痛部位常提示夹层起始部位，应及时遵医嘱应用吗啡或盐酸哌替啶等镇痛药，必要时使用人工冬眠疗法，持续吸氧 4～6L/min；若疼痛缓解，是夹层血肿停止扩展和治疗显效的重要指标。疼痛减轻后又反复出现，说明夹层分离未被控制；疼痛突然加重，提示血肿有破裂趋势，病情危急，应及时向医师汇报，采取相应的措施；疼痛骤然减轻可能是血肿溃入血管腔。

③ 监测生命体征：给予心电、血压、血氧饱和度监测，由于胸痛、恐惧等因素使该患者心率达 106 次/min，血压 180/95mmHg，积极控制血压和心率对延缓动脉夹层的扩展及防止动脉瘤的破裂十分关键，须严密监测心率、心律及血压的变化。血压不稳定期应 5～10min 测量一次，稳定后逐渐延长测量时间，测血压时应左、右、上、下肢同时测量，以血压高的值为准。血压下降后疼痛明显减轻或消失是夹层动脉瘤停止其扩展的临床指征。将收缩压控制在 100～120mmHg、平均动脉压控制在 60～70mmHg、心率控制在 60～70 次/min 最适宜。

④ 用药护理：主动脉夹层的治疗关键是迅速降低血压，降低心脏后负荷，减少左心室收缩的压力和速度，减少主动脉的应切力，控制夹层分离的发展。遵医嘱给该患者使用血管扩张药硝普钠静脉滴注降血压，使用时需新鲜配制、避光；用药过程中应密切观察血压变化，严格控制速度，起始剂量为 10～25μg/min，后根据血压及病情调整剂量，最大剂量为 150～200μg/min；告知患者体位改变时一定要缓慢，严防直立性低血压所致的晕厥；若硝普钠用

药时间较长，临床每 6～8h 应更换。医嘱给予患者 β 受体阻滞药美托洛尔以控制心率、降低心肌收缩力和射血速度，用药过程中应密切观察心率变化，心率控制在 60～70 次/min，可有效地延缓或终止夹层血肿继续伸延，疼痛消失；如出现心动过缓应及时通知医师。

⑤ 心理护理：患者突然剧烈胸痛，使患者紧张焦虑，加上对监护室环境较为陌生并令其绝对卧床休息，使其更为紧张，过度的紧张极不利于心率、血压控制，可促使夹层血肿延伸。应耐心倾听患者主诉，了解患者恐惧的原因，鼓励其表达心中感受，建立信任的护患关系。向其介绍病室环境及其主治医师与责任护士，进行各项护理操作前，先解释操作目的，并且动作要轻柔；耐心讲解疾病的相关知识，为其讲述成功案例；指导患者使用松弛疗法，如缓慢地深呼吸。

该患者还有哪些护理诊断？

答：(1) 知识缺乏　与缺乏信息来源，认知能力受限有关。

(2) 潜在并发症　如主动脉瘤破裂、心力衰竭、心律失常。

病情稳定以后如何向患者进行健康教育？

答：(1) 避免重体力劳动和情绪激动，保持生活规律，禁止做屏气动作，禁抬重物。

(2) 健身要讲科学，非运动员参加激烈对抗性体育运动，应在 1 个月前开始锻炼，逐步增加运动量。患感冒、上呼吸道感染、急性扁桃体炎、麻疹等疾病后，须休息一段时间后再锻炼。

(3) 饮食应多食粗纤维、清淡、易消化、富含维生素食物，保持大便通畅。

(4) 遵医嘱正确服药，教会患者自测心率和血压。

(5) 定期心血管科门诊复诊，根据血压心率情况调整药物剂量。

病情稳定以后如何预防不良事件的发生？

答：马方综合征死亡的主要原因绝大多数是心血管病变所致。

最常见的是主动脉瘤破裂、心脏压塞或主动脉瓣关闭不全和二尖瓣脱垂而致的心力衰竭或心肌缺血。该患者重度主动脉瓣和二尖瓣反流、主动脉根部明显扩张并夹层动脉瘤，应考虑手术治疗，置换人工血管和心脏瓣膜。

运动中可能猝死的高危人群有哪些？如何预防？

答：高危人群有心血管疾病患者、有猝死家族史者、马方综合征患者、肥厚型心肌病患者、多次晕厥发生者等。预防运动猝死，首先要进行全面体检，以便尽早发现危险因素；健身要讲科学，循序渐进，运动时进行心率监测。

【护理查房总结】

马方综合征常以骨关节、眼、心肌受累为其特征，当病变累及主动脉时，动脉中层弹力纤维局部断裂或坏死，基质发生黏液样变或囊肿形成。除了内科药物治疗以外，护理也至关重要，是预防夹层破裂的重要保障。急性期应绝对卧床休息，实施严密监护，要加强生活护理、基础护理及心理护理，并要掌握该病的疼痛特点，及时配合医师给予治疗，同时应嘱患者尽量避免用力排便、剧烈咳嗽、精神过度紧张等因素，以免诱发夹层破裂出血，并且要做好康复期患者的出院指导。

查房笔记

第三章 消化系统疾病

病例1 • 消化性溃疡

【病历汇报】

病情 患者男性，42岁，因“间断血便3天，呕血3h”入院。患者3天前出现中上腹部疼痛不适，伴返酸、嗳气等症状，进食后缓解。既而出现解暗红色血便，自服磷酸铝凝胶，未就诊。3h前突然恶心，呕出暗红色液体，量约300ml，内含血凝块伴暗红色大便2次，总量约300ml，急送本院急诊科后收治入本科。既往有消化性溃疡病史。间断饮酒十余年，否认乙型肝炎及结核等传染病史。

护理体查 T 36.8℃，P 102次/min，R 24次/min，BP 95/52mmHg，神志清楚，精神差，急性病容，平车推送入科。患者急性贫血貌，面色苍白，皮肤、巩膜无黄染，结膜、口唇、甲床颜色减退，浅表淋巴结不大，中上腹部压痛，肝、脾未及，移动性浊音（—），肠鸣音活跃，双下肢无水肿。

辅助检查 血常规示RBC 3.05×10^{12}/L，Hb 68g/L；大便潜血试验（+），幽门螺杆菌（Hp）（+）；胃镜显示十二指肠球部可见一大小约0.5cm×1cm溃疡，溃疡底附白苔，周围黏膜明显充血水肿，有活动性出血。

入院诊断 上消化道出血，十二指肠球部溃疡；失血性贫血。

目前主要的治疗措施

① 下病危通知书，中心吸氧，心电监护，密切观察生命体征

变化及出血情况。

② 予以扩容、制酸、保护胃黏膜、止血等对症支持治疗。

③ 禁食，绝对卧床休息。

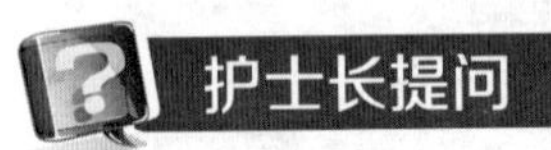

消化性溃疡的好发部位在什么地方?

答：消化性溃疡可发生于食管下段、胃肠吻合术后吻合口、空肠以及具有异位胃黏膜的梅克尔（Meckel）憩室，但绝大多数的溃疡发生于胃和十二指肠。胃溃疡大多发生在胃窦小弯胃角部附近。十二指肠溃疡多半发生在十二指肠球部前壁。

消化性溃疡最主要的临床表现是什么？有何特点?

答：(1) 消化性溃疡的临床表现有中上腹部疼痛及其他的消化道症状，最主要的是中上腹部疼痛。

(2) 而消化性溃疡疼痛具有下列特点。

① 长期性：疼痛长期反复发作，可长达几年甚至数十年。

② 周期性：上腹疼痛呈周期性发作，尤以十二指肠溃疡更为突出。春、秋季节发作者较多见。

③ 节律性：十二指肠溃疡的疼痛好在两餐之间发生，至下餐进食或服抗酸药物后缓解。胃溃疡疼痛常发生在餐后 1h 内，经1～2h 后逐渐缓解。

④ 疼痛部位：十二指肠溃疡的疼痛多出现于中上腹部，或在脐上偏右处；胃溃疡疼痛的位置多在剑突下和剑突下偏左处。

⑤ 疼痛性质：多呈钝痛、灼痛或饥饿样痛，一般较轻而能耐受。

⑥ 影响因素：疼痛常因精神刺激、过度疲劳、饮食不慎、药物影响、气候变化等因素诱发或加重。

该患者的诊断依据是什么？

答：该患者有消化性溃疡的既往史，出现节律性中上腹部疼痛，有返酸、嗳气、恶心、呕吐及其他消化不良的症状，并出现上消化道出血的并发症。胃镜显示十二指肠球部溃疡，有活动性出血。上述症状、体征及检查均支持十二指肠球部溃疡的诊断。

什么是 Hp？对于消化性溃疡的患者，为什么要检测 Hp？

答：Hp 即幽门螺杆菌。现已证实幽门螺杆菌（Hp）是导致消化性溃疡发生和复发的关键原因。因此，临床上对于消化性溃疡的患者，须常规检测 Hp，成功地根除 Hp 和防止 Hp 传播是治愈和降低消化性溃疡发病率的关键。

Hp 的致病机制是什么？如何减少传播？

答：幽门螺杆菌具有多种毒性因子，包括自身独特的螺旋外形，菌体运动，黏附、分泌各种高活性的酶（如尿素酶、磷脂酶、蛋白酶、过氧化氢酶等）及产生细胞毒素（如空泡毒素 A、细胞毒素相关蛋白 A），这些毒性因子可以引起胃、十二指肠黏膜的炎性反应、高促胃泌素血症、生长抑素的合成与分泌降低、胃酸与胃蛋白酶分泌升高，局部炎症介质产生增加，结合其他因素加重胃及十二指肠黏膜损伤，从而导致消化性溃疡的发病。

幽门螺杆菌的传染性很强，主要通过消化道传播。手、不洁食物、不洁餐具、粪便等是常见的传播媒介。所以，日常饮食要养成良好的卫生习惯，家庭成员采用分餐制，餐前洗手，餐具器皿定期消毒，预防相互感染；保持口腔健康，餐后漱口，每 3 个月更换一次牙刷；蔬菜、水果要清洗干净，不宜喝生水，尽量减少感染机会。

常用治疗药物的使用及注意事项是什么？

答：药物治疗是消化性溃疡的重要治疗方法。在服药过程中必须严格遵照相关注意事项，才能使药物发挥最好的疗效。

① 雷尼替丁、奥美拉唑、兰索拉唑、埃索美拉唑等降低胃酸的药物在急性期应于清晨空腹及晚上睡前各服一粒。缓解期于睡前

服一粒。此类药物的缓释胶囊或肠溶片应整粒吞服，不能咀嚼，以免药物过早在胃内释放，影响疗效。

② 铝碳酸镁于餐后 1～2h、胃部不适时咀嚼后咽下服用。

③ 磷酸铝凝胶使用前充分摇匀，亦可伴少量开水或牛奶服用。胃炎、胃溃疡于饭前半小时前服用。十二指肠溃疡于饭后 2h 及疼痛时服用。

④ 多潘立酮、曲美布汀、莫沙必利、伊托必利等促进胃动力药物于餐前 15～30min 服用。

⑤ 甲硝唑，左氧氟沙星，阿莫西林，克拉霉素、呋喃唑酮等抗 Hp 感染的药物一般要和质子泵抑制药（奥美拉唑、泮托拉唑、兰索拉唑、埃索美拉唑）及铋剂联用，每天 2 次（质子泵抑制药及铋剂于餐前服用、抗生素于餐后服用），连续服药 10～14 天。

该类患者目前最主要的护理问题是什么？应采取哪些护理措施？

答：(1) 该类患者目前最主要的护理问题　组织灌注不足，因上消化道出血所致；有窒息的危险，与呕血时可能堵塞气道有关。

(2) 针对这两个最重要的护理问题，应采取下列护理措施。

① 立即建立多条静脉通路，迅速补充血容量，遵医嘱输液、输血及使用血浆代用品。根据患者失血量和中心静脉压决定输液量和速度。

② 指导危重患者绝对卧床休息，注意保暖，取平卧位，略抬高下肢，协助患者呕血时头偏向一侧，避免血块堵塞呼吸道引起窒息；尽量减少不必要的搬动。

③ 遵医嘱配合立即进行药物止血及内镜下止血。

④ 严密观察生命体征及病情变化。予吸氧，心电监护仪进行监测，每 15～30min 测脉搏、血压、血氧饱和度。观察神志、末梢循环、尿量、呕血及大便的色、质、量。

⑤ 观察药物疗效，严格控制特殊药物如生长抑素类、垂体后叶素的滴速，如出现眩晕、耳鸣、心律失常等不良反应时，应及时报告医师处理。

⑥ 发现患者有头晕、心悸、出冷汗、血压急剧下降等休克表现，及时报告医师并立即协助处理，完善好护理记录。

⑦ 安抚患者及家属的情绪，消除紧张、恐惧心理。

该患者还有哪些护理问题？

答：患者目前还有较多的护理问题，包括以下几项。

① 情绪状态改变：恐惧。

② 营养失调：低于机体需要量。

③ 生活自理能力缺陷。

④ 排便异常。

⑤ 活动无耐力。

⑥ 知识缺乏等。

如何对消化性溃疡患者进行饮食指导？

答：消化性溃疡患者的饮食应遵循下列原则。

① 急性期有大量消化道出血时应禁食。出血停止后24～48h可进食少量温凉流质饮食，少量出血、无呕吐者，可进食温凉、清淡流质，待病情好转后循序渐进逐步过渡到半流食及软食。

② 细嚼慢咽，避免进食过急、过快；通过充分的咀嚼可增加唾液分泌，稀释和中和胃酸，并有提高黏膜屏障保护的作用。

③ 定时定量，急性活动期，以少吃多餐为宜，每天进餐4～5次即可，恢复期应恢复到平时的一日三餐。

④ 饮食宜注意营养，戒烟酒，并避免咖啡、浓茶、浓肉汤和辣、酸等刺激性调味品或辛辣的饮料。

患者病情稳定以后如何对患者进行健康教育？

答：(1) 帮助患者了解疾病相关知识，保持良好的心境和乐观的生活态度，合理安排作息时间，树立根除疾病的信心。

(2) 嘱患者按时服药，勿自行停药及增减剂量。嘱患者禁用如阿司匹林等非甾体抗炎药物。

(3) 禁烟、酒、浓茶、咖啡等对胃有刺激的食物。

(4) 使患者明确了解Hp的致病性及传染性，按疗程服用抗

Hp 药物，疗程结束 1 个月后复查抗 Hp 效果，同时特别注意防止家庭内的感染，做好餐具的消毒。

（5）定期到门诊随访。

【护理查房总结】

消化性溃疡是常见病、多发病，而且是典型的身心疾病，其发生、发展、转归、预后和防治等方面与患者所处的社会环境、心理状态、生活行为方式等密切相关。因此，对消化性溃疡患者进行的健康教育对调整和改变患者以往的不良生活方式、促进康复、提高生活质量具有重要作用。消化性溃疡最为常见的并发症是上消化道出血，出血量较大时可导致患者死亡。所以，迅速的反应及正确的护理抢救配合是减少患者病死率的关键所在。

查房笔记

病例2 • 上消化道出血

【病历汇报】

病情 患者男性，25岁，因“返酸、嗳气1个月，呕血1h”入院。近1个月余有返酸、嗳气，进食后偶有腹胀腹痛。1h前大量饮酒后出现腹痛，既而呕吐暗红色血液约300ml，并解暗红色血便约100ml。既往体健。

护理体查 T 36.7℃，P 100次/min，R 24次/min，BP 87/62mmHg。平车推送入病房，神志清楚，贫血貌，表情痛苦，查体合作。皮肤湿冷，腹部平软，肝、脾未触及，肠鸣音活跃。

辅助检查 大便潜血试验阳性；血红蛋白83g/L；呕吐物隐血试验阳性；电子胃镜（进口）检查示胃底、胃体黏膜充血水肿，见多处点状糜烂，可见鲜红色或咖啡色出血点。

入院诊断 上消化道出血。急性糜烂性出血性胃炎。

目前主要的治疗措施

① 消化内科护理常规。

② 吸氧，心电监护，记录24h出入量。

③ 予以艾司奥美拉唑注射液持续给药抑酸，口服凝血酶、静脉滴注止血药物，磷酸铝凝胶护胃，胃镜下止血，予双歧杆菌三联活菌（培菲康）支持治疗。

护士长提问

什么是上消化道出血？

答：上消化道出血是指屈式韧带（Treitz韧带）以上的消化道，包括食管、胃、十二指肠、胰、胆道病变引起的出血，以及胃空肠吻合术后的空肠病变出血。

该患者存在哪些护理问题？

答：（1）组织灌注不足，与上消化道出血有关。

（2）有窒息的危险　与呕血或分泌物反流气管有关。

（3）恐惧　与消化道出血致生命威胁有关。

（4）潜在并发症　休克。

（5）排便异常　与上消化道出血有关。

（6）有皮肤完整性受损的危险　与长期卧床、营养不足有关。

（7）营养失调　与长期禁食、摄入不足有关。

针对该患者存在的护理问题应采取哪些护理措施？

答：（1）病情观察

① 生命体征监测：监测患者有无脉搏细速、心率加快、血压降低、脉压减少、呼吸困难、体温不升或发热等情况，持续心电监护。

② 观察周围循环状况：加强观察头晕、心悸、四肢厥冷、出汗、晕厥等失血性周围循环衰竭症状，注意皮肤和甲床的色泽，肢体是否温暖，周围静脉尤其是颈静脉充盈情况。

③ 严密观察患者神志变化：观察患者有无烦躁、精神疲倦、表情淡漠、嗜睡、意识不清，甚至昏迷情况。

④ 准确记录每天出入量和呕吐物及大便的颜色、形状和量，估计患者出血量。

⑤ 遵医嘱定期复查血常规、电解质和大便潜血试验，以了解患者出血是否停止和贫血程度。

（2）对症护理

① 提供舒适的体位。指导患者在呕血时，采取侧卧位或仰卧位头侧向一边，使呕吐物易于呕出，防止窒息。

② 迅速建立静脉通路，遵医嘱快速补充液体，立即配血，做好输血准备。

（3）生活护理

① 提供安静、舒适的环境，注意保暖。

② 协助患者日常基本生活。呕血时指导患者漱口，做好口腔护理。协助患者做好肛门皮肤护理，保持清洁、干燥。

③ 卧床休息至出血停止，保持充足的睡眠和休息。

④ 出血停止后适当室内活动，逐渐增加。和患者制订活动计划，逐渐提高活动耐力。

⑤ 禁食。无呕吐或无明显活动性出血时给予清淡而无刺激性的冷流食。出血停止后改半流食，逐渐过渡到正常饮食。

(4) 用药护理

① 抑制胃酸分泌药：H_2 受体拮抗药和质子泵抑制药对消化道出血效果较好。遵医嘱静脉滴注或静脉注射，出血停止后改口服。

② 胃黏膜保护药：宜餐前 1h 及睡前空腹服用。

③ 凝血酶：有加速血液凝固作用。可采取口服、局部灌注或内镜下局部喷洒的方法，应现配现用。不能与酸、碱及重金属等药物配伍。禁止血管内、肌内或皮下注射。

④ 血管加压素不良反应较大，滴注速度应缓慢、准确，并严密观察止血效果及不良反应，防止药液外渗，有冠心病、高血压者忌用。

(5) 心理护理

① 热情主动迎接患者做好入院宣教。

② 针对患者的顾虑，做好解释或指导工作，减轻患者紧张、不安和恐惧心理。

③ 尽量主动满足患者生理、心理需求，抢救工作应迅速而不忙乱，让患者对医护人员产生信任感。

④ 患者呕血、黑粪后应及时清除血迹和污物，以减少对患者的不良刺激。

⑤ 耐心细致地讲解患者的症状，体征和病情发展，治疗过程。

(6) 健康教育

① 针对原发病教育：帮助患者和家属认识消化道出血的原因，减少再出血的危险。

② 提高自我护理能力

a. 饮食指导：指导患者注意饮食卫生，进食易消化、少刺激、富含营养少渣饮食。应定时、定量、少食或忌食生冷、刺激性、油煎或油炸的食物。嘱患者戒除饮酒、饮浓茶及吸烟等不良嗜好。

b. 生活指导：注意身心休息，保持心情舒畅，生活有规律，避免过劳或睡眠不足，注意保暖。

c. 用药指导：熟悉各种抗酸药、解痉药、胃黏膜保护药、杀幽门螺杆菌药等药物的使用方法、疗效、不良反应等，正确指导患者合理用药，定期复查。

③ 指导患者识别出血和处理：指导家属和患者学会观察排泄物的颜色、性质、次数。密切观察继续出血情况和再出血情况。患者如出现头晕、心悸不适或呕血、黑粪时，应立即禁食、卧床休息。呕吐时，采取侧卧位或仰卧位脸侧向一边，并立即就医。

引起上消化道出血的原因有哪些？

答：(1) 上消化道疾病

① 食管疾病：食管炎（反流性食管炎、食管憩室炎），食管癌，食管消化性溃疡，食管损伤。

② 胃十二指肠疾病：消化性溃疡，急性胃炎（非甾体抗炎药如乙酰水杨酸、保泰松、吲哚美辛等或嗜酒引起的急性胃黏膜损害），慢性胃炎，胃黏膜脱垂，胃癌，急性胃扩张，十二指肠炎，胃手术后病变（胆汁反流性吻合口炎与残胃炎、缝线引起吻合口与残胃黏膜糜烂、残胃癌）。

(2) 门静脉高压　引起食管-胃底静脉曲张破裂。

① 肝炎后肝硬化、血吸虫病性肝硬化、胆汁性肝硬化等。

② 门静脉阻塞：门静脉炎，门静脉血栓形成，门静脉受邻近肿块压迫。

③ 肝静脉阻塞综合征。

(3) 上消化道邻近器官或组织的疾病

① 胆道出血胆管或胆囊结石，胆道蛔虫病，胆囊或胆管癌，术后胆总管引流管造成的胆道受压坏死，肝癌、肝脓肿或肝动脉瘤破入胆道。

② 胰腺疾病累及十二指肠胰腺癌，急性胰腺炎并发脓肿溃破。

③ 动脉瘤破入食管、胃或十二指肠，主动脉瘤，肝或脾动脉瘤破裂。

④ 纵隔肿瘤或脓肿破入食管。

（4）全身性疾病

① 血液病：白血病，血小板减少性紫癜，血友病，弥散性血管内凝血（DIC）及其他凝血机制障碍。

② 尿毒症。

③ 血管性疾病：动脉粥样硬化，过敏性紫癜，遗传性出血性毛细血管扩张，弹性假黄瘤等。

④ 结缔组织病：结节性多动脉炎，系统性红斑狼疮或其他血管炎。

⑤ 应激性溃疡，败血症，创伤、烧伤或大手术后，休克，肾上腺糖皮质激素治疗后，脑血管意外或其他颅脑病变，肺气肿与肺源性心脏病，急性呼吸窘迫综合征，重症心力衰竭等引起的应激状态。

⑥ 急性感染：流行性出血热、钩端螺旋体病等。

上消化道出血的临床表现有哪些?

答：（1）呕血和（或）黑粪是上消化道出血的特征性表现。出血部位在屈氏韧带以上者常有呕血和黑粪，在屈氏韧带以下者可仅表现为黑粪。但是出血量少而速度慢的幽门以上病变可仅见黑粪，而出血量大、速度快的幽门以下的病变可因血液反流入胃，引起呕血。呕血与黑粪的颜色、性质亦与出血量和速度有关。呕血呈现红色或血块提示出血量大且速度快，血液在胃内停留时间短，未经胃酸充分混合即呕出；如呕血呈棕褐色咖啡渣样，则表明血液在胃内停留时间长，经胃酸作用形成正铁血红蛋白所致。柏油样黑粪，黏稠而发亮，是因血红蛋白中铁与肠内硫化物作用形成硫化铁所致；当出血量大且速度快时，血液在肠内推进快，粪便可呈暗红色甚至鲜红色，应与下消化道出血鉴别；反之，空肠、回肠的出血如出血量不大，在肠内停留时间较长，也可表现为黑粪，应与上消化道出血鉴别。

(2) 出血量400ml以内可无症状，出血量＞400～500ml可引起贫血或进行性贫血、头晕软弱无力，突然起立可产生晕厥、口渴、肢体冷感及血压偏低等。短期（数小时）内失血超过1000ml或循环血量的20%即可产生休克，表现为烦躁不安或神志不清、面色苍白、四肢湿冷、口唇发绀、呼吸困难、血压下降至测不到、脉压缩小（小于3.33～4kPa）及脉搏快而弱（脉率大于120次/min）等，若处理不当，可导致死亡。

(3) 氮质血症　消化道出血产物被肠道吸收引起血中尿素氮浓度增高，称为肠性氮质血症。

(4) 中度或大量出血病例，于24h内发热，多在38.5℃以下，持续数日至1周不等。

(5) 体征　消瘦，左锁骨上凹淋巴结肿大、上腹包块者多见于胃癌；蜘蛛痣、脾大、腹水者多见于门脉高压并食管-胃底静脉曲张破裂；黄疸、胆囊肿大、剧烈上腹痛，呕血呈条状血块，提示肝外型胆道出血；皮肤黏膜出血提示有全身性疾病，如皮肤黏膜尤其颜面、上肢皮肤及口腔、鼻咽部黏膜有毛细血管扩张和毛细血管瘤，见于遗传性出血性毛细血管扩张症。

上消化道大出血时，如何急救？

答：(1) 迅速建立静脉通道，最好使用多个留置针，接三通管开放多组输液，快速扩容，遵照医嘱应用止血药，立即配血。

(2) 保持呼吸道通畅；呕血时平卧，头偏向一侧，及时清除口鼻腔内血块及食物残渣，必要时用吸引器吸出，防止窒息。

(3) 给予氧气吸入，保暖，暂禁饮食。

(4) 严密观察患者的病情变化，准确判断出血量及严重程度，每15～30min测量1次血压，注意观察患者呼吸、脉搏、体温和神志的变化，记录每小时尿量，观察呕血、便血的颜色、性质、气味、量、出血时间及伴随症状以及皮肤、口唇、指甲、肢端色泽及温度，如若患者收缩压低于80mmHg、脉搏大于100次/min、面色苍白、四肢厥冷、口渴、烦躁、心悸、少尿，说明患者因继续出血而导致循环衰竭、休克，要立即扩容纠正休克。也可采取改变体位试验法判断出血量，患者平卧改为半卧位时出现头昏、出汗、脉搏增快甚至晕厥，提示仍有活动性出血且出血量大。应立即报告医师，组织抢救。

（5）做好心理护理：上消化道出血患者大多紧张、恐惧，护士不应离开患者，尽快清除血迹或黑粪，各项操作要轻柔，并嘱患者绝对卧床休息，保持安静，安慰患者，允许陪护，使患者有安全感，消除恐惧心理。鼓励患者树立战胜疾病的信心，嘱患者匀速呼吸，切勿过度换气，尤其在呕血时不能憋气、屏气，防止血液大量涌入呼吸道造成窒息。

消化道大出血时，护士应立即配合医师进行抢救，立即静脉采血、配血，给予静脉输血。输血的注意事项有哪些？

答：（1）输血前必须经两人核对无误方可输入，要严格“三查八对”。“三查”即查血液有效期、血液质量、输血装置是否良好。“八对”即对姓名、出生日期、住院号、血袋号、血型、交叉配血试验结果、血液种类和剂量。

（2）严格无菌技术操作，且单独一路输入。

（3）血液取回勿震荡加温，避免血液成分破坏引起不良反应。

（4）输入两个以上供血者的血液时，在两份血液之间输入0.9%氯化钠注射液，防止发生反应。

（5）一般情况下开始输血时速度宜慢，观察15min，无不良反应后，将流速调节至要求速度。抢救情况下需加压快速输血以补充血容量。

（6）输完后的血袋常温下保存24h，然后按医疗废物处理规范处理。

（7）写好输血护理记录。

如何估计患者的出血量？

答：成人消化道出血＞5～10ml/d时粪便潜血试验出现阳性，出血量50～100ml/d可出现黑粪，胃内积血量达250～300ml可引起呕血。一次出血量＜400ml时，因轻度血容量减少由组织液和脾脏贮血补充，一般不引起全身症状；一次出血量＞400～500ml时可出现心悸、乏力、头昏等全身症状。如果短时间内出血量＞1000ml可出现周围循环衰竭的表现，严重者可出现失血性休克。该患者出现呕吐咖啡色液体，估计胃内积血量达300～400ml。

如何判断患者是否有活动性出血？

答：临床观察出现下列表现，提示有活动性出血或再次出血。

① 反复呕血，呕吐物由咖啡色转为鲜红色。

② 黑粪次数增多、便质稀薄、色泽转为暗红色，伴肠鸣音亢进。

③ 周围循环衰竭的表现经补液输血未有明显改善，或好转后又发生恶化；血压波动，中心静脉压不稳定。

④ 红细胞计数、血细胞比容、血红蛋白测定不断下降，网织红细胞计数持续增高。

⑤ 补液足量、尿量正常的情况下，血尿素氮持续增高或再次增高。

⑥ 门脉高压的患者脾大，出血后常暂时缩小，如出血后不见脾恢复则提示出血未止。

【护理查房总结】

今天，咱们组织上消化道出血患者的护理业务查房，目的是让我们更好地掌握该类疾病治疗和护理的有关知识，提高业务水平，丰富知识，积累经验，更好地为患者服务。

假设你正在上夜班，接到急诊电话要收一个上消化道出血的患者，作为值班护士，此时应该怎么办？患者来了又将如何处理？

（1）患者入病室前准备

① 准备好床单位，加铺中单。

② 备好心电监护仪、氧气装置、吸痰装置等抢救设施。

③ 备好输液泵、输液、采血用物。

④ 必要时备好抢救车。

（2）患者入病室的处理

① 安置合适床位，有条件最好安排在抢救室或离护士站较近的、宽敞的房间，摆好体位，通知值班医师。

② 建立静脉通道。

③ 上心电监护、氧气。

④ 必要时做好输血前的准备。

⑤ 严密观察病情变化。

⑥ 遵医嘱给予止血药物。

查房笔记

病例 3 • 急性胰腺炎

【病历汇报】

病情 患者男性，32 岁，因“上腹痛 5 天，加重 3 天”入院。患者 5 天前患者暴饮暴食后出现上腹痛，为持续性绞痛，伴阵发性加重，向后背部放射，伴频繁恶心、呕吐，呕吐物为胃内容物和胆汁，在村卫生室给予补液、抗感染、制酸等对症支持治疗，病情略有好转。3 天前进油腻饮食后病情再次加重，腹痛不能缓解，逐渐蔓延至全腹，腹胀明显，恶心、呕吐加重，肛门停止排气、排便，尿量少、色黄，伴烦躁不安、皮肤湿冷，为求进一步诊治，急来就诊。自发病以来，饮食、睡眠差，无大便，小便量少、色黄，体重减轻约 3kg。既往体健。

护理体查 T 38.7℃，P 110 次/min，R 21 次/min，BP 80/50mmHg，SpO_2 90%。神志清楚，急性面容，平车推送入病房。一般情况差，心率 110 次/min，患者全腹膨隆，腹肌紧张，明显压痛、反跳痛。肠鸣音减弱或消失，移动性浊音阳性。

辅助检查 血常规示 WBC 22.3×10^9/L，N 92%；血淀粉酶 180U/L（酶偶联法）；尿淀粉酶 320U/L（酶联法）；血糖 14.3mmol/L，血钙 1.50mmol/L；腹部 X 线平片未见膈下游离气体，未见气液平面；腹部增强 CT 见胰腺体积明显增大，边界不清楚，胰腺内低密度区，胰周液体积聚。

入院诊断 急性胰腺炎。

目前主要的治疗措施

① 禁食、禁饮，吸氧，心电监护，记录 24h 出入量。

② 补液，维持循环血量，注意控制血糖，维持电解质和酸碱平衡。

③ 抗生素预防感染。

④ 营养支持：先行肠外营养，病情趋缓后尽早实施肠内营养。

⑤ 抑制胰腺外分泌和胰酶活性：选择生长抑素或其类似物（如奥曲肽）。

⑥ 用质子泵抑制药抑制胃酸分泌。

⑦ 胃肠减压。

⑧ 内科治疗无效者可选手术治疗。

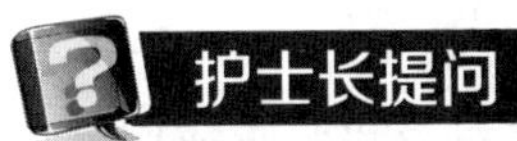

护士长提问

什么是急性胰腺炎？

答：急性胰腺炎是指胰酶在胰腺内被激活后引起胰腺组织自身消化的化学炎症。以急性上腹痛、恶心、呕吐、发热及血淀粉酶与尿淀粉酶升高为特点。轻重不等，轻可自愈，重可死亡。分为轻症急性胰腺炎（MAP）、中重症急性胰腺炎（MSAP）和重症急性胰腺炎（SAP）。

该患者诊断为急性胰腺炎的依据有哪些？

答：① 中年男性，急性病程。

② 患者暴饮暴食后出现上腹持续性绞痛，阵发性加重，伴频繁恶心、呕吐，经补液治疗后有所好转。进食油腻后再次加重，肛门停止排气、排便，尿量少、色黄，伴烦躁不安，皮肤湿冷。

③ 患者有发热，血压偏低，有腹膜刺激征，有少量腹水。

④ 血常规示白细胞、中性粒细胞均高。血、尿淀粉酶升高。CT 结果示胰腺体积明显增大，边界不清楚，胰腺内低密度区，胰周液体积聚。

该患者的病情加重，血淀粉酶值为什么反而下降？在临床上尿淀粉酶与血淀粉酶对诊断及判断病情具有什么意义？

答：血清淀粉酶通常在发病后 1～2h 开始增高，到 24h 达最高峰，持续 24～72h，2～5 天逐渐降至正常；而尿淀粉酶在发病后 12～24h 开始增高，48h 达高峰，维持 5～7 天，下降缓慢。所以该患者在发病早期血淀粉酶升高，病情加重，血淀粉酶值却反而下降。

淀粉酶测定是诊断急性胰腺炎的重要客观指标之一，但并不是特异的诊断方法，还需要结合病史、症状与体征，排除非胰腺疾病所引起的淀粉酶增高，才能诊断为急性胰腺炎。坏死型胰腺炎患者，因腺泡严重破坏，淀粉酶生成很少，所以淀粉酶值无增高表现。但是如淀粉酶值降后复升，提示病情有反复，如持续增高可能有并发症发生。

患者疼痛剧烈考虑镇痛治疗时为什么不推荐应用吗啡或胆碱能受体拮抗药？应该用什么治疗？

答：在严密观察病情下可注射哌替啶。不推荐应用吗啡或胆碱能受体拮抗药，如阿托品、山莨菪碱等，因前者会收缩Oddis括约肌，后者则会诱发或加重肠麻痹。

患者是否存在休克？依据有哪些？为什么会引起休克？

答：(1) 患者有休克存在。

(2) 依据

① 患者恶心、呕吐，体液丢失，尿量少，色黄，伴烦躁不安，皮肤湿冷。

② 血压低。

(3) 引起休克的原因　呕吐使大量的消化液丢失，麻痹性肠梗阻时大量消化液积于肠腔、腹腔及胰腺后间隙造成低血容量，血管通透性增加，周围血管扩张等，大量的渗血、出血可使循环血容量更为不足。此外胰腺还可能分泌一种抑制心肌的多肽，亦与休克有关。

生长抑素的不良反应及注意事项有哪些？

答：(1) 常见的不良反应　恶心、呕吐。少见眩晕、面部潮红、腹痛、腹泻和血糖轻微变化。

(2) 消化系统　如输注过快可引起恶心、呕吐、腹泻和腹部痉挛性疼痛。

(3) 血液系统　静脉用药期间可出现白细胞增多。

（4）代谢/内分泌系统　由于生长抑素抑制胰岛素、胰高血糖素的分泌，在治疗初期可导致短暂的血糖水平下降，故在治疗期间，既可出现低血糖又可出现高血糖，要密切观察血糖变化。

（5）心血管系统　静脉用药时，正常人的血压和脉搏有短暂的升高，在高血压患者中，血压反而降低。

（6）注射时应持续给药，并注意及时续接药物，防止药液在血液中的浓度降低，要确保给药的连续性。在输注过程中经常巡视患者，密切观察输液管连接处有无因牵拉而脱节，注射泵是否正常工作，有无药物外漏及推注不畅，若有问题及时处理。嘱患者切勿自行调节推注速度，以防发生不适。

（7）禁用于对本品过敏者以及妊娠和哺乳期妇女。

（8）应单独给药，本品不宜与其他药物配伍给药。

（9）仔细阅读药品贮存使用说明书，部分厂家剂型要求在2～8℃条件下保存。

该类患者的主要护理问题有哪些？

答：（1）疼痛　腹痛，与胰腺及其周围组织炎症、水肿或出血坏死有关。

（2）恐惧　与疼痛剧烈及病情进展急骤有关。

（3）体液不足　与禁食、胃肠减压、导泻有关。

（4）体温过高　与胰腺炎症、坏死和继发感染有关。

（5）潜在并发症　急性肾衰竭、心力衰竭、DIC、败血症、急性呼吸窘迫综合征（ARDS）。

（6）知识缺乏　缺乏有关本病的病因和预防的知识。

患者来病房就医后，作为责任护士应如何配合医师治疗？

答：（1）卧床休息，吸氧，心电监护，严密观察患者体温、脉搏、呼吸、血压、神志、尿量的变化。

（2）认真听取患者主诉，腹部疼痛的部位、性质、时间以及引起疼痛的原因等。

（3）嘱患者禁食、禁水。禁食期间，患者口渴可含漱或湿润口唇。

（4）遵医嘱予以吸氧，2～3L/min。

（5）做好胃管的护理，妥善固定防脱管，每班需确定胃管的位置。接负压引流器并保持持续负压、注意观察引流液的颜色、内容物及量并记录。

（6）注意观察患者有无胰腺出血坏死倾向，如脉速、肠麻痹、脱水等症状，发现异常应及时报告医师。

（7）根据医嘱定期进行血、尿淀粉酶和电解质监测。

（8）遵医嘱静脉补液，抗休克，抑制胰腺分泌，抑制胃酸分泌，镇痛，维持水、电解质平衡，保持血容量等对症支持治疗。

（9）予以心理护理。

为何需要禁食、胃肠减压？

答：禁食能减少对胃肠刺激，从而减少胃肠分泌，使胰液分泌减少，缓解炎症；能减少食物进入胃、小肠，减少阻塞，利于胰液排泄。胃肠减压能减轻患者呕吐、腹痛、腹胀症状；减少胰液分泌；降低胰管内压力，有利于胰液排泄。

患者胃肠减压期间应如何护理？

答：（1）胃肠减压期间应禁食、禁饮，一般应停服药物　如需胃内注药，则注药后应夹管并暂停减压 0.5～1h。适当补液，加强营养，维持水、电解质的平衡。

（2）妥善固定　胃管要固定牢固，防止移位或脱出，尤其是外科手术后胃肠减压，胃管一般置于胃肠吻合口的远端，一旦胃管脱出应及时报告医师，切勿盲目再次插管。因下管时可能损伤吻合口而引起吻合口瘘。

（3）保持胃管通畅　维持有效负压，每隔 2～4h 用生理盐水 10～20ml 冲洗胃管一次，以保持管腔通畅。

（4）观察引流物颜色、性质和量，并记录 24h 引流液总量。观察胃液颜色，有助于判断胃内有无出血情况，一般胃肠手术后 24h 内，胃液多呈暗红色，2～3 天后逐渐减少。若有鲜红色液体引流出，说明术后有出血，应停止胃肠减压，并通知医师。引流装置每日应更换一次。

（5）加强口腔护理　预防口腔感染和呼吸道感染，必要时给予雾化吸入，以保持口腔和呼吸道的湿润及通畅。

（6）拔胃管时，先将吸引装置与胃管分离，捏紧胃管末端，嘱患者吸气并屏气，迅速拔出，以减少刺激，防止患者误吸。擦净鼻孔及面部胶布痕迹，妥善处理胃肠减压装置。

在住院期间如何给患者做饮食宣教？

答：（1）在胰腺炎的急性发作期一般都需要禁食。

（2）康复初期饮食　饮食应不含脂肪和蛋白质，主要食物有米汤、藕粉、水果汁，每天6餐，每次约100ml，用于病情好转初期试餐阶段。

（3）康复中期饮食　饮食内可含少量蛋白质，但不应含脂肪，主要食物有藕粉、面和水果汁及少量鸡蛋清，每天6餐，每次约200ml。

（4）康复后期饮食　饮食内可含有蛋白质及极少量脂类，主要食物有藕粉、面条、米粥、豆汤、菜末、鸡蛋清和少量植物油（5～10g/d）等，每天5餐，每次约400ml。

（5）基本痊愈期饮食　此期饮食可含有蛋白质及少量脂肪（约30g），主要食物有面条、花卷、小包子、米粥、藕粉、肉末、菜末等，每天4餐。

出院后如何向患者进行健康教育？

答：（1）禁酒，低脂肪饮食，尤其是近期应吃低脂食物，应吃富含营养的食物，如鱼、瘦肉、蛋白、豆腐等，米、面等以及新鲜蔬菜宜适当多吃，但每顿不能过饱，忌暴饮暴食，避免复发。

（2）注意休息，避免劳累、情绪波动及紧张，根据病情恢复情况，一般半年后可从事轻松工作。

（3）坚持遵医嘱服药，勿擅自增减药物。

（4）有腹痛、腹胀时，应及时复诊。

【护理查房总结】

急性胰腺炎是消化内科疾病的常见病，这类疾病起病急，其病情严重程度轻重不一，主要表现为腹痛、恶心、呕吐，严重者可出现休克等症状，病死率较高。护理的重点如下。

① 饮食的护理：饮食控制对急性胰腺炎的患者很重要。急性期应禁食及胃肠减压，恢复期也应该按照其饮食原则配餐。

② 腹痛的护理：腹痛是患者最主观的症状，如何缓解患者的疼痛是要首先考虑的问题。遵医嘱使用镇痛药，采取膝胸卧位，听音乐、看书等转移注意力的方法都可以适当地缓解疼痛。

③ 基础护理：患者因长期禁食、胃肠减压，应每天给患者行口腔护理 2～3 次。每次患者呕吐后还应漱口。患者需要长期卧床，应定期给患者翻身，保持床单位的整洁。

④ 用药的护理：在使用生长抑素及其衍生物时应注意不能随意调节滴速，不能随意中断用药。

⑤ 心理护理：护理的重点是消除患者的恐惧。在患者病情稍稳定后，我们可以为患者介绍环境、目前的治疗方案及注意事项。要加强巡视，增加患者的安全感。

查房笔记

病例 4 • 肝硬化

第一次查房

【病历汇报】

病情 患者男性，63 岁，因“腹胀、尿少、腹泻 3 天”入院。患者 3 天前无诱因下出现腹泻，大便呈稀水样便，每日 10 次，每次量少，约 30ml，无腹痛及发热，无呕吐。腹胀感加剧，尿少，每日尿量约 300ml，伴双下肢明显水肿。

患者既往发现乙型病毒性肝炎 19 年，确诊乙肝后肝硬化 10 年，肝源性糖尿病 2 年，发现腹水 2 年，长期服用呋塞米联合螺内酯利尿，腹水反复发生，1 年来未能减少。既往无肾病史，有吸烟史二十余年，每天 10 支左右，无药物过敏史。

护理体查 T 36.2℃，P 78 次/min，R 20 次/min，BP 80/50mmHg。神志清楚，精神差，面色灰暗，皮肤、巩膜黄染，可见蜘蛛痣和肝掌，浅表淋巴结未及，全腹软，腹膨隆，可见脐疝，腹壁静脉明显曲张，回流征（+），肝肋下未触及，脾肋下 2cm，质中，无压痛，腹部移动性浊音（+），双下肢中度水肿。

辅助检查 肝功能示白蛋白（ALB）23g/L，球蛋白（GLB）41g/L，ALT 18U/L，AST 28U/L，总胆红素 217μmol/L，直接胆红素 181.3μmol/L，ALP 88U/L，γ-谷氨酰转肽酶 57U/L，PT 30.4s；肾功能示 BUN 27.9mmol/L，SCr 370μmol/L，尿酸 572μmol/L；血电解质：钠 122mmol/L，钾 6.7mmol/L，氯 95mmol/L，二氧化碳结合力 21mmol/L；血糖 14.2mmol/L；肝胆脾胰及门静脉系彩超示肝硬化，胆囊壁水肿。

入院诊断 乙肝后肝硬化失代偿期；肝肾综合征；肝源性糖尿病。

目前主要的治疗措施

① 下病重通知书，中心吸氧，记录24h尿量。

② 予以护肝、抗感染、降糖、改善凝血功能、利尿、补充白蛋白、调节肠道菌群等对症支持治疗。

③ 糖尿病饮食，绝对卧床休息。

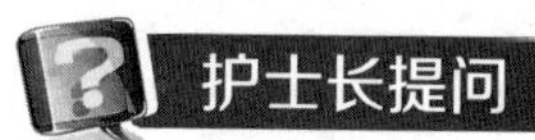

护士长提问

什么是肝肾综合征？

答：肝肾综合征（HRS）又称为功能性肾衰竭，是指严重肝脏疾病引起的血流动力学改变及血流量的异常，导致肾脏血流量减少和肾小球滤过率降低引起以自发性少尿或无尿、氮质血症、稀释性低钠血症和低尿钠等表现的一组临床综合征，而肾脏并无重要病理改变。肝肾综合征是各种晚期肝硬化的最常见并发症之一。

什么是蜘蛛痣？什么是肝掌？

答：蜘蛛痣是一种特殊的毛细血管扩张症。它多出现于面部、颈部及胸部，亦有其他部位出现者。表现为中心部直径2mm以下的圆形小血管瘤，向四周伸出许多毛细血管，且有分支，看上去恰似一个红色的蜘蛛趴在皮肤上。若用铅笔尖压迫中心部，蜘蛛痣就会消失，因为蜘蛛痣的血流方向是从中心点流向周围毛细血管分支，若中心部受压则血流阻断，蜘蛛痣因缺血而消失。当患了慢性肝炎特别是肝硬化后，在大小鱼际处皮肤出现了片状充血，或是红色斑点、斑块，加压后变成苍白色。这种与正常人不同的手掌称为肝掌。

肝硬化患者为什么会并发肝源性糖尿病？

答：因为肝脏是调节血糖浓度的主要器官，肝硬化时由于肝功能障碍，影响糖代谢的酶的活性降低，影响葡萄糖的磷酸化和糖原的合成及葡萄糖的利用，导致血糖升高。同时由于血浆白蛋白明显减少，其结合皮质醇减少，游离皮质醇增加可促进糖异生，抑制组织细胞对糖的氧化分解作用，使血糖升高。当肝细胞广泛病变时，胰高血糖素、生长激素、皮质醇等肝内灭活减少，血浆浓度增高均可使血糖升高。其实肝硬化患者起初胰岛素的合成和分泌无缺陷，在大部分患者中甚至是增加的，但随着肝硬化胰岛素抵抗的进一步发展，其胰岛B细胞不能相应增加足够的胰岛素分泌来补偿胰岛素抵抗，胰岛素分泌相对缺乏，最终因胰岛B细胞功能代偿增加以致功能衰竭，胰岛素分泌绝对缺乏，最终发展为肝源性糖尿病。

该患者的病情观察要点是什么？

答：(1) 经常巡视病房，注意观察生命体征、神志的改变，如有异常，及时报告医师。

(2) 严格控制液体入量，包括饮水、饮食、输液入量等，准确记录出入水量，并注意观察尿液的颜色、比重，每日定时测量腹围和体重。

(3) 应用利尿药时，注意观察体重，每天减轻以不超过0.5kg为宜。

(4) 要密切监测血糖变化，观察患者的临床表现，有无头晕、出汗、全身无力、心悸、饥饿感等低血糖症状。肝源性糖尿病是肝脏疾病导致糖代谢异常。低血糖是治疗过程中常见的并发症之一。

肝硬化患者的饮食原则是什么？根据该患者目前的情况，在饮食上还有什么要注意的？

答：(1) 饮食上，遵循高热量、适量优蛋白、高糖、丰富维生素、低脂少渣的原则。肝硬化合并糖尿病者要控制糖的摄入。

(2) 多进食豆类及豆制品、蛋、鱼、奶以及瘦肉，以植物蛋白为主动物蛋白为辅，多吃新鲜蔬菜、水果。

(3) 适当减少饮食中的纤维素成分，比如韭菜、蒜薹、芹菜、黄豆芽等，以减少粗纤维素可能给消化道黏膜造成的机械性损伤，所以宜进食质软、易消化食物。

(4) 避免食用过硬、过热食品；忌食引起胀气的食物如洋葱、韭菜等；坚果类也应少吃，如花生、腰果等；避免刺激性调味品如辣椒、胡椒、花椒等；忌油炸、煎烤食物。

（5）患者在发生肝性脑病Ⅲ、Ⅳ期时禁止蛋白摄入。神志清醒后，逐步恢复蛋白摄入，可隔日或每日增加10g，直至40～60g/d，开始宜给予植物蛋白，植物蛋白中芳香族氨基酸及含硫氨基酸含量较少，纤维素含量较多，有降低肠道氨生成的潜在作用。

（6）腹水患者进食低盐饮食，限制水分和钠盐摄入，每日氯化钠不超过1.2～2.0g。

（7）切记禁烟、禁酒，保持大便通畅。

目前该患者有低蛋白、水肿，电解质显示高钾、低钠，血糖升高，在给予饮食宣教时应指导患者适当增加优质植物蛋白，减少糖的摄入，控制饮水及大量喝汤，不能食用香蕉、枣、葡萄、豆类、虾皮等高钾食物，钠盐的量暂时可不予严格控制。

该类患者目前首优的护理问题是什么？目标是什么？该采取哪些护理措施？

答：（1）首优的护理问题　体液过多，与肝功能减退、门静脉高压等有关。

（2）护理目标　患者主诉腹胀、下肢水肿减轻，不发生因体液过多所导致的皮肤问题。

（3）护理的具体措施

① 嘱患者卧床休息，减少患者肝脏的负荷。

② 协助患者定时改变体位；保持皮肤清洁，每日给予温水擦浴，避免使用刺激性肥皂清洁皮肤；剪短指甲，防止抓伤皮肤，谨慎使用胶布，防止因腹水及下肢水肿所导致的压力性损伤皮肤问题。

③ 限制水、钠摄入：给予低盐或无盐饮食（氯化钠≤2g/d），严格限制进水量，每日在1000ml左右。

④ 监测血电解质、白蛋白/球蛋白（A/G）比值、血清白蛋白；遵医嘱使用利尿药，准确记录出入量。

⑤ 每天定时测量腹围、体重及腿围，动态观察患者水钠潴留的情况。

⑥ 协助医师行腹腔穿刺，并记录腹水量、颜色和性质，及时送标本检查。

⑦ 对日常生活自理能力下降的患者协助其生活护理。

【护理查房总结】

肝硬化的并发症很多，该患者入院后护肝、抗感染、改善凝血功能，静脉补液1000ml/d左右，并每日予以静脉滴注白蛋白20g/d，患者每日尿量逐渐增加至2000ml/d，患者肾功能、血电解质较入院时改善明显。遵医嘱继续应用白蛋白，口服利尿药，每日尿量在2000ml以上，腹胀明显缓解，腹围缩小。还应特别注意预防感染，患者因免疫功能低下和肝脏解毒功能降低，肠道菌群失调，细菌易进入门静脉或经门脉侧支进入体循环而引起胆道、肠道和泌尿道感染，还可引起败血症和腹膜炎等，所以应严密监测体温变化，并加强基础护理，保持病室环境干净整洁，病室应定时开窗通风换气，并进行空气消毒；控制探视人数，避免各种感染并发症的发生，因患者免疫力低下，易导致口腔感染，因此做好口腔护理尤为重要。另外，患者长期卧床，身体受压部位血液循环不畅，故应定时协助患者翻身，使受压部位减压，避免压力性损伤的发生。

第二次查房

【病历汇报】

病情 患者入院后经过护肝、抗感染、改善凝血功能、利尿、补充白蛋白、调节肠道菌群等对症支持治疗后，肾功能、电解质较入院时改善明显，腹胀明显缓解，腹围缩小。因6h前进食3个煮鸡蛋后出现言语不清，精神错乱，随地小便，狂躁，打人伴呕吐胃内容物2次再次入院。2h前出现呕血，呕吐暗红色胃内容物约400ml，解暗红色血便一次，量共约300ml。给予行急诊胃镜检查，结果显示：食管-胃底静脉曲张破裂出血，即予插三腔二囊管压迫止血。

护理体查 T 36.2℃，P 72 次/min，R 20 次/min，BP 90/50mmHg，神志模糊，精神差，表情淡漠，答非所问，计算力减退及定向力差，检查不合作。慢性肝病面容，四肢肌张力增高，可见扑翼样震颤，双肺可闻及少量湿啰音，双下肢水肿，皮肤、巩膜黄染，可见蜘蛛痣和肝掌，腹壁静脉曲张，脾肋下 2cm，腹部移动性浊音（+）。

辅助检查 血氨 102μmol/L；血常规示 Hb 88g/L，PLT 58g/L；血生化示总胆红素 65.9μmol/L，直接胆红素 35.9μmol/L，白蛋白 22.2g/L，肝功能不全；血气分析 pH 7.48；脑电图示重度异常，可见高幅 δ 波及三相波，呈非节律性发放，时有尖慢波；胃镜显示食管-胃底静脉曲张破裂出血；肝胆脾胰及门静脉系彩超示肝硬化，胆囊壁水肿。

入院诊断 乙肝后肝硬化失代偿期；肝性脑病；食管-胃底静脉曲张破裂出血。

目前主要的治疗措施

① 下病危通知书，中心吸氧，心电监护，记录 24h 尿量。

② 予以制酸，保护胃黏膜，护肝醒脑，利尿，止血，补充能量等对症支持治疗。

③ 禁食，绝对卧床休息。约束带约束肢体。

护士长提问

该患者诊断肝性脑病的依据是什么？

答：患者有肝病面容，巩膜黄染，脾大，腹水，腹壁静脉曲张，有肝掌和蜘蛛痣等表现，既往有乙肝后肝硬化病史，答非所问，计算力减退及定向力差，扑翼样震颤（+），再加上典型的脑电图改变，符合肝性脑病的诊断。

患者病情反复，存在的护理问题是什么？该采取哪些护理措施？

（1）存在的护理问题

① 急性意识障碍：与肝性脑病导致的精神神经症状有关。

② 思维过程紊乱。

③ 语言沟通障碍。

④ 潜在并发症：伤人、自伤、走失、坠床、跌倒。

（2）具体措施

① 密切观察患者的神志，瞳孔变化，精神，神经症状，计数，定向能力是否有异常并及时告知医生，协助处理。

② 遵医嘱使用醒脑，镇静药。

③ 安抚患者，尽量使其情绪稳定，配合治疗。

④ 24h 严密监护患者，防止其自伤，伤人，走失，跌倒，坠床，必要时予以保护性约束。

该患者出现狂躁时，可以给予巴比妥类、苯二氮䓬类药物镇静吗？

答：不可以。因为巴比妥类、苯二氮䓬类可激活γ-氨基丁酸/苯二氮䓬（GABA/BZ）复合物，诱发或加重肝性脑病。患者狂躁时，必要时可用异丙嗪、氯苯那敏镇静，并注意控制使用剂量。

肝性脑病的临床分期及其临床表现有哪些？该患者的临床表现属于哪一期？

答：临床上根据患者意识障碍等程度的不同分为 4 期。

Ⅰ期（前驱期）：性格改变，欣快激动或抑郁寡言，行为改变，举止反常和睡眠紊乱，注意力不集中，应答尚准确，但吐词缓慢欠清，可引出扑翼样震颤，脑电图多正常。

Ⅱ期（昏迷前期）：意识障碍，定向、定时障碍，任务概念模糊，吐字不清，理解力及构造性思维能力减退，行为失常，睡眠障碍，可有幻觉、恐惧、躁狂、谵妄、扑翼样震颤存在，脑电图有异常。

Ⅲ期（昏睡期）：昏睡，可唤醒，精神错乱，可有狂躁、幻听、幻视，可引出扑翼样震颤，脑电图异常。

Ⅳ期（昏迷期）：昏迷，反应消失，不能唤醒，扑翼样震颤随昏迷的加深而无法引出，脑电图明显异常。

肝性脑病的临床表现常有重叠，各期之间无绝对的界线，该患者根据其临床表现应属于肝性脑病的Ⅱ期（昏迷前期）。

三腔二囊管压迫止血的操作要点及护理要点各是什么?

答：（1）三腔二囊管压迫止血的操作要点　经鼻腔或口腔插入三腔二囊管，进入胃腔后先抽出胃内积血，然后注气150～200ml入胃囊（囊内压达50mmHg），向外加压牵引，用以压迫胃底。若未能止血，再注气100ml入食管囊（囊内压达40mmHg），压迫食管曲张静脉。注意压迫时间过长会导致黏膜糜烂，故持续压迫时间如超过24h，先放气观察，如不再出血可考虑拔管，如仍有出血，可再次充气压迫，压迫时间一般不超过3～4天。

（2）护理要点

① 留置期间12～24h将食管气囊放气1次，每次15～30min，以免因长时间压迫食管和胃底黏膜而使其溃疡坏死，留置时间不宜超过3～4天。

② 慎防气囊上滑堵塞咽部，以免引起窒息。经常抽吸患者咽部分泌物，以防吸入性肺炎的发生。

③ 加强鼻、口腔护理，减少细菌繁殖，防止口腔黏膜溃烂感染，从鼻腔沿三腔管滴液状石蜡（石蜡油），以润滑管道，减少刺激，避免咽部疼痛。

④ 如出血停止后，可考虑拔管，拔管前应先排空食管气囊，后排空胃气囊，再观察24h。如确无再出血，嘱患者吞服液状石蜡20～30ml，再将管道轻柔、迅速拔出。

肝硬化食管-胃底静脉曲张破裂出血行套扎，硬化剂，组织胶注射的术前准备及术后护理要点是什么?

答：（1）密切观察患者生命体征，在失血性休克及肝性脑病纠正后可行内镜下治疗。

（2）术前常规禁食6～8h。常规告知并签署知情同意书。

（3）术前常规检查血常规、出凝血时间，留置静脉留置针，合血备用。

（4）术后指导患者绝对卧床 24h、一周内床上活动，2 周内勿剧烈活动，避免剧烈咳嗽，大便干结导致腹内压增高而引起出血。指导患者禁食 24～48h，以后进食流质食物 2 天，逐步过渡至半流食物。

（5）予心电监护，注意观察患者是否出现迟发型出血，如患者出现呕血便血，大汗淋漓，脉搏细速，血压下降，应立即建立静脉通路，遵医嘱补液输血，并配合采取各种止血措施。

（6）患者一旦出现剧烈腹痛，反跳痛，应警惕消化道穿孔并发症的出现，立即报告医生，嘱患者禁食，准备行腹平片检查并做好术前准备。

（7）加强巡视，警惕异位栓塞的出现，询问患者有无头晕，胸痛等症状，早期发现，早期治疗。

分析该患者肝硬化并发肝性脑病的原因有哪些？

答：饮食因素如高蛋白饮食是诱发肝硬化出现肝性脑病的主要原因之一，患者进食高蛋白饮食后，蛋白质在消化道吸收过程中产生大量的氨所引起的毒性作用，如干扰脑能量代谢，使抑制性神经递质 γ-氨基丁酸存积，神经递质乙酰胆碱减少，脑对糖的利用率降低等，从而导致并发肝性脑病。

为什么肝性脑病的患者不能用肥皂水灌肠？

答：对于严重肝昏迷的患者，引起肝昏迷的原因很多，其中氨毒是诱发肝昏迷的重要环节，造成血氨升高的原因，常见于胃肠道的产氨增多。肠道的酸碱度，对氨的产生和吸收的影响很大。如果用碱性溶液灌肠时，肠内 pH 值呈碱性，则肠腔内 NH_4 可形成 NH_3 而进入脑中，因此对肝昏迷的患者禁用碱性液如肥皂水灌肠，可选用生理盐水或弱碱性溶液，使肠内 pH 值保持在 5～6 的偏酸环境，则血中 NH_3 逸出肠黏膜而进入肠腔，最后形成 NH_4 排出体外。

病情稳定以后如何向患者进行健康教育？

答：（1）心理指导　肝硬化是一种慢性进行性疾病，对于并发肝性脑病及上消化道出血的患者来说，突然大量呕血、黑粪必然加剧其生理、心理等反应，加重病情，影响治疗。在药物治疗的同时给予心理治疗与心理护理，可以调整患者的心理状态，使其主动配合治疗。因此，要把心理护理贯穿于患者的整个治疗过程。消除患者的恐惧心理，缓解焦虑抑郁情绪。

（2）一般生活指导

① 注意休息，劳逸结合，避免劳累及重体力劳动。保持乐观情绪。

② 宜进高热量、高维生素、适量蛋白饮食，避免酸、辣、粗硬及带刺的食物，戒酒，忌饮浓茶、咖啡。

③ 保持大便通畅，防止便秘，以免诱发出血。

④ 根据天气变化增减衣服，预防感冒。

（3）预防并发症的发生　避免诱发并发症的因素，如避免劳累、情绪激动，避免增加腹内压的动作如咳嗽、负重、用力排便等。

【护理查房总结】

肝硬化是由一种或几种病因长期或反复作用于肝脏引起的慢性、进行性、弥漫性肝病，其特征是肝脏组织弥漫性纤维化、假小叶和再生结节形成。临床上有多脏器受累，以肝功能损害和门静脉高压为主要表现，晚期常出现消化道出血、肝性脑病、继发感染等严重并发症。所以我们在护理方面还应特别注意其安全护理，尤其要防范患者有自杀等倾向。

肝硬化患者并发症多，护理难度大，但只要抓住护理要点，密切观察病情变化，加强身心护理，可以提高患者的生活质量。

病例5 • 胃肠道息肉

【病历汇报】

病情　患者男性，47岁，因“发现胃肠道息肉1个月”入院。患者偶有食欲不佳，腹胀，大便不畅，偶有黑粪，行胃肠镜检查发现胃肠道多个息肉。患者既往体健，无不良嗜好，否认肝炎，结核等传染病史。

护理体查　T 36.7℃，P 82次/min，R 16次/min，BP 135/85mmHg，患者神志清楚，查体合作，发育正常，体查无特殊阳性体征。

辅助检查　血常规：RBC 4.05×10^{12}/L，Hb 108g/L；粪便OB试验（+）。出凝血时间正常。胃镜：胃窦充血水肿，前壁可见一大小约2.3cm×2.5cm息肉，基底较宽。肠镜：乙状结肠，直肠黏膜充血水肿，乙状结肠可见多处大小约1.0cm×0.8cm不等扁平息肉，直肠处可见一1.2cm×1.5cm长蒂息肉，肛门可见内痔。心电图：正常心电图。

入院诊断　胃息肉；乙状结肠多发息肉；直肠息肉。

目前主要的治疗措施　拟行内镜下黏膜切除术（EMR）及内镜下黏膜剥离术（ESD）。

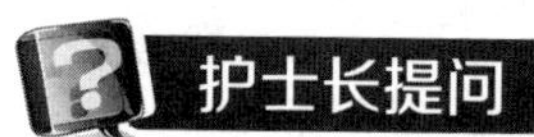

护士长提问

胃肠道息肉是否有癌变风险？是否都需要切除？

答：息肉通常分为2种，一种是腺瘤性息肉，另一种是增生性息肉。增生性息肉或炎性息肉通常是由于胃内感染和损伤引起的适应性反应，如幽门螺杆菌（Hp）感染，Hp阳性的增生性息肉患者在成功根除Hp感染后，其中约40%的患者息肉完全消退。腺瘤性息肉和 Hp 感染关系不明确，它的发生多与基因突变有关，可能是由于外界或环境因素改变而导致多个基因改变造成的。只要是胃息肉都有癌变的倾向，发生癌变受到诸多因素的影响，如息肉的大小、类型、形态、数量、部位、上皮间变程度、年龄以及地区和种族等。所以，所有类型的息肉，胃镜一经发现，必须取活检，做活检的目的就是通过病理证实息肉是腺瘤性息肉还是增生性息肉，如果是腺瘤性息肉，原则上需要切除治疗，以绝后患；如果是增生性息肉，依据病因，采取相应措施。

胃肠道息肉切除可以采取什么方式？

答：内镜下可以采取的方法很多。

对于较小的息肉，可以采取高频电凝切除法、微波灼除法、激光法、尼龙丝及橡皮圈结扎法、氩离子凝固术等。

而较大的息肉，可以采取内镜下黏膜切除术（EMR）、内镜下黏膜剥离术（ESD）及在此基础上发展起来的其他术式，也可以采取隧道技术进行切除。

胃肠道息肉切除的术前准备要点有哪些？

答：(1) 术前评估　评估患者的心理状态、对内镜下手术的认知程度、以往有无接受过内镜检查的经验，针对出现的不同心理问题给予相应的指导；评估患者的身体基础状态，有无心肺疾患、高血压、糖尿病、药物过敏史、手术史、哮喘史、凝血功能、是否使用抗凝药物等，为手术、麻醉适应证提供依据。

(2) 患者准备　与患者进行有效沟通，使患者能够积极主动配合完成术前准备，包括做好术前禁食 8h，禁饮 4h，为手术提供清晰的视野、防止术中误吸；禁烟 2 周，减少呼吸道分泌，防止麻醉时呼吸抑制；告知患者与家属手术效果及术中可能出现的风险及并发症，签署知情同意书。

(3) 术前常规留置静脉套管针，用于术前用药。

胃肠道息肉切除的术后护理要点有哪些？

答：(1) 术后第 1 天卧床休息，如患者完全清醒可取半坐卧位。

（2）术后常规禁食 48～72h，避免食物与创面摩擦，留置胃管并保持负压引流通畅，间接减少胃酸对创面的侵害，3 天后患者一般情况良好可停胃肠减压进温凉流质饮食，忌过饱、过热，并注意少食或不食牛奶、豆制品、甜食等易产气食物；并逐步过渡到半流质食物、普通食物。创面大且并发出血者，当适延长禁食时间。

（3）遵医嘱给予补液，使用质子泵抑制药、抗生素和止血药物。

（4）给予持续吸氧、心电监护。密切观察病情变化，严密观察生命体征的变化，胃管引流物的颜色及量，注意患者有无胸闷气促、胸骨后不适或腹胀、腹痛、烦躁不安、神志淡漠、呕血、黑粪、皮下气肿等情况，一旦出现上述症状，立即通知医生，建立静脉通路，快速补液、止血、备血。

（5）并发症护理　EMR 或 ESD 的主要并发症是出血和穿孔。密切观察病情及时发现并发症以及合理的饮食指导是预防并发症发生的关键。

① 出血可发生在术中及术后，术中的出血经内镜下处理能够及时缓解，而术后迟发性出血的发生和预防需要护士的密切观察、合理的饮食指导，过早进食或饮食不当造成切口的继发出血及愈合。

② 穿孔一般较小，术中都能及时发现处理。术后应加强护理，禁食、胃肠减压，口腔护理，根据医嘱静脉使用抗生素预防纵隔感染。观察引流液的颜色、性质、量，注意观察患者胸闷、气促、腹胀、腹痛、皮下气肿等情况是否改善。协助行胸部 X 线片和腹部平片检查，了解有无纵隔气肿、气胸等情况，必要时行胸腔闭式引流，并保持引流通畅。

患者出院时护士应如何指导患者？

答：嘱患者进食细软、易消化食物，避免辛辣刺激性食物及烟酒，1 个月内避免剧烈活动，保持心情舒畅，避免紧张情绪。出院前应交代按溃疡愈合处理，坚持用药，嘱患者分别于术后 1 个月、

6 个月、12 个月复查胃镜或超声内镜，追踪病理结果及疗效，判断病变是否完全切除，有无复发。

【护理查房总结】

胃肠道息肉早期或无并发症时多无症状。随着人们健康意识的提高，体检做胃肠镜检查的人也越来越多，所以胃肠息肉的发现率逐年增高。胃肠息肉通常只表示肉眼所观察到的隆起物，是胃肠黏膜表面长出的乳头状突起，多是由黏膜异常增生而来。较小时常无明显症状，出现症状时常表现为腹部隐痛、腹胀、不适，少数可出现恶心、呕吐，粪潜血试验阳性或黑粪。

内镜下息肉切除是目前首选的治疗方法，作为一种微创治疗，内镜治疗息肉方法简便，损伤小，费用低，多数为 1 次性治疗，少数需分次切除。

术前胃肠道准备是否充分直接关系到切除效果，术后并发症的观察和处理至关重要。

查房笔记

病例6 • 肝癌

【病历汇报】

病情 患者男性，48岁，因“左上腹疼痛3个月余”入院。患者3个月余前因左上腹刺痛反复发作就诊于本院，门诊CT检查示肝脏多发占位（肝癌并肝内转移?），肝硬化，脾大。腹部B超示肝硬化，肝内多发实质性结节，腹腔积液。诊断为肝癌，收入本院中医科治疗。入院给予增强免疫、抗肿瘤、保护胃黏膜、利尿消肿等对症支持治疗及细胞因子活化杀伤（CIK）细胞输注治疗后，患者症状较前稍有好转出院。今患者为求进一步治疗遂入住本科，自上次出院以来，患者精神睡眠欠佳，饮食一般，体重未见明显变化，尿黄，大便黑、质软。既往无其他病史。

护理体查 T 37.2℃，P 74次/min，R 20次/min，BP 120/82mmHg。患者平车推送入病房，神志清楚，全身皮肤、巩膜黄染，腹壁张力适中，右上腹轻压痛，无反跳痛，腹部包块未触及，肝脏右叶于肋弓下缘可触及，脾脏、胆囊肋下未触及，墨菲（Murphy）征阴性，输尿管压痛点无压痛。

辅助检查 血常规示白细胞计数8.0×10^{9}/L，红细胞计数3.55×10^{12}/L，血红蛋白131g/L，血小板计数48×10^{9}/L，血细胞比容38.7%；尿潜血试验（±）；肝功能示总蛋白66.0g/L，白蛋白27.2g/L，球蛋白38.8g/L，白球比值0.7，总胆红素51.3μmol/L，直接胆红素24.5μmol/L，总胆汁酸28.7μmol/L，谷丙转氨酶133.1U/L，谷草转氨酶293.6U/L；电解质：钠130.7mmol/L，氯92.1mmol/L；肿瘤标志物，糖类抗原19-9（CA19-9）98.41kU/L，铁蛋白338.32ng/ml，甲胎蛋白（AFP）212.26ng/ml，糖类抗原125（CA125）503.23kU/L；凝血全套示凝血酶原时间17.83s，凝血酶原百分率52.60%，凝血酶时间21.51s；腹部CT（本院2012—09—30）示肝脏多发占位（肝癌并肝内转移?），肝硬化，脾

大，胆囊炎；腹部B超（本院2012—09—29）示肝硬化，肝内多发实质性结节，脾大，腹腔积液，胆囊壁水肿，前列腺稍大；胸部X线片示双肺纹理增多，未见明显实质性病变。

入院诊断 原发性肝癌。

目前主要的治疗措施

① 门冬氨酸鸟氨酸注射液、谷胱甘肽注射液静脉滴注、肝复乐口服护肝抗肿瘤。

② 埃索美拉唑钠注射液保护胃黏膜、抑酸。

③ 布桂嗪（强痛定）、哌替啶、吗啡肌内注射镇痛，维持水、电解质平衡等对症支持治疗。

④ 密切观察患者病情变化，心电监护，记24h尿量。

护士长提问

肝脏有哪些功能？

答：（1）代谢作用（葡萄糖、蛋白质、脂肪、维生素、胆红素）。

（2）分泌作用（胆汁）。

（3）解毒作用。

（4）灭活作用（雌激素，血管升压素）。

（5）免疫作用（免疫球蛋白，补体）。

（6）储备和再生。

肝癌的病因有哪些？

答：肝癌的病因包括以下几项。

① 病毒性肝炎；

② 肝硬化；

③ 生物毒素如黄曲霉毒素、饮水污染；

④ 化学物质如亚硝胺、有机磷农药；

⑤ 遗传因素。

肝癌的分型有哪几类？

答：（1）按大体形态分型　结节型、巨块型、弥漫型。

（2）按组织学类型分型　肝细胞型、胆管细胞型和混合型。

肝癌患者的临床表现有哪些？

答：（1）症状

① 肝区疼痛，呈间歇性或持续性钝痛或刺痛。

② 消化道和全身症状，常表现食欲减退、腹胀、恶心、呕吐等，持续性低热或不规则热。

（2）体征　肝呈进行性大，质地较硬，表面高低不平，有明显结节或肿块。

（3）其他　有癌旁综合征的表现，低血糖、红细胞增多、高胆固醇血症及高钙血症。如发生肺、骨、脑等肝外转移，即可出现相应部位的临床表现。

（4）并发症　肝性脑病、上消化道出血、肝癌结节破裂出血、继发感染等。

该患者存在哪些护理问题？

答：（1）舒适度的改变　肝区疼痛所致。

（2）营养失调　低于机体需要量。

（3）有皮肤完整性受损的危险　与长期卧床、消瘦、营养不良有关。

（4）潜在并发症　肝性脑病、腹水、上消化道出血、肝癌结节破裂出血。

（5）预感性悲哀　与患者得知疾病预后有关。

该类患者目前首优的护理问题是什么？目标是什么？该采取哪些护理措施？

答：（1）患者目前最首优的护理问题　舒适度的改变：是肝区疼痛所致。

（2）目标　患者主诉疼痛有所缓解。

(3) 应采取下列护理措施。

① 观察患者疼痛部位性质、持续时间及伴随症状并注意评估患者疼痛程度（评分）。

② 协助患者减轻疼痛，必要时遵医嘱给予镇痛药，提高患者生存质量。

③ 血压平稳时指导半卧位，减轻疼痛。

④ 告知患者及家属疼痛的原因及减轻疼痛的方法，包括听音乐、分散注意力等放松技巧。

⑤ 为患者提供相对安静的休息环境，治疗护理工作尽量集中进行，以减少刺激。

⑥ 给予心理护理，耐心听取患者倾诉，给予适当安慰，减轻心理负担，与患者家属沟通以取得合作，共同关心患者，以减轻患者的孤独无助感和焦虑、恐惧感。

如何对该患者及其家庭实施健康指导?

答：(1) 疾病知识指导　什么是肝癌，肝癌可能的病因，如何识别并发症的发生，如何预防，指导患者自我护理，纠正不良生活习惯。

(2) 饮食指导　应选清淡、高蛋白、低脂、无刺激的易消化食物，不宜过饱，应少量多餐。鼓励患者多食新鲜蔬菜水果，不吸烟，不喝酒，提高自我护理能力。

(3) 心理指导　指导患者保持乐观的情绪，避免有害的应激原造成的不良影响，维持心身平衡；条件允许时，鼓励患者参与正常人的生活等。

(4) 用药指导　遵医嘱服药，严密观察药物疗效及不良反应，忌服对肝脏有损害的药物，切忌病急乱投医，迷信所谓灵药偏方。

(5) 预后告知　随着诊断和治疗方法的进步，早期肝癌的根治切除率和术后 5 年存活率明显提高。

【护理查房总结】

今天，咱们组织该肝癌患者的护理业务查房，目的是让大家更好地掌握该疾病治疗和护理的有关知识，提高业务水平，丰富知识，积累经验，更好地为患者服务。

肝癌晚期患者常出现消化道出血、癌结节破裂出血、肝性脑病、继发感染等严重并发症。所以在护理方面要严密观察病情变化，还应特别注意加强身心护理，实施临终关怀，控制疼痛，提高患者生存质量。尤其要防范患者自杀倾向等。

查房笔记

病例 7 • 溃疡性结肠炎

【病历汇报】

病情 患者男性，63 岁，因“反复腹痛、腹泻、大便带血 10 个月，加重 1 周”入院。1 周前患者腹痛、腹泻再次加重，出现全腹胀痛不适，阵发性绞痛，数小时后方可自行缓解。伴有大便带血，每天十余次，甚至有时不计其数，大便为黏液脓血便，每次 100～200g 不等，自觉大便后腹痛可有所缓解，偶有呕吐胃内容物及胸闷等不适。起病以来，体重下降约 5kg。当地未予特殊诊治，今为求进一步诊治再次入院。

患者于 2012 年 9 月曾因溃疡性结肠炎（慢性复发型，中度，活动期，全结肠型）第一次住入本院。出院后患者坚持口服“美沙拉嗪”1g，一天 4 次；泼尼松片 50mg，每天 1 次，每周减 1 片治疗，但患者口服完 4 瓶泼尼松后自行停服，单用美沙拉嗪口服治疗。既往还有“高血压”、“胆囊炎”病史。

护理体查 T 36.8℃，P 82 次/min，R 18 次/min，BP 110/70mmHg。神志清楚，贫血貌，表情痛苦，查体合作，腹部平软，肝、脾未触及，双肾区无叩击痛，肠鸣音活跃，双下肢轻度水肿。

辅助检查 C 反应蛋白 18.40mg/L；血常规示白细胞计数 13.8×10^9/L，红细胞计数 3.63×10^{12}/L，血红蛋白 102g/L，血小板计数 263×10^9/L；尿常规示酮体（+），尿胆红素（+）；粪常规+潜血试验示带血便，白细胞（镜检）1 个/高倍视野，红细胞（镜检）2 个/高倍视野，单克隆潜血试验阳性；胸部 X 线片示心影增大，结合临床；腹部 X 线平片未见明显异常；电解质示钾 3.20mmol/L，钠 138.1mmol/L，氯 92.3mmol/L，钙 1.85mmol/L；肠镜示溃疡性结肠炎（重度）。

入院诊断 炎性肠病，溃疡性结肠炎慢性（复发型，重度，活动期，全结肠型）。

目前主要的治疗措施

① 口服酪酸梭菌二联活菌散、双歧杆菌乳杆菌嗜热链球菌活菌胶囊调节肠道。

② 美沙拉嗪颗粒、硫唑嘌呤口服治疗。

③ 甲泼尼龙注射液静脉滴注治疗。

④ 间苯三酚静滴镇痛。

⑤ 补充电解质及营养支持治疗。

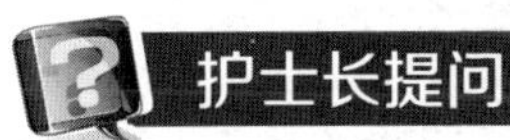

护士长提问

什么是炎性肠病？

答：广义上来讲炎性肠病是指包括原因未明的各种肠道炎症为主要表现的疾病的总称。狭义上的炎性肠病是指一种病因未明的慢性肠道炎症性疾病，包括两个独立的疾病即溃疡性结肠炎和克罗恩病。

溃疡性结肠炎和克罗恩病的临床表现有哪些异同点？

答：见表 3-1。

表 3-1　溃疡性结肠炎和克罗恩病的比较

名称	溃疡性结肠炎	克罗恩病
消化系统表现	持续或反复发作的腹泻、黏液脓血便伴腹痛、里急后重	①反复发作的右下腹或脐周腹痛；②腹泻；③部分患者伴有腹部肿块；④瘘管形成；⑤肛门直肠周围病变包括肛门直肠周围瘘管、脓肿形成和肛裂等
全身表现	无	发热、营养障碍
肠外表现	有关节、皮肤、眼、口及肝、胆等肠外表现	有杵状指（趾）、关节炎、结节性红斑、坏疽性脓皮病、口腔黏膜溃疡、虹膜睫状体炎、葡萄膜炎、小胆管周围炎、硬化性胆管炎、慢性肝炎等

溃疡性结肠炎需要做哪些检查确诊？

答：(1) 粪常规检查　肉眼可见血、脓、黏液，显微镜下可见多量红细胞、脓细胞，急性发作期可见巨噬细胞。粪常规检查是该病检查的重要步骤，但不能与感染性结肠炎的相鉴别，需要进一步检查肠镜。

(2) 结肠镜检查　是诊断该病的重要手段之一，可直接观察病变肠黏膜并进行活检。内镜下可见病变黏膜充血水肿，粗糙呈颗粒状，质脆，触之易出血，黏膜上有多发性浅溃疡。

溃疡性结肠炎和克罗恩病肠镜下表现有哪些不同点？

答：溃疡性结肠炎病变多从直肠开始逆行向上扩展，呈连续性、弥漫性分布，表现为：①黏膜血管纹理模糊、紊乱，充血、水肿、易脆、出血及脓性分泌物附着，亦常见黏膜粗糙，呈细颗粒状；②病变明显处可见弥漫性多发糜烂或溃疡；③慢性病变者可见结肠袋囊变浅、变钝或消失、假息肉及桥形黏膜等。见图 3-1。

克罗恩病全结肠镜检查见节段性、非对称性黏膜炎症、纵行或阿弗他溃疡、鹅卵石样改变，可有肠腔狭窄和肠壁僵硬等，病变呈跳跃式分布。见图 3-1。

结肠镜检查术需要注意的事项有哪些？

答：(1) 检查前　做好肠道准备。前 3 天进食少渣食物，如稀饭、面条等；前一天进食流质食物，检查当天早晨禁食；服药后不再进食。服泻药后应多喝水多走动。现多用聚乙二醇电解质散溶解于 2000ml 温水分次口服洗肠。通过腹泻，将肠道粪便排出直至清水样便。肠道清洗越干净，镜下越能看清楚肠道情况。

(2) 检查中　脱下裤腿取左侧卧位，双腿屈曲，检查中身体尽量不动，张口呼吸，放松肛门括约肌，配合从肛门进镜。若出现腹胀不适，行缓慢深呼吸。若无法忍受及时示意医师。

(3) 检查后　检查结束后休息 15～30min，3 天内进食少渣食物。少数患者可能会出现腹痛、腹胀，可自我按摩腹部，促进肠道气体排出。若出现剧烈腹痛、大便颜色增多呈黑红色，应及时

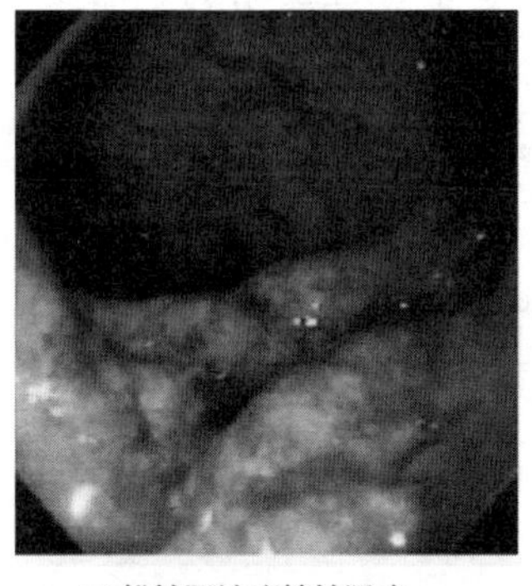
(a) 横结肠溃疡性结肠炎

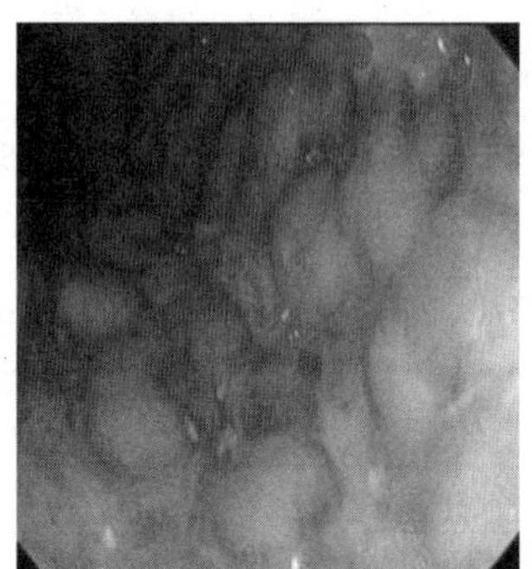
(b) 克罗恩病

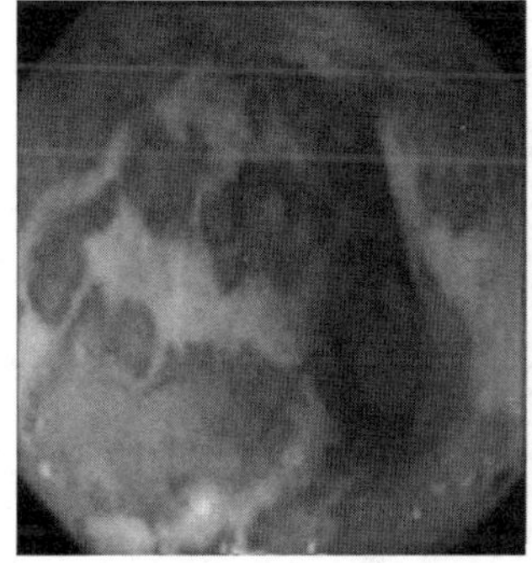
(c) 降结肠，中重度溃疡性结肠炎镜下表现

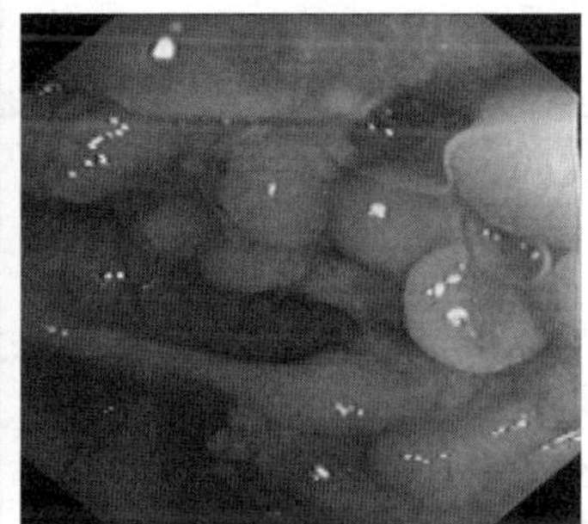
(d) 降结肠克罗恩病肠镜下表现

图 3-1 炎性肠病

就医。

溃疡性结肠炎的常见并发症有哪些?

答：溃疡性结肠炎的常见并发症有肠出血、肠狭窄、肠穿孔、脓毒败血症及中毒性巨结肠。

克罗恩病的常见并发症有哪些?

答：(1) 肠梗阻，最常见。

(2) 腹腔内脓肿。

(3) 吸收不良综合征。

（4）其他　肠穿孔、肠道出血、中毒性巨结肠、癌变、胆石症、尿路结石、脂肪肝等。

克罗恩病和溃疡性结肠炎治疗上有哪些差异？

答：两者治疗上的差异见表 3-2。

表 3-2　克罗恩病和溃疡性结肠炎治疗上的差异

项目	克罗恩病	溃疡性结肠炎
病程	长	短
手术率	85%	20%
手术时机	不定，尽量推迟	80%在 2 年内
复发率	50%	无
手术原则	尽量保守	尽量彻底
并发肿瘤	少见	较正常人高 5～10 倍

该患者目前主要的护理问题是什么？目标是什么？该采取哪些护理措施？

答：（1）患者目前最首优的护理问题如下。

① 疼痛：与炎症性肠病活动有关。目标是患者主诉疼痛有所缓解。

② 腹泻：与肠黏膜的炎症有关。目标是患者主诉腹泻次数减少或消失。

（2）针对患者存在的护理问题——疼痛，应采取下列护理措施。

① 观察疼痛的部位、性质及持续时间、疼痛的诱发因素、伴随症状。

② 嘱患者注意休息，给予舒适的体位，保持安静，以保存体力。

③ 疼痛剧烈时及时报告，并协助其日常生活。

④ 遵医嘱使用解痉药，如阿托品、山莨菪碱等。注意观察药

物疗效和不良反应。

⑤ 告知患者及家属疼痛的原因或诱因及减轻和避免疼痛的方法，包括听音乐、分散注意力等放松技巧。

(3) 针对患者存在的护理问题——腹泻，应采取下列护理措施。

① 观察记录生命体征、出入量等。

② 保持会阴部及肛周皮肤清洁干燥，评估肛周皮肤有无破溃、湿疹等，必要时涂皮肤保护剂。

③ 协助患者餐前、便前、便后洗手，合理饮食：给予清淡、少油腻、易消化、低渣、高营养食物，勿食牛奶和乳制品。病情严重者，给予禁食。

④ 遵医嘱给药，补充水、电解质等。

⑤ 观察和记录排便的次数和粪便性状，必要时留取标本送检。

怎样预防和护理患者肠瘘?

答：溃疡性结肠炎患者术后易并发肠瘘，因此需注意以下几点。

① 加强观察，注意观察患者有无发热、腹痛、腹膜炎症状和体征。

② 若发生外瘘，应保护瘘口周围皮肤，用生理盐水清洁并保持干燥，避免皮肤破损和继发感染。

溃疡性结肠炎患者的健康教育内容有哪些?

答：(1) 指导患者合理休息与活动，生活要有规律，注意劳逸结合。

(2) 合理饮食，选用富含多种维生素、柔软、少渣食物，少量多餐，避免生冷硬、粗糙、刺激、易过敏的食物，摄入足够的营养元素，维持良好的营养状况。

(3) 患者如果出现头痛、发热、消瘦、乏力、手脚发麻、排尿不畅要及时就医。

(4) 嘱患者坚持治疗，教会患者识别药物的不良反应，勿随意更换药物或停药。

（5）对于有造口的患者要教会患者和家属自我护理的方法。

（6）帮助患者及家属正确认识疾病易复发的特点，强调预防复发的重要性。

【护理查房总结】

溃疡性结肠炎病程漫长，病情轻重不一，常反复发作。我们一定要知道对于这类慢性疾病的管理和护理，减少急性加重的次数，延长患者发作间歇，提高患者的生活质量。故应特别注意以下几点。

① 患者出院宣教内容一定要详细、具体、落实到位。

② 定期回访，给予疾病相关知识指导，督促教育内容的落实。

查房笔记

第四章　泌尿系统疾病

病例 1 • 急性肾损伤

【病历汇报】

病情　患者男性，12 岁，因“军训、剧烈运动后出现全身肌痛、乏力、抽搐、发热、意识障碍、无尿 4 天”，由儿科转入我科。患者 4 天前在校军训后出现乏力、周身肌肉疼痛，据学校老师描述“抽搐一次，抽搐持续时间及发作形式不详”遂被送往县人民医院，抽搐后患儿意识模糊，当地县医院予甘露醇、呋塞米等脱水降颅压处理，为求进一步诊治，入住本院儿科，予以血液透析滤过两次，美洛培南 1g，每 8h 一次，抗感染，以及保护心脏、保护肝脏、降酶、保护肾脏、维持水电解质酸碱平衡等对症支持治疗，患者入院当天，引流出浓茶色小便约 500ml，之后尿量进行性减少至无尿，肝肾功能、心肌酶等指标下降不明显，遂转入肾科继续治疗。既往体健。

护理体查　T 38.3℃，P 100 次/min，R 20 次/min，BP 110/70mmHg。神志淡漠，嗜睡，体查欠合作。四肢肌肉僵硬，压痛明显，肌张力高，肌力检查欠合作，双下肢中度肿胀。

辅助检查　血常规示 WBC 11.8×10^9/L，Hb 116g/L，PLT 92×10^9/L，N 85.3%。血氨 16.4μmol/L。血沉 31.00mm/h。降钙素原全定量 172.19ng/ml。凝血全套示 PT 18.5s，KPTT 63.90s，TT>240.00s。肝肾功能示肌酐 529.3μmol/L，AST 1542.9U/L，ALT 419.7U/L，尿素氮（BUN）24.2mmol/L，尿酸（UA）1077.5μmol/L。CO_2 12.5mmol/L，C 反应蛋白（CRP）28.34mg/L；心肌酶示 LDH 7219.0U/L，肌酸激酶（CK）99114.0U/L，肌钙蛋白（CK-MB）1070.0U/L，血肌红蛋白（Mb）4254.0μg/L；胸部 X 线片示左侧

肺野透亮度减低；腹部B超示双肾实质病变（A级）。

入院诊断 横纹肌溶解症；急性肾损伤。

目前主要的治疗措施

① 予以血液透析及滤过清除毒素，改善急性肾衰竭，预防急性左心衰竭。

② 予以抗感染、保护胃黏膜、降压、排出肌酐、保护肝脏、保护心脏、利尿、营养支持等对症综合治疗。

③ 定期复查心肌酶学、肝肾功能、E7A、血沉、血常规、降钙素原等检查。

④ 心电监护，记录24h出入量。

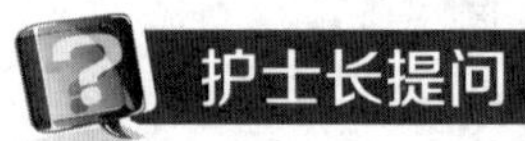

什么是横纹肌溶解症？什么是急性肾损伤？

答：横纹肌溶解症是指多种原因导致骨骼肌肌纤维坏死，肌细胞膜破坏，细胞内肌酸激酶（CK）和肌红蛋白等多种物质进入血液，并由此产生肌肉疼痛、肌无力甚至肾功能衰竭等一系列症状构成的综合征。

急性肾损伤是一组临床综合征，是指突发（1～7天内）和持续（>24h）的肾功能突然下降，定义为血清肌酐（SCr）至少上升0.5mg/dl。表现为氮质血症、水电解质和酸碱平衡以及全身各系统症状，可伴有少尿（<400ml/24h或17ml/h）或无尿（<100ml/24h）。

该患者诊断横纹肌溶解症的依据是什么？

答：（1）诱发因素　患者因军训、剧烈运动后出现。

（2）临床表现　全身肌痛、乏力、抽搐、发热、意识障碍、无尿4天；患者入院后，引流出浓茶色小便约500ml，横纹肌溶解症典型的“三联征”，为肌痛、乏力、棕色尿。

（3）实验室检查　血清肌酸激酶（CK）99114.0U/L，在正常情况下 CK 值应低于 200 U/L，在产生横纹肌溶解症时，CK 值会高达数千甚至上万，血肌红蛋白（Mb）4254.0μg/L，由此横纹肌溶解症诊断成立。

横纹肌溶解症最常见的并发症是什么？为什么？

答：急性肾损伤是横纹肌溶解症最常见的并发症。其机制如下。

① 肌红蛋白管型阻塞肾小管：大量的骨骼肌细胞破坏后，肌红蛋白进入血液，形成管型阻塞肾小管，从而阻塞肾小球的滤过。

② 肌红蛋白的直接肾毒性。

③ 肾脏缺血：有效循环血量不足，血液重新分配导致肾脏缺血。低血容量或脱水、酸性尿是肌红蛋白尿导致急性肾损伤的诱因和加重因素。

如何治疗横纹肌溶解症？

答：（1）早期积极补充血容量。

（2）碱化尿液治疗。

（3）使用利尿药。

（4）及时纠正电解质紊乱。

（5）肾脏替代治疗。

急性肾损伤的病程如何分期？

答：急性肾损伤早期症状隐匿，可被原发疾病所掩盖，即使尿量开始减少，也容易被忽视。典型急性肾损伤一般经过为少尿期、移行期、多尿期和恢复期。

（1）少尿期　每日尿量少于 400ml，此期一般持续1～2 周，少数患者仅持续数小时，延长者可达 3～4 周。少尿期长，则肾损害重，如超过 1 个月，提示有广泛的肾皮质坏死可能。

（2）移行期　患者度过少尿期后，尿量超过 400ml/d 即进入移行期。这是肾功能开始好转的信号。

（3）多尿期　每日尿量达 2500ml（可多达 4000～6000ml/d）。此期的早期阶段 BUN 尚可进一步上升。此后，随着尿量的继续增加，水肿消退，血压、BUN和SCr逐渐趋于正常，尿毒症及酸中毒症状随之消失。本期一般持续1～3周，可发生脱水、低血压（低血容量性）、低钠血症和低钾血症，应注意监测和纠正。

（4）恢复期　肾功能完全恢复需6个月至1年时间，少数患者肾功能不能完全恢复，遗留永久性肾损害。

该患者最严重的并发症是什么？为什么？处理原则是什么？

答：该患者最严重的并发症为高钾血症。因为少尿期钾排泄减少使血钾升高，热量摄入不足、组织大量破坏均可使钾从细胞内释放到细胞外液，引起高钾血症，此外，酸中毒也可引起血钾升高。高钾血症是少尿期的重要死因。

处理原则：密切监测血钾的浓度，当血钾超过6.5mmol/L，心电图表现异常变化时，应予以紧急处理。①予10%葡萄糖酸钙10～20ml，稀释后缓慢静注（不少于5min）。②5%碳酸氢钠或11.2%乳酸钠100～200ml静滴，纠正酸中毒并同时促使钾离子向细胞内移动。③50%葡萄糖液50ml加胰岛素10U缓慢静滴。④钠型离子交换树脂15～30g口服，每天3次。⑤以上措施无效时，采用透析治疗是最有效的治疗。

应当对该患者进行怎样的饮食指导？

答：给予高生物效价的优质蛋白，优质蛋白包括牛奶、瘦肉、鱼、鸡蛋白及大豆制品（黄豆、黑豆、青豆）等，蛋白质的摄入量应限制为0.6～0.8g/(kg·d)，并适当补充必需氨基酸；给予高糖类，以提供足够的热量，保证机体的正氮平衡。患者每天所需的热量为147kJ/kg（35kcal/kg）。尽可能减少钠、钾、氯的摄入。

该患者在少尿期的主要护理措施是什么？

答：（1）休息　绝对卧床休息，保持环境安静以降低新陈代谢，减轻肾脏负担。

（2）饮食　进食清淡、低盐、低脂、低磷、高钙、优质低蛋白饮食，如牛奶、鱼。少食动物内脏和易过敏的食物等；并酌情限制水分、钠盐和含钾食物摄入。

（3）维护体液平衡　准确记录24h出入量，每日测体重，以了解水分潴留情况；严格控制补液的量和速度。

（4）预防感染　口腔护理2～4次/d，定时翻身拍背，保持皮肤清洁，减轻瘙痒等不适。

（5）病情观察　持续心电监护，定时测量体温、血压等生命体征。密切观察血生化各项指标的动态变化，及时发现水、电解质紊乱。及时留验各种尿标本、及时送检。注意意识状态的改变，发现意识混乱或抽搐现象时，应及时通知医生并保护患者的安全。

（6）加强皮肤护理　保持皮肤完整，以减少感染因素。嘱患者常洗澡勤换内衣，修剪指（趾）甲；帮助患者选择无刺激或刺激性小的洗护用品。

【护理查房总结】

本病例是较少见的横纹肌溶解引起的急性肾损伤，提醒人们切不可在长时间没运动的情况下，突然做剧烈运动，应该循序渐进，最好能有健身教练安排每次运动量。同时，在运动的时候，要及时补充水分。恢复期患者应加强营养，增强体质，适当锻炼；注意个人清洁卫生，注意保暖，防止受凉；避免妊娠、手术、外伤等。

强调监测肾功能、尿量的重要性，叮嘱患者定期随访，并教会其测量和记录尿量的方法。对急性肾损伤患者，应给予适当的心理护理，解释各种疑问，恰当解释病情，用成功的病例鼓励患者，为患者创造安静、整洁、舒适的治疗环境；保证每天的睡眠时间在8h以上 。

查房笔记

病例 2 • 肾病综合征

【病历汇报】

病情 患者女性，18 岁，因“反复水肿、腹胀 4 年余，加重 1 个月余”入院。4 年余前因全身水肿及腹胀入当地医院就诊，诊断为“肾病综合征”，出院后规律服用“泼尼松龙”及“肾炎康复片”。1 月后尿蛋白转阴。之后因感冒复发两次，重新使用激素后尿蛋白可转阴，水肿好转。为求进一步诊治，就诊入住本科。

护理体查 T 36.2℃，P 92 次/min，R 25 次/min，BP 150/95mmHg，满月脸，颜面及胸部可见痤疮，未见蝶形红斑，眼睑结膜水肿，口腔未见溃疡。心脏未见明显异常，上肢水肿（+），双下肢水肿（++++），皮肤紧张发亮，全身呈凹陷性水肿。

辅助检查 血常规示 WBC 10×10^9/L，血红蛋白（Hb）120g/L。肝功能示总蛋白 31.1g/L，白蛋白 20.1g/L，甘油三酯 1.92mmol/L，血胆固醇 18.8mmol/L。肾功能示血肌酐 56μmol/L。尿常规示尿蛋白（++++）。

入院诊断 原发性肾病综合征。

目前主要的治疗措施

① 免疫抑制治疗：泼尼松口服，环磷酰胺冲击治疗。

② 抗凝治疗：低分子肝素钙抗凝。

③ 利尿、消肿、降尿蛋白：呋塞米片利尿，氯沙坦钾片降尿蛋白，白蛋白利尿消肿。

④ 记录 24h 尿量。

⑤ 为确定病理类型，给予肾穿刺活检术。

护士长提问

为什么该患者诊断为肾病综合征？

答：（1）尿蛋白为（++++），24h 尿蛋白定量>3.5g。

（2）血浆白蛋白低于30g/L。

（3）水肿。

（4）血脂升高。

由此肾病综合征的诊断成立。

肾病综合征最主要的并发症是什么？该如何治疗？

答：感染是肾病综合征最主要的并发症，主要与蛋白质丢失致营养不良、免疫功能紊乱及应用糖皮质激素治疗有关。常见感染部位是呼吸道、泌尿道、皮肤。一旦发现感染，应及时选用对致病菌敏感、强效且无肾毒性的抗生素积极治疗。严重感染难以控制时应减少或停用激素，但需视患者具体情况决定。

该患者为什么是全身凹陷性水肿？

答：肾病综合征水肿是由于大量蛋白尿造成血浆蛋白过低引起的。所谓凹陷性是指按压下去有凹陷，正常人凹陷不明显且很快恢复原状；而肾病综合征患者因水钠潴留，液体进入皮下组织间隙，产生水肿，皮肤因此变得没有“弹性”，所以按压下去不易恢复，故称凹陷性水肿。

该类患者目前首优的护理问题是什么？目标是什么？应该采取哪些护理措施？

答：（1）首优的护理问题　体液过多，与大量蛋白尿、血浆胶体渗透压过低、肾血流量减少、滤过率降低有关。

（2）护理目标　患者的水肿减轻或消退。

（3）护理措施

① 休息与活动：严重水肿时需卧床休息。平卧可增加肾血流量，提高肾小球滤过率，减少水钠潴留，同时抬高水肿肢体有利于血液回流。轻度水肿患者可卧床休息与下床活动交替进行，要限制活动量。

② 保护水肿部位皮肤：患者应穿宽松柔软的棉制品衣服，保持床单位平整、干燥，经常翻身，避免骨突部位皮肤受压。定期用温水擦浴或淋浴，勤换内衣裤，每日冲洗会阴一次，饭前饭后漱

口，防止感染。

③ 限制钠盐的摄入：水肿时应进低盐饮食，一般食盐量以2～3g/d为宜，禁用腌制食品，少用味精及食用碱。水肿消退、血浆蛋白接近正常时，可恢复普通饮食。

④ 蛋白质摄入：肾病综合征时，大量血浆蛋白从尿中排出，人体蛋白降低而处于营养不良状态。低蛋白血症使血浆胶体渗透压下降，致使水肿顽固难消，机体抵抗力也随之下降。

无肾功能衰竭时，其早期应给予优质蛋白质食物[0.8～1.0g/(kg•d)]，如蛋、奶、鱼和肉类等。此有助于缓解低蛋白血症及随之引起的一些合并症，但高蛋白食物可使肾血流量及肾小球滤过率增高，使肾小球毛细血管处于高压状态，同时摄入大量蛋白质也使尿蛋白增加，可以加速肾小球的硬化。

有肾功能损害时，优质低蛋白饮食 [0.6～0.8g/(kg • d)]。

⑤ 观察水肿变化：记24h出入液量，每天定时记录腹围、体重，每周送检尿常规2～3次。严重水肿者应尽量避免肌内注射药物，因严重水肿常致药物潴留、吸收不良或注射后针孔药液外渗，导致局部皮肤潮湿、糜烂或感染。必须肌内注射时，注意严格消毒，注射后按压时间稍长些，以防药液外渗。

使用糖皮质激素的注意事项及不良反应有哪些？

答：(1) 注意事项

① 起始量足。

② 缓慢减药。

③ 长期维持。

(2) 不良反应

① 消化道黏膜出血。

② 血糖升高，导致肾性糖尿病。

③ 血压升高，导致肾性高血压。

④ 骨质疏松，股骨头坏死。

⑤ 免疫力低下。

⑥ 向心性肥胖。

细胞毒类药物的使用注意事项及不良反应有哪些?

答:(1) 胃肠道症状较常见，使用冲击剂量前予以昂丹司琼(恩丹西酮) 静脉注射，缓解胃肠道症状。

(2) 骨髓抑制　定期监测血常规。

(3) 肝损害　监测肝功能。

(4) 出血性膀胱炎　充分水化，嘱患者多饮水，促进药物排出，定期监测尿常规。

肾穿刺活检术前及术后的护理有哪些?

答:(1) 术前注意事项

① 心理护理：向患者介绍穿刺的目的、方法，穿刺的必要性、安全性，消除其顾虑。

② 穿刺当日给予高营养、易消化的食物，不宜过饱。并指导患者避免进易产气的食物，减少肠胀气。

③ 训练患者床上大小便，避免采用导尿术，降低并发症。

④ 详细询问有无出血性疾病及家族史。

⑤ 配合医生做好各项术前检查包括血常规、凝血常规、双肾B超等。

⑥ 穿刺前嘱患者排空小便。

⑦ 穿刺前均不使用抗凝、活血药物等。

(2) 术后护理

① 压迫穿刺点时间应大于凝血时间，并盖纱布，腹带包扎，置沙袋，仰卧于硬板床 8h 以上。

② 卧床休息 24h，密切观察尿色及血压变化。若尿色正常，血压平稳，8h 后可协助适当床上活动。若为肉眼血尿，及时报告医生，及时予以对症处理，延长平卧时间至尿色正常。

③ 连续留取 4 次尿标本，进行动态观察，以判断血尿有无进行性加重。

④ 术后 24h 复查双肾 B 超，如肾周有血肿，继续延长卧床时

间直至血肿消退。

⑤ 给予高营养、易消化的食物，防止大便干燥，腹压增高而诱发出血，并嘱患者多饮水，以少量多次为宜，防止一次大量饮水，以免引起胃部不适、恶心、呕吐、诱发出血。水肿、少尿者可适当给予利尿药。

⑥ 若尿色正常，24h 后至 1 周内可轻微活动，2 周内勿行剧烈活动的检查，1 个月内不做剧烈的运动。

⑦ 若患者出现咳嗽，应及时给予镇咳药，防止诱发出血。

⑧ 肾活检组织应及时送检。

【护理查房总结】

① 原发性肾病综合征的主要表现为“三高一低”（大量蛋白尿、高脂血症、高度水肿、低白蛋白血症）。

② 治疗以激素、烷化剂、利尿药为主。

③ 护理主要是饮食、皮肤护理。

④ 避免劳累和感染是最重要的健康教育内容。

查房笔记

病例 3 • 尿路感染

【病历汇报】

病情　患者女性，26 岁，已婚。因“寒战、高热、全身酸痛、食欲减退 2 天，尿频、尿急、尿痛、腰痛、肾区叩击痛 1 天”入院。

护理体查　T 39.7℃，P 102 次/min，R 32 次/min，BP 100/70mmHg，急性热病容，无皮疹，浅表淋巴结未触及，巩膜不黄，眼睑不肿，心、肺无异常，腹平软，下腹部轻压痛，无肌紧张和反跳痛，肝、脾未触及，双肾区叩击痛（＋），双下肢不肿。

辅助检查　血常规示 WBC 28.9×10^{9}/L，N 86%；血生化示血肌酐 90μmol/L；尿常规检查示镜下血尿、菌尿及白细胞管型。

入院诊断　急性肾盂肾炎；尿路感染。

目前主要的治疗措施

① 留取中段尿做尿培养＋药敏试验。

② 氨苄西林抗感染治疗。

③ 口服碳酸氢钠片碱化尿液。

④ 抽血做血培养＋药敏试验。

护士长提问

为什么该患者诊断为急性肾盂肾炎?

答：该患者为育龄女性，有高热等全身症状，有尿路刺激征等局部症状，有血尿、菌尿及白细胞管型尿。符合急性肾盂肾炎的诊断标准。

急性肾盂肾炎的临床表现有哪些?

答：（1）全身表现　起病急，畏寒、全身酸痛、乏力、高热，体温多在38℃以上。

（2）泌尿系统表现　尿频、尿急、尿痛，下腹部不适，腰痛，肾区叩击痛，可有脓尿、血尿。

（3）尿液改变　可见白细胞、管型。

尿细菌定量培养标本的收集有哪些注意事项?

答：（1）使用抗生素前或停药5天后。

（2）尿液在膀胱内保留6～8h。

（3）晨起第一次尿。

（4）严格无菌操作，清洁外阴，取中段尿。

（5）标本采集后应及时送检，如不能立即送检，室温保存时间不得超过2h，4℃保存不超过8h。

血培养标本采集的注意事项有哪些?

答：（1）尽可能在抗菌药物使用前进行。

（2）下次用药前采集。

（3）寒战和发热初起时采血可提高培养阳性率。

（4）怀疑血液感染时应尽早采血，无须体温超过39℃才抽血。

（5）标本采集后2h内送检。

（6）成人血培养的标本量为8～10ml。

患者主要的护理问题和护理措施有哪些?

答：（1）排尿障碍　尿频、尿急、尿痛，与泌尿系统感染有关。

护理措施如下。

① 休息：急性发作期应卧床休息，取屈曲位，尽量勿站立或坐直；保持心情愉快，防止过分紧张加重尿频。

② 增加水分摄入：尿感者每天摄水量不低于2000ml，保证每天尿量在1500ml以上。

③ 保持皮肤黏膜的清洁。

④ 缓解疼痛：指导患者进行膀胱区热敷或按摩。

⑤ 遵医嘱用药。

（2）体温过高　与急性肾盂肾炎有关。

护理措施如下。

① 饮食护理：多饮水，每天摄水量不低于 2000ml。饮水可增加尿量，对感染的泌尿道有“冲洗”和清洁作用。宜进食清淡、富含水分的食物，忌食韭菜、葱、蒜、胡椒、生姜等辛辣的刺激性食品。进食各种蔬菜、水果，因其含有丰富的维生素 C 和胡萝卜素等，有利于炎症消退和泌尿道上皮细胞的修复。忌烟酒。

② 休息和睡眠。保证充足的睡眠，为患者提供一个安静舒适的环境，尽量避免噪声。

③ 病情观察：监测体温、尿液性质的变化，有无腰痛加剧。

④ 物理降温：高热患者可采用冰敷、酒精擦浴等护理措施进行物理降温。

⑤ 用药护理：遵医嘱给予抗生素，注意药物用法、剂量、注意事项，如口服磺胺类药物应多饮水，并同时服用碳酸氢钠，以增强疗效，减少磺胺结晶的形成。

（3）知识缺乏　缺乏有关疾病防治知识。

护理措施如下。

① 疾病知识的指导

a. 保持规律生活，避免劳累，坚持体育运动，增强机体免疫力。

b. 多饮水，勤排尿是预防尿路感染最简便有效的措施，每天因摄入足够的水分，保证每天尿量不少于 1500ml。

c. 注意个人卫生，尤其是会阴部及肛周皮肤的清洁，特别是月经期、妊娠期、产褥期，教会患者正确的清洁外阴部的方法。

d. 与性生活有关的反复发作者，应注意性生活后立即排尿，并服用抗菌药物预防。

② 治疗配合：嘱患者按时、按量、按疗程服药，勿随意停药，并按医嘱定期随访。教会患者识别尿路感染的表现，一旦发生尽快随诊。

【护理查房总结】

① 尿路感染分为上尿路感染和下尿路感染，上尿路感染主要是肾盂肾炎，下尿路感染主要是膀胱炎。

② 革兰阴性杆菌为尿路感染最常见的致病菌，其中以大肠杆菌最常见，占全部尿路感染的80％～90％。

③ 坚持多饮水、勤排尿是最有效的预防方法。

查房笔记

病例 4 • 慢性肾功能不全 CKD 4 期

【病历汇报】

病情　患者男性，38 岁，因“间断踝关节疼痛 1 年余，发现血肌酐增高、蛋白尿 1 个月余，近半个月 2 次一过性晕厥”入院。患者 1 年前无明显诱因出现单侧踝关节疼痛，无明显红肿，无畏寒，发热，在当地自服镇痛药（具体用药不详），可缓解。随后 1 年来亦间断发作几次。1 个月余前发现血肌酐增高、蛋白尿。近半个月来有过 2 次一过性晕厥史（一次在起床时，一次在早晨活动后），持续不到 1min，感觉眼前发黑，随后倒地，很快恢复，余无其他不适，为求进一步诊治入住本科。起病来患者精神、食欲可，大小便无明显变化。

护理体查　T 36.5℃，P 72 次/min，R 18 次/min，BP 160/100mmHg，患者慢性肾病面容、贫血貌，肺部听诊无异常，心包摩擦音可，腹部检查无异常，四肢活动自如，双踝关节无红肿热痛，无痛风石，双下肢轻度水肿。

辅助检查　我院泌尿系彩超示双肾肾实质病变（B 级），左肾（80×35）mm，右肾（78×32）mm，双肾缩小，右肾囊肿；血常规示红细胞 3.4×10^9/L，血红蛋白85g/L；肝肾功能示总蛋白 51.6g/L，白蛋白 31.8g/L，尿素 9.09mmol/L，肌酐（SCr）315μmol/L，尿酸 583.8μmol/L；C 反应蛋白（CRP）22.6mg/L；类风湿因子阴性；尿常规示潜血试验（++），蛋白质 0.3（+），pH 5.0，比重 1.010，余正常；血沉 106mm/h；狼疮全套+抗 ccp 抗体测定+抗中性粒细胞胞浆抗体阴性。

入院诊断　慢性间质性肾炎，慢性肾功能不全（CKD 4 期），肾性贫血，肾性高血压。

目前主要的治疗措施

① 药用炭胶囊灌肠排毒降肌酐，机器法结肠透析每周 3 次。

② 包醛氧（淀粉）胶囊、尿毒清颗粒排毒护肾。

③ 重组人红细胞生成素皮下注射升高红细胞。

④ 给予24h动态血压监测，左旋氨氯地平片、阿罗洛尔片降压治疗。

护士长提问

该患者诊断为慢性肾炎、慢性肾功能不全（CKD 3期）依据是什么？

答：患者发现血肌酐增高，蛋白尿1个月余入住我院治疗，尿素9.09mmol/L，肌酐（SCr）315μmol/L，尿酸583.8μmol/L，计算GFR为19.89ml/min，已进展至CKD 4期，上述诊断成立。

什么是肾小球滤过功能？如何测定？

答：肾小球滤过功能，是指循环血液经过肾小球毛细血管时，血浆中的水和分子大小不同的溶质，滤入肾小囊形成超滤液（原尿）的功能，即肾脏清除代谢产物、毒物和体内过多的水分的功能。评价肾小球滤过功能主要是检测肾小球滤过率（GFR）。临床常用的方法包括以下方法。

（1）血清肌酐浓度（SCr） 清晨空腹抽血化验。正常值53～132.6μmol/L。肌酐是体内肌肉组织的代谢产物，经血液循环到达肾脏，从肾小球滤过后再从尿液中排泄。当肾小球滤过功能明显下降（往往下降50%左右）时，血肌酐浓度就会开始升高。

（2）肌酐清除率（CCr） 正常值（90±10）ml/min。CCr能较早地反映肾小球滤过功能的损害程度。

（3）同位素法测GFR 根据核素肾动态显像可测出双侧肾脏各自的GFR。正常值一般90～100ml/min。

（4）血清尿素氮浓度（BUN） 正常值2.9～7.14mmol/L。BUN在反映肾小球滤过功能方面有一定的参考价值，但影响因素较多，因此不能仅仅通过血液中BUN浓度判断患者肾功能。

该类患者目前首要的护理问题是什么？护理目标是什么？该采取哪些护理措施？

答：(1) 首要的护理问题　营养失调。低于机体的需要量，与长期限制蛋白质的摄入，消化吸收功能紊乱等因素有关。

(2) 护理目标　患者的贫血状况有所好转，血红蛋白、血浆蛋白在正常范围。

(3) 护理措施

① 饮食护理：饮食治疗在慢性肾功能不全的治疗中具有重要的意义，因为合理的膳食调配不仅减少体内氮代谢产物的积聚及体内蛋白质的分解，以维持氮平衡，而且还能在维持营养、缓解病情发展、延长生命等方面发挥其独特的作用。

② 蛋白质摄入：肾小球滤过率（GFR）＜50ml/(min·1.73m^2)时，应限制蛋白质的摄入，且饮食中50%～70%以上的蛋白质必须是富含必需氨基酸的优质蛋白如鸡蛋、牛奶、瘦肉、大豆制品（黄豆、黑豆、青豆）等，一般认为摄入0.6～0.8g/(kg·d)的蛋白质可维持患者的氮平衡。全日提供的优质蛋白质食品应均分在一日三餐中，这样既能减轻肾脏负担，又可保证身体更好地吸收利用。

③ 热量供给：供给患者足够的热量，30～35kcal/kg以减少体内蛋白质的消耗。

改善患者食欲，如提供色、香、味俱全的食物，少量多餐等。

④ 膳食中无机盐的供给要随病情的变化而及时调整。

⑤ 维生素补充要足量。

慢性肾脏病（CKD）和慢性肾衰竭（CRF）的定义和分期怎样？

答：慢性肾脏病（chronic kidney diseases，CKD）是由各种原因引起的。

① 肾损害（肾脏结构或功能异常）≥3个月，伴或不伴肾小球滤过率（GFR）下降，可表现为病理学检查异常或肾损害指标

(血、尿成分异常或影像学检查异常)。

② GFR<60ml/(min・1.73m^2) 3个月，有或无肾损害。

慢性肾衰竭(chroni renal failure，CRF)则是指各种慢性肾脏病进行性进展，引起肾单位丧失和肾小球滤过率(GFR)下降，导致代谢产物和废物潴留、水电解质和酸碱平衡紊乱、内分泌失调以及临床症状组成的综合征，简称慢性肾衰竭。常进展为终末期肾病，CRF的晚期称为尿毒症。

2002年美国肾脏病基金会(NKF)K/DOQI专家组正式对慢性肾脏病(CKD)的分期方法提出了新的建议(表4-1)。

表4-1 慢性肾脏病与我国CRF分期方法的比较

K/DOQI的CKD分期			我国CRF分期		
CKD分期	描述	GFR/(ml/min)	GRF分期	CCr/(ml/min)	SCr/(μmol/L)
CKD1期	肾损伤,GFR正常或增加	≥90	—	—	—
CKD2期	肾损伤,GFR轻度下降	60～89	代偿期	50～80	133～177
CKD3期	GFR中度下降	30～59	失代偿期	20～50	186～442
CKD4期	GFR严重下降	15～29	肾衰竭期	10～20	451～707
CKD5期	肾衰竭	<15(或透析)	尿毒症期	<10	>707

什么是结肠透析？结肠透析的优缺点各有哪些？

答：(1) 定义　结肠透析是利用了结肠的生理学特性，用人体自身的肠壁作为透析膜，模仿腹膜透析的原理而设计。通过弥散和渗透作用排出体内蓄积的代谢废物，如血肌酐、尿素氮、尿酸等，纠正电解质紊乱，排除体内过多的水分，改善患者的内环境紊乱，减少肺部和心血管并发症的目的，将肠道清洗、结肠透析、结肠给药序贯综合在一起进行治疗。CKD患者每天从肠道排泄的尿素、肌酐、尿酸等比尿中还多，且随着肾功能的不断下降，这些毒素在肠道排泄增加更加明显，正常人每日产生的代谢产物及毒素75%

从肾脏排出，CKD的患者肠道毒素的排出量可从正常总量的25%上升到80%，结肠透析作为继血液透析（血透）、腹膜透析（腹透）后的第三种透析方法。

（2）适应证

适应证一　肾脏疾病

① 轻中度（血肌酐<600μmmol/L）但尚不需要做血透或腹透的肾衰竭患者。

② 急性高尿酸血症患者，效果更为显著。

③ 治疗高血容量综合征、高血压及水肿。

④ 经济条件无法承受血液透析或腹膜透析之高费用的患者。

⑤ 身体条件不适合做血液透析或腹膜透析的患者。

⑥ 不愿做血液透析和腹膜透析的患者。

⑦ 小儿肾衰竭患者。

适应证二　消化系统疾病

① 习惯性便秘。

② 慢性结肠炎、溃疡性结肠炎。

③ 急性胰腺炎。

④ 镜检前肠道清洗。

⑤ 重症肝炎、肝硬化。

⑥ 肝性脑病、肝腹水。

⑦ 肝功能不全、肝肾综合征可配合血液透析，进一步稳定患者内环境，逐步减少其血透次数。

（3）优点

① 成本低，操作简易。

② 有效地调节机体内环境。

③ 延缓肝、肾衰竭的进展。

④ 减轻临床症状。

⑤ 提高患者的生存质量。

如何护理结肠透析？

答：（1）操作前的护理　治疗前一天进食少渣食物。治疗前嘱患者排空大小便，以免结肠透析时膀胱发胀，引起不适，也有利于结肠透析和节省时间；操作前检查透析机各项功能，清洗透析容器，连接好进出液管道。灌肠前监测生命体征，调节液体温度（透析机自动控制在35～37℃）。

（2）操作中的护理

① 液状石蜡润滑肛管要足够，扩肛时间2min左右，插管动作要轻柔，不可粗暴用力，以免加重患者不适；插管过程中随时询问患者，如有不适要暂停插管，轻声安慰患者，嘱其开口呼吸以降低腹压，减轻不适；如插管受阻，嘱患者深呼吸，稍等片刻再继续插入，勿用暴力，避免损伤直肠黏膜；如有便意，嘱其做深呼吸，以放松腹肌，减轻腹胀。

② 灌肠的动作要轻柔、细致，尽量减轻患者的痛苦，治疗过程中要注意观察患者的反应如面色、呼吸、血压，询问患者的感受，如患者出现腹痛、腹胀，应警惕液体压力是否过大，如症状难忍，应立即终止治疗并报告医师处理。准备各种抢救设备及药品。特别注意导管插入时的安全性，防止发生肠穿孔。

③ 灌肠结束时将患者臀部抬高10～20cm，使药液在肠内保留至少2h。

（3）操作后的护理

① 随时观察患者生命体征、神志、腹部、大小便等情况，记录24h出入量。

② 定期测体重、量腹围，保持病室安静，避免噪声刺激。

③ 饮食宜清淡、易消化，对患者做好解释工作，讲明会出现的症状，密切观察有无乏力、心悸、胸闷、冷汗等低血糖症状及手足抽搐、发麻等电解质紊乱情况，密切观察患者腹部体征。

④ 房间每日消毒2次。

该患者行24h动态血压监测的意义是什么？

答：（1）了解血压高峰的发生时间与心脑血管病并发症的关系，了解血压从最低谷上升到最高峰的上升速度（此速度与心脑血管病并发症发生率呈正相关），从而推测这一时段发生心脑血管病并发症的危险性，向患者提示相关警告及预防措施。

（2）根据动态血压曲线类型，更确切地指导患者用药：24h 动态血压能测量个人不同时间的瞬间血压，及时了解血压波动的规律和特点，针对血压高峰和低谷的时间，合理使用短、中、长效抗高血压药物，使血压在 24h 内稳定控制，有效预防心、脑、肾等靶器官的损害。

该患者的 24h 动态血压显示呈双峰一谷，上午 6～8 时有一个峰值，随着患者上午 6 时醒来，血压逐渐上升，在此时给药能缓解患者第一个血压高峰值，下午 6～8 时为此患者血压第二个高峰值，在此时给予抗高血压药能控制该患者第二个高峰值，能使患者血压控制在平稳的范围。

【护理查房总结】

慢性肾功能不全（CKD 4 期）属于中期慢性肾衰竭，此期患者还没达到做透析（腹膜透析或血液透析）的指征，此期患者最主要的治疗是治疗原发病，避免和纠正可逆因素，延缓 CKD 进展，防止并发症的发生。

① 坚持优质低蛋白、低磷饮食，加用复方 α-酮酸片，能减轻肾小球硬化和肾间质纤维化，能减轻肾脏负担，能有效地延缓 CKD 的进展。

② 防止感染：平时应注意防止感冒，预防各种病原体的感染。

③ 坚持结肠透析：结肠透析对早中期慢性肾功能不全的患者疗效显著，能有效地排除体内产生的毒素如肌酐、尿酸、尿素等。

④ 及时、有效地控制血压：24h 持续有效地控制高血压，对保护靶器官具有重要作用，也是延缓、停止、逆转 CKD 进展的重要因素之一。

⑤ 控制蛋白尿：将蛋白尿控制在＜0.5g/24h，或明显减轻微量白蛋白尿，均可改善其长期预后。

病例 5 • 慢性肾功能不全 CKD 5 期

【病历汇报】

病情 患者男性，40 岁，因“发现血肌酐增高 7 年，双下肢水肿 1 个月”入院。患者因发现血压升高 2 周于 2011 年 12 月 30 日入住本科，诊断为“慢性肾炎，肾性高血压”，予以左氨氯地平、尼群地平、阿罗洛尔片降压，金水宝胶囊及黄葵胶囊护肾，药用炭胶囊、包醛氧淀粉胶囊、尿毒清颗粒排毒，丹参多酚酸盐注射液改善微循环，并行结肠透析。患者好转并于 2012 年 2 月 11 日出院。出院后坚持服用“左氨氯地平片、尼群地平片、阿罗洛尔片、金水宝胶囊、黄葵胶囊、尿毒清颗粒”，患者病情控制尚可。

2012 年 5 月患者感乏力，第二次收入本科，诊断为“慢性肾炎，慢性肾功能不全 CKD 4 期，肾性高血压”。复查血肌酐 350μmol/L，较前升高，予以左氨氯地平片、尼群地平片、阿罗洛尔片、金水宝胶囊及黄葵胶囊护肾、药用炭胶囊和尿毒清颗粒排毒，建议行腹膜透析治疗，患者拒绝。症状缓解后于 2012 年 5 月 29 日出院。

出院后患者坚持服用“包醛氧淀粉胶囊”保护肾功能，“尼群地平、左氨氯地平、美托洛尔”控制血压，但一直感乏力，无恶心、呕吐，无发热，无尿频、尿急、尿痛等不适，未予特殊重视，未检测血压及肾功能。2013 年 1 月患者于我院门诊复查肾功能示血肌酐 736.6μmol/L，血尿素氮 20.53mmol/L，血尿酸 592.1μmmol/L，建议患者透析治疗，患者再次拒绝。遂前往株洲某医院接受治疗，予以中药（具体不详）等对症治疗，未见明显好转，出院时复查血肌酐 880.0μmol/L。

2013 年 2 月 12 日患者“感冒”后乏力加重，并伴有全身瘙痒，夜间明显，全身出现散在淡红色皮疹，无黄染、出血点，无咳嗽、发热，小便量较前减少，约 1000ml/d，尿色正常，今为求进一步诊治再次入院。此次起病以来，患者精神可，饮食、睡眠差，大便正常，解淡黄色泡沫小便约 2000ml/d，体重无明显变化。

既往有吸烟史二十余年，每天20支左右。

护理体查　T 36.5，P 71次/min，R 20次/min，BP 144/98mmHg。神志清楚，自主体位，贫血貌，皮肤黏膜色泽稍苍白，无黄染，眼睑无水肿，睑结膜苍白，巩膜无黄染。双侧瞳孔等大等圆，对光反应灵敏，胸壁静脉无曲张，胸骨无压痛，双肺叩诊呈清音，双肺呼吸音清晰，心尖区无异常隆起，心尖搏动正常，位于左侧第5肋间锁骨中线内侧0.5cm。无心包摩擦感，腹部平坦，腹壁静脉无曲张，剑突下轻压痛，无反跳痛，腹部未扪及包块，无移动性浊音，双侧肾区无叩击痛，肠鸣音正常，约4次/分，无气过水声，四肢活动正常，双侧下肢轻度水肿。

辅助检查　腹部彩超示左肾大小（87×35)mm，右肾大小(83×39)mm，表面光滑，双肾实质变薄；心脏彩超示二尖瓣、三尖瓣、肺动脉瓣轻度反流；尿蛋白定性为（+++）。肝肾功能示血尿素20.13mmol/L，血肌酐853.9μmol/L，血尿酸509.2μmol/L，钙1.74mmol/L。血常规示红细胞计数2.55×10^{12}/L，血红蛋白82g/L；24h尿量约2000ml；胸部X线片示左下肺纹理增粗。

入院诊断　慢性肾炎，慢性肾功能不全CKD 5期，肾性高血压，肾性贫血。

目前主要的治疗措施

① 予以持续性非卧床腹膜透析（CAPD）治疗。

② 重组人红细胞生成素皮下注射纠正贫血。

③ 左氨氯地平片、阿罗洛尔降压。

④ 丹参多酚酸盐改善微循环。

⑤ 雷公藤降尿蛋白。

护士长提问

该患者诊断慢性肾炎、慢性肾功能不全CKD 5期的依据是什么？

答：患者因血肌酐增高7年，双下肢水肿1个月入院，患者7

年前发现血肌酐增高伴蛋白尿，于当地医院诊断慢性肾炎，该患者目前血肌酐 853.9μmol/L，血尿酸 509.2μmol/L，血尿素氮 20.13mmol/L，腹部B超示双肾萎缩，肾小球滤过率（GFR）<10ml/(min·1.73m^2)。由此可以诊断慢性肾炎，慢性肾功能不全 CKD 5 期。

慢性肾功能不全 CKD 5 期患者透析的指征是什么?

答：(1) 内生肌酐清除率（CCr）<10ml/min。

(2) BUN>28.6mmol/L（80mg/dl）或 SCr>707.2μmol/L (8mg/dl)。

(3) 血尿酸增高伴有痛风者。

(4) 高钾血症（>6.5mmol/L）。

(5) 代谢性酸中毒（pH<7.2，CO_2CP<13mmol/L）。

(6) 尿毒症性心包炎，顽固性高血压，慢性充血性心力衰竭。

(7) 出现尿毒症神经系统症状。

什么是腹膜透析?

答：腹膜透析（peritoneal dialysis，PD）是利用腹膜作为透析膜，向腹腔注入透析液，借助腹膜两侧的毛细血管内血浆和透析液中溶质浓度梯度和渗透压梯度，通过弥散和对流原理，达到肾脏替代治疗和支持治疗的目的，清除体内毒素、超滤多余水分、纠正酸碱失衡和电解质紊乱，影响腹膜透析的主要因素是腹膜的表面积和腹膜的通透性。

相比血液透析，腹膜透析的优缺点各是什么?

答：(1) 优点

① 利用自身腹膜，生物相容性好。

② 保护残余功能。

③ 持续透析，内环境相对稳定，心血管负荷小。

④ 无需血管通路及穿刺，无需肝素化，不影响凝血功能。

⑤ 血压、血钾控制好。

⑥ 中分子物质清除好。

⑦ 生化指标波动小，不发生失衡综合征。

⑧ 操作简单易学，时间、地点、活动不受限。

⑨ 减少肝炎、HIV感染机会。

（2）缺点

① 腹膜透析清除量有限，超滤量不易控制，有时不能达到预期目标。

② 手术放置腹透导管并需长期携带。

③ 有感染的可能性，易发生腹膜炎。

④ 经透析液丢失蛋白质、氨基酸、维生素，有高血糖、高血脂的可能。

⑤ 每天均须透析，无休息日。

⑥ 居家卫生条件要求较高，家中需存放腹膜透析用品。

腹膜透析最主要的并发症是什么？该如何处理？

答：（1）腹膜炎是腹膜透析最主要的并发症，腹膜透析患者具备以下3项中的2项或以上可诊断腹膜炎。

① 腹痛、腹水浑浊，伴或者不伴发热。

② 透出液中白细胞计数$>100\times10^6/L$，中性粒细胞比例$>50\%$。

③ 透出液中培养有病原微生物生长。

（2）处理

① 引流出腹腔内感染的腹膜透析液，立即送检做腹水常规、生化、细菌培养等。

② 用一袋新鲜腹膜透析液进行腹腔灌洗，直至透出液较为清亮。

③ 在细菌培养结果出来之前，采用经验性腹腔用抗生素。

④ 如腹膜炎症状较重，应配合静脉用药。

如何指导该患者饮食？

答：（1）指导患者进食优质蛋白质食物　腹膜透析时，白蛋白、球蛋白、免疫球蛋白均有不同程度的丢失。CAPD时平均每日丢失蛋白质 5～15g，腹膜炎时蛋白质丢失成倍增加。如果饮食摄取的蛋白质不够，则身体肌肉分解，所以必须摄入足够“量”及“质”的蛋白质。即要求患者蛋白质的摄入量为 1.0～1.2g/(kg·d)，其中 50％以上为优质蛋白质，如鱼、瘦肉、牛奶、鸡蛋、大豆制品（黄豆、黑豆、青豆）等含必需氨基酸丰富的动物蛋白。

（2）指导患者低盐低钠饮食　钠摄入增加，患者会感到口渴而增加液体摄入，造成体内水和钠潴留，引起高血压、心力衰竭、肺水肿等。对于少尿和无尿的腹透患者，钠摄入量应限制在2～3g/d。尽量少食用含钠高的食物如盐、咸猪肉、佐料、酱油、泡菜、火腿、咸菜、辣酱等。烹调低盐食物时要注意：吃时加盐而非炒时加盐；以糖、醋的酸甜味替代咸味，调动患者的食欲；不放味精、鸡精等调味品。

（3）指导患者低磷饮食　排磷的主要器官是肾脏，当肾功能损害时，磷在体内蓄积，出现高磷血症。血中磷升高可引起血钙降低，继之产生甲状旁腺功能亢进症，最终导致肾性骨病。磷的摄入控制在低于 800mg/d，避免进食含磷高的饮食，避免全麦类及其制品（如糙米、糙米粉、胚芽米、全麦面包）、燕麦、荞麦、核果类（如花生、腰果、核桃）及其酱制品（花生酱）、巧克力、内脏类（肝、脑）、蛋黄、牛肉干、猪肉干等加工食品。临床上服用钙片作为磷结合剂者，指导其应在饭中服用，与食物一起充分混匀咀嚼，可减少食物中磷的吸收。

（4）水的摄入量　根据每日的腹透超滤量和尿量来决定　如腹透超滤量和尿量在 1500ml 以上，患者无明显高血压、水肿等，可正常饮水。少尿或无尿患者应限制进水。每日摄入的水分＝500ml＋前 1 天的尿量＋前 1 天的腹透超滤量。

（5）指导患者进食含钾的食物　血液中钾过高的危险是使心脏搏动无规律，引起心脏传导阻滞甚至停搏。腹膜透析患者因腹透液是不含钾的液体，故高血钾不常见。每次交换透析液都有一部分钾被排入到透析液中。有尿的患者不必限制食物中钾的摄入，如果患者蛋白摄入低，饮食不好，常发生低钾血症，需要进食高钾饮食或给予钾制剂。无尿患者一般不需要额外补充钾。钾的主要来源是深绿色的蔬菜、水果，含钾较高的水果有香蕉、菠萝、枣、香瓜等，蔬菜有菠菜、芹菜、胡萝卜、竹笋、马铃薯、扁豆、芋头、海带、蘑菇和香椿等。各种食物中的钾多集中于谷皮、果皮和肌肉中，如精细加工的粮食比粗粮中含钾要低，去皮的水果的钾含量比带皮的低，肥肉的钾含量比瘦肉低。因为钾易溶于水，所以浓菜汤、果汁、肉汁中均含有相当数量的钾，去汤汁的罐头水果和煮水果比新鲜水果的钾含量低。

居家腹膜透析患者常见的问题有哪些？如何处理？

答：（1）出口处感染　指导患者用碘伏消毒出口周围皮肤，由内向外，每根棉签使用一次，避免碘剂接触出口破损皮肤，防止肉芽组织生长。再用生理盐水清洁出口，如有结痂不可用蛮力揭下，需用生理盐水将结痂泡软后轻轻洗掉。根据出口处情况及细菌培养结果选用局部抗生素，并局部涂擦。

（2）透析液渗漏

① 管周渗漏：引流腹膜透析液，放空腹腔，休腹；如果期间患者需要透析，可先做血液透析过度；经过休腹后大多数轻度的渗漏可自愈，如果仍存在，应拔除导管，在其他部位重新置管。

② 腹壁渗漏：需要仰卧位透析；透析时减少透析留腹容量和透析剂量或血液透析治疗；上述方法无效时进行外科修补。

（3）外接短管脱落　指导患者立即用夹子将近侧的透析管夹住，注意绝不能将其连接上，钛接头开口端用无菌纱布包裹，立即到医院进行消毒并更换腹膜透析短管。

（4）导管破损渗漏　指导患者立即用夹子将近皮肤侧的透析管夹住，绝不能再松开夹子进行液体交换；破损处用无菌纱布包裹，立即到医院进一步处理。

（5）透析液引流不畅　指导患者观察透析管路各部位有无扭曲、受压，改变体位，解决便秘；如果仍无效，立即到医院检查处理。

（6）腹膜炎　指导患者立即携带换下的浑浊透析液到医院

处理。

【护理查房总结】

饮食治疗对于腹膜透析患者来说非常重要。向患者讲解营养不良可能造成的不良后果，改变饮食观念，改变不良的饮食习惯，才能使患者积极配合饮食治疗。

腹膜透析作为一种长期的、家庭自我管理为主的肾脏替代治疗方法，无疑会对患者及家庭今后的生活质量造成影响。重视追踪和随访、不断提高患者的自我管理能力是提高家庭腹膜透析患者的治疗质量和长期生存率的重要措施之一。

查房笔记

病例 6 • 慢性肾功能不全伴高钾血症

【病历汇报】

病情　患者男性，64 岁，因“发现高血压 3 年，水肿 1 年，气促 3 天”入院。患者 2 年前因脑卒中住院时已查出尿常规异常，具体不详，当地医院予以金水宝护肾治疗，考虑有肾功能异常。否认糖尿病、心脏病史，无外伤手术史、药物过敏史、输血史、乙肝病史，无家族遗传病史。

护理体查　T 36.5℃，P 90 次/min，R 18 次/min，BP 160/105mmHg。神志清楚，贫血貌，皮肤黏膜苍白，无黄染、皮疹。全身淋巴结无肿大。眼睑水肿，睑结膜苍白，巩膜无黄染，双瞳孔等大等圆，对光反应灵敏，双肺呼吸活动度对称正常，右下肺叩诊呈浊音，左下肺呼吸音低，可闻及湿啰音。心律齐，未闻及明显杂音，无心包摩擦感。腹壁平软，无压痛、反跳痛，双侧肾区无叩击痛。脊柱活动正常，双侧下肢水肿明显。

辅助检查　血常规示红细胞计数 2.59×10^9/L，血红蛋白 75g/L，N 83.1%；尿常规示潜血试验（+）（10cells/μl）；蛋白质（++）（1.0g/L）；肝肾功能+电解质示尿素氮 28.96mmol/L，肌酐 1258mmol/L，尿酸 539.6mmol/L，血钾 6.5mmol/L，血钙 1.58mmol/L。乙肝五项及输血前四项（—）。

入院诊断　慢性肾炎，慢性肾功能不全，CKD 5 期，肾性高血压，肾性贫血，尿毒症心肌病，高钾血症；肺部感染。

目前主要的治疗措施

① 颈内静脉置管行血液透析治疗，清除毒素及多余水分，纠正高钾血症。

② 哌拉西林/他佐巴坦抗感染治疗。

③ 保护心脏功能、降压、纠正贫血等对症治疗。

④ 择期行动静脉内瘘术或半永久置管术。

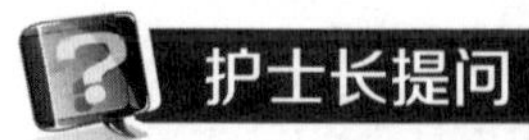

血液透析治疗的适应证及指征各是什么？

答：(1) 急性肾功能衰竭

① 无尿或少尿48h以上，伴有高血压、水中毒、肺水肿、脑水肿之一者。

② 血尿素氮≥35.7mmol/L (100mg/dl) 或每日升高≥10.7mmol/L (30mg/dl)。

③ 血肌酐≥530.4μmol/L。

④ 血钾≥6.5mmol/L (6.5mEq/L)。

⑤ 代谢性酸中毒，二氧化碳结合力≤13mmol/L，内科方法纠正无效者。

(2) 慢性肾功能衰竭

① 血尿素氮>28.6mmol/L (80mg/dl)，血肌酐>707.2μmol/L (8mg/dl) 或肌酐清除率<10ml/min并伴有充血性心力衰竭、肾性高血压或尿毒症性心包炎。

② 血尿酸增高伴有痛风者。

③ 严重的电解质紊乱或代谢性酸中毒，如血钾≥6.5mmol/L，二氧化碳结合力≤13mmol/L，内科方法纠正无效者。

④ 难以控制的高磷血症，临床及X线检查发现软组织钙化。

⑤ 出现严重的尿毒症症状，如恶心、呕吐、乏力、烦躁不安等。

(3) 急性药物或毒物中毒。

(4) 严重的酸碱平衡紊乱及水电解质失衡　如急性肺水肿、高钾血症、稀释性低钠血症、高镁血症等。

(5) 其他疾病　肾移植前的肾功能衰竭或移植后排异反应使移植肾无功能者，肝功能衰竭，急性重症胰腺炎等。

血液透析治疗的血管通路有哪些？

答：血液透析治疗的血管通路有临时性血管通路（临时性中心

静脉留置导管及直接动静脉穿刺）和永久性血管通路（动静脉内瘘、半永久性深静脉置管、移植血管内瘘）。

患者目前使用右颈内静脉置管，该怎样维护和护理？

答：（1）注意个人卫生，保持局部清洁干燥，洗澡时注意不可把导管出口处弄湿，插管处如有出血、红、肿、热、痛、敷料脱落、污染等情况，应及时到医院处理。

（2）患者应着宽松衣物，穿脱衣服时动作应轻缓；卧位时不要压迫导管，应多取仰卧或对侧卧位。

（3）穿刺处每周换药封管2次，以免导管堵塞和局部感染。

（4）留置部位在颈部的患者不可用力扭转头部，不穿套头或高领上衣，尽量穿对襟上衣，以免牵扯导管，导致脱出。一旦发生导管滑脱，应立即压迫止血，并通知医师处理。女患者应以短发为宜，长发者应将头发扎起，不可披发，防止头发散落于置管处引起感染。

（5）原则上留置导管仅用于透析治疗，一般情况下避免作为它用，如抽血、输液等。

动静脉内瘘围手术期的注意事项有哪些？

答：（1）动静脉内瘘手术前的注意事项

① 与手术医师联系，查看血管情况，预约手术时间。

② 完善相关检查：血常规、出凝血时间、心功能检查、心电图等。

③ 一般选用非惯用侧手臂备用做内瘘，保护该侧血管，避免直接动-静脉穿刺；保护该侧手臂皮肤，勿破损，保持清洁，以防术后感染。

④ 术前2周可适当进行握手球、热敷理疗等措施使血管扩张，提高手术成功率。

⑤ 合理饮食，纠正负氮平衡，纠正贫血。

⑥ 手术当天换清洁内衣，修剪指甲，术侧手臂用肥皂水清洗干净。

(2) 内瘘术后成熟期的注意事项

① 术后手部及前臂可有不同程度的肿胀，适当抬高术侧肢体，促进静脉回流。

② 观察伤口有无渗血，内瘘处有无血肿及瘀斑，如发现伤口渗血不止、疼痛难忍，立即与手术医师联系，及时处理。

③ 观察末梢循环，手指有无发冷、麻木、疼痛等缺血表现。

④ 防止受压，衣袖要宽松，睡觉时不可将瘘侧肢体放在枕后或长时间超过心脏水平，甚至侧卧压迫瘘侧肢体，以免血液循环受阻造成内瘘闭塞。

⑤ 不在瘘侧输血、输液、抽血，并避免其他外来压力，如测血压、戴过紧手表、戴首饰、提重物等。

⑥ 伤口敷料一般 3～5 天更换一次，保持干燥清洁。不要随意去除包扎敷料，以防感染。一般 15～20 天拆线。

⑦ 遵医嘱服用抗生素及抗凝血药。

⑧ 学会自我监测内瘘口是否通畅：每天在术侧静脉处扪及震颤及听到血管杂音表示通畅。若消失或变弱应怀疑有血栓形成，应及时与医师联系，以及时再通。

⑨ 在伤口无渗血、无感染、愈合好的情况下，术后1～2 周适当做握拳动作及腕关节运动，以及用术侧手捏握橡皮健身球 3～4 次，每次 10min，从而促进内瘘的成熟。

透析当天应怎样保护内瘘？

答：(1) 准确测量体重，并真实报告医师，应避免过度脱水造成一过性低血压，使内瘘处血栓形成而闭塞。

(2) 避免肢体过度活动，以免穿刺针脱出；或针头损伤血管内膜，引起栓子形成。

(3) 发现穿刺处疼痛、肿胀、渗血，立即处理。

(4) 透析后，使用弹力绷带包扎止血，以内瘘不出血为原则，保证内瘘通畅，扪及内瘘侧搏动及震颤，患者自我感觉松紧舒适。弹性绷带解除时间因人而异，一般20～30min。有的 15min 已止血，有的需 2h 或更长时间，应根据自身凝血情况摸索出一个合理的压迫时间。总的原则是在不出血的情况下，尽早地解除或减轻压迫。

（5）使用当天保持手臂清洁干燥，穿刺部位当日避免接触水，勿动针眼处血痂，使其自然脱落，预防感染。

血液透析过程中怎样监测和护理？

答：（1）病情监测　透析过程中应严密观察患者的血压、脉搏、呼吸、体温及意识，询问患者有无不适，做好记录，危重患者予以心电监护。

（2）血管通路的护理　妥善固定，及时观察。为了透析能顺利进行，要求患者被穿刺血管的肢体基本制动。神志不清或意识模糊及躁动的患者予以适当约束。及时观察穿刺针及置管处有无渗血、肿胀，管路有无打折、扭曲，连接是否紧密。

（3）观察和记录血透超滤量、血流量、抗凝血药剂量、血路压力，透析器及血路有无凝血，透析液的流量、温度、浓度、压力等各项指标，及时准确地处理各种报警。

（4）并发症的观察和护理　多巡视患者，及时发现并处理血透相关性低血压、高血压、失衡综合征、首次使用综合征、心律失常、出血、发热、抽搐、恶心、呕吐、腹痛等。

什么是失衡综合征？怎样预防和处理？

答：（1）失衡综合征的发生机制　血液透析过程中或透析后，由于血液中的毒素迅速下降，血浆渗透压下降。而由于血脑屏障的存在，使得脑组织中的毒素清除比较缓慢，这样就使得脑组织与血液之间产生了渗透压差，水分就会进入高浓度侧的脑组织，从而引起脑水肿。

（2）临床表现　失衡综合征常常发生在患者首次透析或透析诱导过程中，或者透析间隔时间过长、透析不充分的患者。多表现为神经系统功能障碍如：恶心、呕吐、头痛、血压升高，严重者可伴有抽搐、谵妄、昏迷甚至死亡。

（3）预防及处理措施

① 首次透析时机不应过迟。

② 首次透析时间不宜过长，血流量不宜过大，采用小面积、低效、生物相容性好的透析器。

③ 毒素过高的患者，透析中可适量输入高渗物质如 50%葡萄糖注射液以预防。

④ 透析过程中医护人员应及时观察，患者出现不良反应时应及时告知医护人员。

⑤ 若患者出现呕吐，应将头偏向一侧以防止误吸，及时清理。

⑥ 告知患者规律和充分透析，增加透析频率、缩短每次透析时间等对预防有益。

如何预防和处理透析相关性低血压？

答：（1）预防措施

① 初次血透或者透析诱导期，血透脱水不宜过快。

② 避免透析间期体重增加过多，建议不要超过 2.5kg。如果透析间期体重增长过多，建议增加一次透析。

③ 如果透析时进食发生过低血压者，应减少进食量或者避免透析时进食。

④ 对易发生透析时低血压者，透析前减量或停服抗高血压药。

⑤ 积极治疗原发病，注意及时改善贫血。

⑥ 透析时避免突然坐起或站立，造成直立性低血压，透析结束时也应当缓慢坐起，适应后慢慢下床。

⑦ 严密观察患者，及时发现异常并早期处理。

（2）紧急处理

① 症状轻微者，及时减慢血流量，减缓或停止脱水。

② 症状较严重者，快速输入生理盐水，静脉注射 50%葡萄糖注射液。多数患者处理后血压回升可继续透析。

③ 少数患者经上述处理血压仍然不回升时可用升压药，必要时回血结束透析。

长期维持性血透患者有哪些并发症？

答：（1）心血管并发症　顽固性高血压、冠心病、心肌梗死、心力衰竭、动脉粥样硬化。

（2）脑血管并发症　脑梗死、脑出血等。

（3）肾性骨病、继发性甲状旁腺亢进症。

（4）顽固性皮肤瘙痒。

（5）血液系统并发症　贫血、出血、凝血。

（6）周围神经病变。

（7）消化道大出血，便秘，透析相关性腹水等。

长期维持性透析患者饮食上应注意什么？

答：（1）维持水平衡，限制水、盐摄入　大多数患者少尿或无尿，饮食中尽量少吃水分多的食物（如饮料、汤、酒、果汁、粥、酸奶等），控制饮水量，每日饮水量＝尿量＋500ml。饮食应清淡，避免含盐高的食物（熏制食物、罐头食物、快餐、味精、咸菜、咸鱼、腌肉等），控制每天食盐在2～3g。要求透析患者透析间期体重增加≤5％。

（2）摄入足够的优质蛋白质，保证适量的热量　血液透析可丢失一定量的蛋白质和氨基酸，同时有促进蛋白质异化作用，造成负氮平衡，血液透析患者蛋白质摄入为1.0～1.2g/(kg·d）其中50％～80％为高生物价优质蛋白，如蛋清、瘦肉、鱼肉、大豆制品（黄豆、黑豆、青豆）等蛋白，不宜用干豆类、坚果类等含非必需氨基酸高的食物。

（3）低脂、低胆固醇饮食　每日胆固醇的摄入不超过0.3g。尽量少吃油腻及油炸食品，避免食用动物内脏，烹调以植物油为主。

（4）限制钾的摄入，防止高钾血症　限制含钾高的水果，如香蕉、橘子、柚子、杨桃等；食用蔬菜应先切再洗，再将菜烫过，倒掉汤汁再烹饪，以降低含钾量；坚果类如瓜子、花生、核桃、大枣、葡萄干等也应限制。

（5）限磷　磷摄入量≤800mg/d。含磷高的食物主要有奶粉、酸奶、动物内脏（心、肝）、蛋黄、坚果、贝类等。菜汤中含有溶解的磷，应少喝或不喝。

（6）补充适量钙剂、水溶性维生素（叶酸、B族维生素、维生素C等） 为避免维生素缺乏，最好以制剂的形式补充。并不是所有的透析患者都有维生素缺乏，千万不能乱吃维生素制剂，一定要在医师的指导下服用。由于食物中钙的吸收难以达到要求，因此应补充一些钙剂和活性维生素 D_3。

（7）补充富含铁质的食物 特别是贫血患者，在补充促红细胞生成素（EPO），保证摄入的基础上也应注意是否缺铁。适当进食含铁高的食物，如羊肉、牛肉、猪肉、黑木耳等。

【护理查房总结】

维持性血液透析患者存在毒素潴留、水电解质酸碱平衡失调、内分泌功能紊乱等情况，累及多脏器功能，如出现心血管病变、贫血、营养不良、肾性骨病、神经病变、皮肤瘙痒等，将严重影响患者的生存质量和远期生存。因此，血液透析患者的健康教育非常重要。

（1）用药指导 进行血液透析的患者常需要长期服用多种药物。

① 抗贫血药物：重组人促红细胞生成素（用药过程中定期血常规检查，根据结果及时调整用药剂量及频次，用药期间指导患者补充蛋白质、铁及维生素）；铁剂（铁剂有口服铁剂及静脉注射铁剂，口服铁剂应该在饭后或饭时服用以减轻胃部刺激，四环素、鞣酸不可以与铁剂同服，维生素C可促进铁的吸收；静脉铁剂用药前得详细询问过敏史，首次使用前应做过敏测试）；维生素（叶酸、维生素 B_{12} 是肾性贫血的辅助用药）。

② 抗高血压药：包括钙通道阻滞药、血管紧张素转换酶抑制药、β受体阻滞药、血管紧张素受体Ⅱ拮抗药等，维持性血液透析并发高血压患者大多数需长期、联合服用抗高血压药，患者应遵医嘱按时按量服药，不可随意减少或停止药物，密切监测自己的血压，观察不良反应，及时与医师沟通调整。

③ 钙磷代谢相关药物：如葡萄糖酸钙、骨化三醇碳酸钙等，

应根据患者的血钙水平确定最佳补钙剂量，活性维生素能促进钙的吸收，饮酒、吸烟会妨碍钙的吸收。用药期间应监测血钙浓度及血清甲状旁腺素（PTH）水平。

④ 其他药物：左卡尼丁（可改善营养状态，营养神经，改善肉碱缺乏引起的一系列并发症）；中医药治疗（使用单味中药或以单味中药为主的方剂治疗，代表药物为大黄苏打片、尿毒清颗粒、百令胶囊）。中药汤剂含有大量的钾离子跟较多的水分，请咨询医师后谨慎服用。

（2）加强宣教，重视营养及饮食指导。

（3）运动指导　运动能改善糖代谢、脂代谢，增加心肺功能，预防和治疗肌肉萎缩、关节僵硬等，改善患者焦虑状态，恢复生活信心。原则上以患者自我感觉良好时运动，根据季节和环境调整运动强度和运动时间，量力而行，不要过度，缓慢开始，循序渐进，以有氧运动为主，注意预防感冒及补充营养。

（4）留置导管的自我管理，动静脉内瘘的自我护理。

（5）心理指导　血液透析患者由于需要长期的透析治疗，患者在病痛的折磨中，不良的情绪可导致负面影响。所以，血液透析患者的心理调节是极为必要的。由于患者对尿毒症及血液透析相关知识缺乏，易造成各种心理问题，患者只要很好地配合医护人员进行预防和治疗，保持快乐心情，就可以提高机体免疫力、减少并发症，生活将更有质量。首先，患者需要增强对医师和护士的信任感，多沟通、多谈心，多了解病情，才能更好地克服病魔。其次，不要迷信所谓的祖传秘方、神丹妙药，那将会延误治疗时机。再次，患者也要得到家人长期的支持。患者家属相互体谅，相互沟通，相互给予信心，让亲属支持患者，帮助患者坚持下去。最后，适当的体育锻炼对预防心理问题也是很有帮助的。可以选择适当的运动锻炼或者做力所能及的工作，回归到社会中去，既能增加经济收入，减轻家庭及社会的负担，又能充实自己，分散对疾病的注意力，增强自信心，保持健康的心态。

（6）其他　多与其他病友保持联络，彼此多交流，能获得很多与疾病作斗争的宝贵经验。参加医院举办的健康教育讲座及肾友活动，多读一些励志的书。在多方的支持下，透析患者一定可以成为一个快乐的透析人。

通过以上各方面工作，使患者在透析并发症减少、心理压力降低的基础上，透析之余能承担起社会角色，自理自护，料理家事，甚至参加工作回归社会。

查房笔记

第五章 内分泌及代谢疾病

病例 1 • 糖尿病酮症酸中毒

【病历汇报】

病情 患者女性，55 岁，因“多尿、多饮、多食、消瘦 7 年余，四肢麻木、视物模糊 2 年，双下肢水肿 1 年，恶心、呕吐、腹痛 5 天，意识障碍 1 天”入院。患者 7 年前出现“三多一少”症状，当时每日尿量 2500ml 以上，每日饮水 3000ml 以上，多食、易饥，3 个月内体重减轻约 5kg，就诊时空腹血浆葡萄糖 8.5mmol/L，OGTT 2h 血糖 14.5mmol/L，诊断为 2 型糖尿病，予二甲双胍缓释片治疗，间断监测血糖，空腹血糖一般在 10mmol/L 左右，餐后血糖 15～20mmol/L，未重视。近 2 年来出现视物模糊，四肢麻木，改用甘精胰岛素及二甲双胍片治疗，用药不规律，很少监测血糖，近 1 年反复出现双下肢水肿，未系统治疗。5 天前因受凉后出现咳嗽、恶心、呕吐、腹痛，在当地治疗后呕吐好转，仍感头昏、乏力、精神食欲差，1d 前出现反应迟钝、认知功能、理解力、定向力障碍，转入本科治疗。既往有高血压病史 8 年。

护理体查 T 37.5℃，P 110 次/min，R 26 次/min，BP 140/72mmHg。发育正常，营养中等，慢性重病容，意识障碍，反应迟钝，理解力及定向力障碍，自主体位。身高 150cm，体重 50kg，BMI 22.2kg/m^2。双下肢无水肿，双足背动脉搏动减弱。

辅助检查 随机血糖 26.4mmol/L，血酮 2.6mmol/L；尿酮（+++），尿蛋白（+）；糖化血红蛋白 13.4%；WBC 11.28×10^9/L；甘油三酯 2.42mmol/L，胆固醇 6.53mmol/L，AG

19.1mmol/L，血尿素氮 14.69mmol/L，血肌酐 253.3mmol/L，血尿酸 444.0mmol/L；尿微量蛋白 48.5mg/24h；动脉血气分析示 pH 7.15，PCO_2 11.4mmHg，PO_2 86mmHg，BE − 2.8mmol/L，SaO_2 91%，HCO_3^- 15.6mmol/L；神经肌电图示周围神经病变。

入院诊断 2 型糖尿病，糖尿病酮症酸中毒（DKA），糖尿病周围神经病变，上呼吸道感染。

目前主要的治疗措施

① 予胰岛素组液体静滴。

② 予美罗培南抗感染；予前列地尔扩张血管，予硫辛酸、甲钴胺营养神经。

③ 予阿托伐他汀降血脂。

④ 予门冬胰岛素及甘精胰岛素皮下注射降血糖。

⑤ 记 24h 出入水量。

护士长提问

什么是糖尿病酮症酸中毒？该患者诊断为 DKA 的依据是什么？

答：糖尿病酮症酸中毒（DKA）是由于胰岛素不足及升糖激素不适当升高所引起的糖、脂肪、蛋白质、水、电解质和酸碱平衡失调的糖尿病急性并发症。高血糖、高血清酮体和代谢性酸中毒为主要特点。

DKA 的临床表现有多尿、烦渴多饮和乏力症状加重；随后出现食欲减退、恶心、呕吐，常伴头痛、烦躁、嗜睡等症状；呼吸深快，呼气中有烂苹果味（丙酮气味）；随着病情进一步发展，可出现严重失水、尿量减少、皮肤黏膜干燥、眼球下陷、脉快而弱、血压下降、四肢厥冷；到晚期，各种反射迟钝甚至消失，终致昏迷。患者 7 年前诊断为糖尿病，入院时快速血糖 26.4mmol/L，快速血酮 2.6mmol/L，pH 7.15，尿糖（＋＋＋＋），尿酮（＋＋＋），

HCO_3^- 15.6mmol/L，结合患者的症状：恶心、呕吐、意识障碍等，因此糖尿病酮症酸中毒的诊断成立。

为什么会发生DKA?

答：像汽车行驶需要汽油供能一样，人类所有的生命活动，如心搏、呼吸等都离不开能量。能量主要来源于血糖，血糖需要在胰岛素的帮助下才可以进入细胞供给能量。由于胰岛素绝对或相对不足，机体只能利用脂肪或蛋白质供能，脂肪分解供给能量的同时，就会产生酮体，酮体呈酸性，过多的酮体就会导致DKA。

什么是酮体?

答：脂肪酸在肝脏氧化分解的中间产物乙酰乙酸、β-羟丁酸及丙酮，三者统称为酮体，其中乙酰乙酸和β-羟基丁酸是较强的有机酸。正常人血清中存在微量的酮体（<0.5mmol/L)，在禁食或长期体力活动后浓度增加。

DKA的诱因有哪些?

答：任何加重胰岛素绝对或相对不足的因素均可成为DKA的诱因。1型糖尿病患者有自发DKA倾向，2型糖尿病患者发生DKA常见的诱因包括感染、胰岛素治疗不适当减量或治疗中断、饮食不当、创伤、麻醉、手术、妊娠、分娩、脑卒中、心肌梗死、精神刺激等。此患者发生DKA的诱因可能是感染以及胰岛素治疗中断。

该类患者目前首优的护理问题是什么？目标是什么？该采取哪些护理措施?

答：(1) 首优的护理问题　体液不足，与脱水有关。

(2) 护理的目标　恢复血容量，纠正失水状态，降低血糖和消除酮体。

(3) 护理措施　关键是补液和胰岛素的应用，治疗过程中，应监测生命体征、血糖、电解质，记录24h出入量等。具体措施如下。

① 建立静脉通路：遵医嘱补液，保证液体输入的速度和量。

② 病情观察：每 1～2h 监测血糖、血酮、尿酮，遵医嘱定期化验电解质和进行血气分析，监测生命体征，准确记录 24h 出入水量等。

③ 基础护理：嘱患者卧床休息，注意保暖，加强口腔、皮肤的护理，预防跌倒，坠床及压力性损伤。

DKA 的治疗措施有哪些？

答：（1）补液　输液是治疗 DKA 的首要和关键的措施。首先补给生理盐水，速度先快后慢，此患者无心力衰竭，开始 2h 内输入 1000～2000ml，以后根据血压、心率、尿量、末梢循环、中心静脉压等决定输液量和速度，第 3～6h 内输入 1000～2000ml，第 1 个 24h 输液总量可达4000～6000ml，必要时可采用两路输液，一路输注胰岛素组液体，另一路输注其他液体。

（2）小剂量胰岛素治疗　即每小时每千克体重 0.1U 的短效胰岛素加入生理盐水中静脉滴注，建议采用输液泵控制速度，以达到血糖快速稳定下降而又避免发生低血糖。血糖下降速度以每小时下降 3.9～6.1mmol/L 为宜，每 1～2h 监测血糖。若第 1h 内血糖下降不足 10％或血清酮体下降速度＜0.5mmol/L，胰岛素剂量可增加至 1U/h。此患者体重 50kg，首次胰岛素剂量为 10U，加入 500ml 生理盐水中静脉滴注，2h 后血糖 18.0mmol/L，继续静脉滴注小剂量胰岛素。每 1～2h 监测血糖，当血糖下降至 13.9mmol/L 时，改输 5％葡萄糖液加胰岛素，按每 2～4g 糖加 1U 胰岛素的比例计算胰岛素的剂量，如 5％葡萄糖 500ml 加胰岛素 6～12U 静脉滴注。

（3）纠正电解质及酸碱失衡　根据患者的 pH 值、血钾、血钠、尿量等决定是否需要补钾或补碱。如果患者的尿量正常，血钾低于 5.2mmol/L，可以在输液和胰岛素治疗的同时即开始补钾，一般在每升溶液中加氯化钾 1.5～3.0g 以保证血钾在正常水平。因胰岛素可以使钾向细胞内转移。严重低钾血症可危及生命，若血钾＜3.3mmol/L，应优先补钾治疗，当血钾升至 3.5mol/L 时，再开始胰岛素治疗，以免发生心律失常、心脏骤停和呼吸肌麻痹。但补碱则非常慎重。此患者入院后 3h 排尿 380ml，血钾 5.0mmol/L，在补充胰岛素的同时给予了补钾。

（4）去除诱因和治疗并发症　如休克、感染、心力衰竭和心律失常、脑水肿和肾衰竭等。

为什么要采用小剂量胰岛素静脉滴注？

答：不同的血浆胰岛素水平有着不同的生理作用，周围静脉血浆胰岛素的浓度为 10mU/L，抑制肝糖原分解；20mU/L 时，抑制糖原异生；30mU/L 时，抑制脂肪分解；50～60mU/L 时，促进肌肉及脂肪组织等摄取和利用葡萄糖；＞100mU/L 时，促使钾离子进入细胞。静脉滴注胰岛素 5U/h，血浆胰岛素浓度可达 100mU/L，因此小剂量胰岛素既可治疗 DKA，而且可防治低血钾或低血糖。

为什么血糖不宜下降过快？

答：血糖下降过快，渗透压急剧下降，容易导致脑细胞水肿，加重意识障碍。而且，血糖若下降过快，难免因矫枉过正而出现低血糖。低血糖对糖尿病患者的危害，丝毫不逊于高血糖。轻度低血糖可引起交感神经兴奋，导致心慌、出汗、饥饿及全身瘫软无力，严重的还会导致意识障碍、昏迷乃至死亡。此外，低血糖还可引起心动过速及心律失常，诱发心肌梗死及猝死。因此，在输液的过程中，应每 1～2h 监测血糖，将血糖维持在 11.1mmol/L 左右。

为什么补碱要慎重？

答：如前所说，患者发生代谢性酸中毒的原因是胰岛素绝对或相对缺乏，脂肪酸氧化供能，其代谢产物乙酰乙酸和 β-羟丁酸在体内堆积所致，并非 HCO_3^- 损失过多，故补充胰岛素抑制酮体生成，则酸中毒可自行纠正。当 pH＜7.1～7.0，或 HCO_3^- ＜5mmol/L，CO_2CP 4.5～6.7mmol/L，可给予小剂量的碳酸氢钠。当 pH＞7.1 或 HCO_3^- ＞10mmol/L，CO_2CP 11.2～13.5mmol/L，一般不宜补碱，因过多过快补充碳酸氢钠溶液可致脑脊液 pH 反常性降低，血红蛋白的氧亲和力上升而加重组织缺氧。

为什么需要补充葡萄糖溶液？

答：血糖是指存在于血液中的游离葡萄糖，体内各组织细胞活动所需的能量大部分来自葡萄糖，葡萄糖是我们身体必不可少的营养物质之一。血糖主要来源于食物、糖原分解和糖异生。DKA时患者厌食、呕吐，从食物中吸收的葡萄糖不足，容易产生饥饿性酮体。因此，为了保证患者能量的需要，避免产生饥饿性酮体，预防低血糖，当血糖下降至13.9mmol/L时，按比例将胰岛素加入到5%葡萄糖溶液或5%葡萄糖盐水中静脉滴注。

该患者什么时候可以停止输液？

答：当患者神志清楚，酸中毒纠正，饮食恢复，酮体阴性，血糖在11.1mmol/L左右，可停止输液，改为皮下胰岛素治疗。但是，由于静脉滴注外源性胰岛素的半衰期为20min，为了保证血液中胰岛素的浓度，避免再次产生酮体，在停止输液前1～2h皮下注射胰岛素。

该患者还有哪些护理诊断？

答：(1) 潜在并发症　低血糖。

(2) 活动无耐力。

(3) 营养失调　低于机体需要量。

(4) 有跌倒的危险。

(5) 知识缺乏。

病情稳定以后如何向患者进行健康教育？

答：(1) 疾病　糖尿病是一种终身疾病，目前尚无法根治，长期血糖控制不佳可导致很多糖尿病并发症。目前，患者已经合并糖尿病的急性并发症DKA，同时也伴有糖尿病的慢性并发症，如糖尿病肾病，神经病变和视网膜病变。希望患者重视疾病，规律治疗，做好自我管理。

(2) 饮食　控制总热量，平衡膳食、少食多餐、定时定量进餐，每天主食200～250g、50～100g动物蛋白、食用油2～3汤匙、盐6g、蔬菜1～1.5kg。

（3）运动 选择合适的有氧运动，如散步、骑自行车、慢跑、打太极拳等；提倡餐后1h开始运动；每次运动30～60min，每周不少于3次，每周体力活动的总时间不少于150min；运动时要穿合适的衣服和鞋袜，随身携带糖尿病患者身份识别卡、糖果或含糖饮料，预防低血糖；运动要循序渐进，持之以恒，量力而行。

（4）药物 正确保存、携带和注射胰岛素，一次性使用针头，正确轮换注射部位，按时进餐，预防低血糖。

（5）防治低血糖 低血糖的表现包括头昏、心慌、出冷汗、手抖、乏力、视物模糊等，平时应按医嘱用药，按时进餐，运动量大时可适当加餐，注意监测血糖。怀疑低血糖时，如果有条件可立即监测血糖，糖尿病患者血糖≤3.9mmol/L就属于低血糖的范畴，如果无法监测血糖，按低血糖处理。可进食15～20g糖类食物，如一杯纯牛奶，或半杯橘子汁，或2～5片葡萄糖片。

（6）监测 患者的血糖控制目标是空腹4.4～7.0mmol/L、非空腹<10mmol/L。患者使用胰岛素治疗，目前血糖未达标，每天应监测血糖≥5次，血糖达标后，每天监测2～4次，血糖监测的时间点包括空腹、三餐前后和睡前。此外，还要定期监测糖化血红蛋白、肝肾功能和血脂等。

（7）足部护理 患者双足背动脉搏动减弱，住院期间10g尼龙丝检查阳性，双足震动觉阈值>25VPT，提示患者足部保护性感觉丧失，有发生糖尿病足的风险。患者应每天用温水洗脚，洗脚后用浅色的毛巾擦干脚趾；每天检查足部皮肤有无发红、水疱或破溃；干燥时可涂润肤乳（避开脚趾缝）；选择宽松、舒适的鞋袜；避免赤足行走等。

如何预防DKA的发生？

答：遵循饮食计划，定时定量进餐；生病时，应该每2～4h监测血糖，不要擅自更改胰岛素的剂量或停用胰岛素，每小时喝200ml左右的无糖、无咖啡因饮料，如水、茶、清汤等；恶心、呕吐不能进食时，可以喝适当的果汁、牛奶或其他流质；如果持续呕吐、不能喝流质，或持续腹泻伴进行性虚弱，或连续2次血糖大于

16.7mmol/L，应该立即到医院就诊。

【护理查房总结】

糖尿病酮症酸中毒是糖尿病的一种急性并发症，病情危重，需要立刻进行抢救。我们一定要知道怎样配合医师进行抢救，缓解病情，挽救生命。在抢救的时候，应特别注意以下几点。

（1）保证输液通畅　患者入科后，可立即开放静脉通道，遵医嘱补液，输液期间，加强巡视，建议采用输液泵控制输液速度，不要轻易停止输液，停止静脉滴注胰岛素前1h左右改为皮下注射胰岛素。

（2）病情监测　每1～2h监测血糖，根据血糖的结果选择合适的液体种类；遵医嘱留取血尿标本，及时送检；观察生命体征、意识的变化；准确记录24h出入液量。

（3）保持呼吸道通畅　DKA患者如果合并呼吸道感染，可采取半卧位，雾化吸入化痰，必要时给予氧气吸入。

（4）做好基础护理　患者卧床休息，应保持床单位干燥、平整、无屑，按时翻身，做好口腔、皮肤的护理，预防压力性损伤和继发感染。

查房笔记

病例2·糖尿病肾病

【病历汇报】

病情　患者男性，65岁，因“多尿、多饮、多食10年，左下肢反复水肿1年，咳嗽、咳痰、胸闷、气促20天，全身水肿5天”入院。患者10年前出现多尿、多饮、多食，查血糖17.5mmol/L，诊断为“2型糖尿病”，予二甲双胍及格列齐特（剂量不详）降糖，未监测。2年前出现双下肢麻木乏力，视物模糊，用门冬胰岛素及甘精胰岛素降血糖，未监测血糖、血压。近1年来反复出现左下肢水肿，休息后水肿消退。20天前因受凉出现咳嗽、咳痰，咳白痰，量少，胸闷、气促，活动后加重，无心慌、胸痛、发热，于当地医院治疗，症状无明显好转。近5天出现双下肢凹陷性水肿、眼睑水肿，转入本院治疗。既往高血压，曾行白内障手术。

护理体查　T 37.1℃，P 75次/min，R 26次/min，BP 189/98mmHg。发育正常，营养中等，慢性重病容，意识清楚。腹膨隆，腹围110cm，骶尾部皮肤压红，阴囊水肿，双下肢中度凹陷性水肿，足背动脉搏动可，因患者平车入院，体重未测。

辅助检查　快速血糖10.4mmol/L；血常规：WBC 11.1×10^9/L，血红蛋白107g/L；糖化血红蛋白13.4%；血尿素氮14.69mmol/L，血肌酐415.36μmol/L，血尿酸519.26μmol/L，乳酸脱氢酶300.4U/L，肌酸激酶312.0U/L，肌酸激酶同工酶28.0U/L，肌红蛋白260.7μg/L；尿蛋白（+++），24h尿微量蛋白5760mg/d；胸部X线片示心影增大；眼底检查提示糖尿病视网膜病变；神经肌电图示周围神经病变。

入院诊断　2型糖尿病，糖尿病肾病Ⅳ期，糖尿病周围神经病变，糖尿病视网膜病变；肺部感染；高血压；冠心病，心功能Ⅲ级。

目前主要的治疗措施

① 予头孢哌酮/舒巴坦抗感染。

② 予阿司匹林抗血小板凝集，予低分子肝素钙抗凝。

③ 予硝普钠、尼群地平、硝苯地平控释片降压。

④ 予前列地尔、丹参多酚酸盐改善微循环，予甲钴胺营养神经。

⑤ 予羟苯磺酸钙改善糖尿病视网膜病变。

⑥ 予金水宝胶囊护肾，予尿毒清颗粒排毒。

⑦ 予人血白蛋白、呋塞米、血液透析消肿。

⑧ 予门冬胰岛素及甘精胰岛素皮下注射降血糖。

⑨ 记 24h 出入液量。

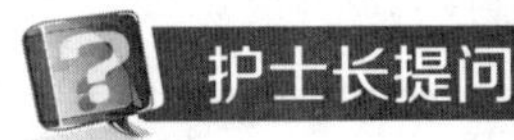

护士长提问

怎样诊断糖尿病？注意事项有哪些？

答：(1) 糖尿病的诊断标准　糖尿病症状（典型症状包括多尿、多饮、多食和不明原因的体重下降）加如下检查。

① 随机静脉血浆葡萄糖≥11.1mmol/L（200mg/dl）。

② 或空腹静脉血浆葡萄糖≥7.0mmol/L（126mg/dl）。

③ 或口服葡萄糖耐量试验中 2h 血糖≥11.1mmol/L（200mg/dl）。

(2) 注意事项

① 空腹是指连续 8h 没有进食热量。

② 随机是指不考虑上次用餐时间，一天中任意时间。

③ 血糖是指静脉血浆葡萄糖，快速血糖不能诊断糖尿病。

④ 无糖尿病症状者，在不引起急性代谢失偿的高血糖的情况下，应该在另一日重复。

上述指标中任何一项均可以确定糖尿病的诊断。

糖尿病分为哪几种类型？

答：糖尿病的类型包括 1 型糖尿病、2 型糖尿病、其他特殊类型糖尿病、妊娠期糖尿病。

糖尿病的并发症有哪些？

答：糖尿病的急性并发症包括糖尿病酮症酸中毒和高血糖高渗状态。

糖尿病的慢性并发症包括糖尿病肾病、糖尿病视网膜病变、糖尿病神经病变、糖尿病性下肢血管病变和糖尿病足等。

怎样诊断糖尿病肾病？糖尿病肾病分为几期？该患者为什么处于糖尿病肾病Ⅳ期？

答：肾脏是人体的过滤器，身体内的各种毒素经过肾脏排泄到尿液中，有益物质保留于血液中。当肾小球滤过压增加的时候，逐渐漏出蛋白质。诊断主要依赖于尿白蛋白和 eGFR 水平。如果尿白蛋白/肌酐比值（UACR）增高，或 eGFR 下降，同时排除其他原因导致的慢性肾脏疾病，即可诊断为糖尿病肾病。

糖尿病肾病分为 5 期。

Ⅰ期：肾小球高滤过，肾脏体积增大。

Ⅱ期：间断微量白蛋白尿，休息时尿白蛋白排泄率（UAE）正常（<30mg/d）。

Ⅲ期：早期糖尿病肾病期，以持续性微量白蛋白尿为标志，UAE 为 30～300mg/d。

Ⅳ期：临床糖尿病肾病期，出现显性蛋白尿。

Ⅴ期：肾衰竭期。

此患者的 24h 尿微量蛋白 5760mg/d，尿常规示尿蛋白（+++），为显性蛋白尿，因此，糖尿病肾病（Ⅳ期）的诊断成立。

怎样留取 24h 尿标本化验微量白蛋白？

答：一般早晨 7 时嘱患者排空膀胱，7 时以后至次日晨 7 时的小便全部留在一个容器内，当容器内有第一次小便时，需要放 5～10ml 甲苯防腐。注意一定要收集 24h 内的全部尿量，如果在这 24h 之内要解大便，亦强调先留取小便，然后再解大便；如果患者外出检查，也要先留取小便。检测前要先用量杯量总尿量，然后搅匀，取出一小杯送检。化验结果显示的是每分升小便内白蛋白的含量，例如，此患者的化验结果是480mg/dl，24h的尿量是1200ml，最后计算出的24h尿白蛋白的排泄率是5760mg。

什么是胰岛素？它的生理作用是什么？

答：胰岛素是由胰岛B细胞受内源性或外源性物质如葡萄糖、乳糖、核糖、精氨酸、胰高血糖素等的刺激而分泌的一种蛋白质激素。胰岛素由两条氨基酸肽链组成，A链有21个氨基酸，B链有30个氨基酸，A、B链之间有两处二硫键相连。胰岛B细胞中储备的胰岛素约200U，正常人每天分泌25～50U胰岛素入血液。空腹血浆胰岛素的浓度是5～15U/ml，进食后，血浆胰岛素水平可增加5～10倍。胰岛素是机体内唯一直接降低血糖的激素，也是同时促进糖原、脂肪、蛋白质合成的激素。

胰岛素的分泌模式是怎样的？

答：按进食与否，正常人胰岛素的生理性分泌有基础胰岛素分泌和餐时胰岛素分泌两部分组成，其分泌量约占全天分泌总量的50%（图5-1）。

（1）基础胰岛素分泌　基础胰岛素分泌不依赖于进食，其作用为阻止肝脏内储存的肝糖原分解为葡萄糖释放入血，也阻止脂肪酸和氨基酸经糖异生途径转变为葡萄糖释放入血液，每天分泌量18～32U，无峰，主要是调节空腹高血糖和餐前高血糖。当一个人禁食时间过长、血糖降低时，基础胰岛素的分泌也会随之降低甚至停止，这时肝脏就会把肝糖原分解为葡萄糖释放入血液，保持血糖在正常范围。

（2）餐时胰岛素分泌　进食后，胰岛在血浆葡萄糖的刺激下（当血糖>5.55mmol/L时）可立即增加胰岛素的分泌（根据个体对胰岛素的敏感性不同，可较基础分泌率增加3～10倍不等），从而抑制餐后血糖的急剧升高，随着消化过程的结束，血糖逐渐下降，在进食后2～3h胰岛素的大量分泌也结束，恢复到基础分泌的状态（图5-1）。

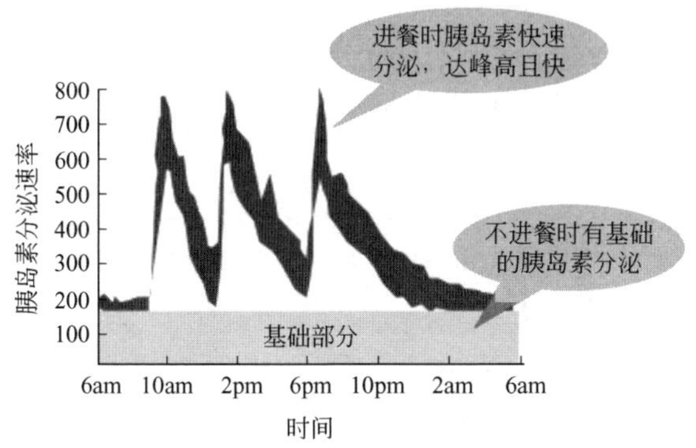

图 5-1　生理性的胰岛素分泌

胰岛素按来源分为哪几类？

答：胰岛素按来源分为动物胰岛素、人胰岛素和胰岛素类似物。

（1）动物胰岛素　包括猪胰岛素和牛胰岛素，由于它们与人胰岛素属于不同种属，化学结构有差异，猪胰岛素与人胰岛素的分子结构只有一个氨基酸不同，牛胰岛素与人胰岛素的分子结构不同，有 3 个氨基酸，因此，注射到体内有可能产生过敏反应或产生抗体后药效降低，但动物胰岛素来源广泛，价格便宜。

（2）人胰岛素　是采用基因重组技术，将人胰岛素的合成基因移植到细菌（大肠杆菌或酵母菌）的基因上，培养、提取与纯化生产出的胰岛素。与人胰岛素的结构完全相同，免疫原性大大降低，作用效价更强。包括短效人胰岛素（诺和灵 R、甘舒霖 R）、预混人胰岛素（诺和灵 30R、诺和灵 50R、优泌林 70/30、甘舒霖 30R）和中效人胰岛素（NPH）。

（3）胰岛素类似物　为非天然胰岛素，是采用基因工程技术，将人胰岛素分子结构中某些氨基酸的位置调换，或加上某个化学集团，分子立体结构发生变化，使它们的起效时间、作用峰值、作用持续时间改变，接近生理性的胰岛素分泌，因而疗效更佳。包括门冬胰岛素、赖脯胰岛素、甘精胰岛素和地特胰岛素等。

胰岛素按照作用时间和效应怎样分类?

答：胰岛素按作用时间和效应分为餐时胰岛素、基础胰岛素和预混胰岛素。

(1) 餐时胰岛素　作用主要是降低餐后血糖，包括短效人胰岛素（诺和灵 R、优泌林 R）和速效胰岛素类似物（门冬胰岛素、赖脯胰岛素、谷赖胰岛素）。短效人胰岛素注射后 30min 起效，高峰 2～4h，持续 5～8h，一般餐前 30min 左右皮下注射；速效胰岛素类似物注射后 10～15min 起效，高峰 1～2h，持续 4～6h，可以在进餐前即刻甚至餐后立即注射。

(2) 基础胰岛素　包括长效动物胰岛素（PZI)、中效人胰岛素（诺和灵 N 和优泌林 N）及长效胰岛素类似物（甘精胰岛素和地特胰岛素）。中效胰岛素注射后 2.5～3h 起效，高峰 5～7h，持续 13～16h，注射后不需要进食；长效胰岛素类似物注射后 3～4h 起效，无明显峰值，持续 24h，每天在同一时间注射，不受进食的限制。

(3) 预混胰岛素　包括预混人胰岛素（诺和灵 30R、诺和灵 50R、优泌林 70/30）和预混胰岛素类似物（门冬胰岛素 30、赖脯胰岛素 25 或 50)。预混人胰岛素注射后 30min 起效，高峰 2～12h，持续 10～24h，一般餐前 30min 皮下注射；预混人胰岛素类似物注射后 15min 起效，高峰 30～70min，持续 16～24h，可以在进餐前即刻甚至餐后立即注射。

门冬胰岛素和甘精胰岛素属于哪种胰岛素?

答：门冬胰岛素和甘精胰岛素均属于胰岛素类似物，门冬胰岛素是餐时胰岛素，甘精胰岛素是基础胰岛素。该患者采用门冬胰岛素和甘精胰岛素治疗的目的是模拟胰岛素生理性分泌模式，分别补充餐时胰岛素和基础胰岛素，从而将一整天的血糖都维持在比较平稳的水平。

该类患者首优的护理问题是什么？目标是什么？该采取哪些护理措施？

答：（1）该患者首优的护理问题　体液过多，与水钠潴留有关。

（2）护理目标　维持水、电解质、酸碱平衡，减轻心脏负担，预防皮肤受损。

（3）主要的护理措施　包括遵医嘱利尿、休息、病情观察等。具体措施如下。

① 休息：患者应绝对卧床休息，抬高下肢，以增加静脉回流，增加肾血流量和尿量，减轻水肿。待水肿减轻、心功能改善后，患者可起床活动，但应避免劳累。

② 饮食：低盐、优质蛋白饮食，限制盐的摄入，每天摄入量少于6g，但不少于3g，每天蛋白质的摄入量大约为0.8g/kg，因为高蛋白饮食可以导致尿蛋白增多而加重病情，应选择含优质蛋白质的食物，优质蛋白是指富含必需氨基酸的动物蛋白，如瘦肉、鱼、牛奶、鸡蛋、鸡肉等。患者尿少，每日尿量＜500ml，应限制水分的摄入，每日液体入量不应超过前1天24h尿量加上不显性失水量（约500ml），液体入量包括饮食、饮水、服药、输液等各种形式或途径进入体内的水分。

③ 药物：遵医嘱使用利尿药，观察药物的不良反应，监测血清电解质和酸碱平衡情况，注意有无低钾血症、低钠血症、低氯性碱中毒等。低钾血症表现为肌无力、腹胀、恶心、呕吐以及心律失常；低钠血症可出现无力、恶心、嗜睡和意识淡漠；低氯性碱中毒表现为呼吸浅慢、手足抽搐、烦躁和谵妄。如果出现以上表现，应立即报告医师处理。

④ 病情观察：记录24h出入水量，观察水肿的消长情况，定期测量体重，监测生命体征，尤其是血压，监测实验室检查结果，包括尿常规、血肌酐、血尿素氮、血浆蛋白和血清电解质等。

⑤ 皮肤：保持床单位干燥、平整、无屑，衣着柔软、宽松，经常变换体位，可用软垫支撑受压部位或用敷贴预防压力性损伤，

协助患者做好全身皮肤的清洁，清洗时无过分用力，避免损伤皮肤，每班观察皮肤有无红肿、破损。患者阴囊水肿时可用阴囊托托起阴囊。

该患者还有哪些护理问题?

答：(1) 营养失调：低于机体需要量。

(2) 活动无耐力。

(3) 有皮肤完整性受损的危险。

(4) 有发生深静脉血栓形成的危险。

(5) 舒适的改变。

如何预防糖尿病肾病?

答：(1) 血糖达标　空腹 4.4～7.0mmol/L，非空腹<10mmol/L，糖化血红蛋白<7%，注意个体化。

(2) 控制血压　伴有白蛋白尿的患者，血压控制目标<130/80mmHg；舒张压不应低于 70mmHg，老年患者舒张压不宜低于 60mmHg。

(3) 调节血脂　总胆固醇<4.5mmol/L，低密度胆固醇<2.6mmol/L，高密度胆固醇>1.0mmol/L，甘油三酯<1.7mmol/L。

(4) 戒烟。

(5) 糖尿病饮食，适当运动。

(6) 早期筛查　每月监测血压、体重，每年监测肾功能、尿常规和尿微量蛋白，异常时增加监测的次数。

【护理查房总结】

糖尿病肾病是一种常见糖尿病慢性并发症。晚期糖尿病肾病患者的病情一般都危重，合并心血管疾病，自理能力低下，在治疗护理的时候，应特别注意以下几点。

① 心理护理：勤巡视，关心、安慰患者，鼓励家属陪伴，稳定患者情绪。

② 皮肤护理：协助患者取舒适的体位，衣着宽松，皮肤清洁，

按时翻身，按摩骨隆突处，抬高阴囊，预防压力性损伤。患者应用低分子肝素钙，应观察皮肤有无淤青或出血点，特别注意观察血透置管处有无渗血。

③ 准确记录24h出入水量：告知患者家属准确记录出入水量的重要性，发放便器、量具、纸和笔，每班询问，准确记录。

④ 按时用药：患者血压高时服用抗高血压药物（哌唑嗪1mg，每8h一次；尼群地平10mg，每6h一次），应按时发放药物，并监测血压。

⑤ 预防低血糖：患者肾功能受损，肾脏对胰岛素的代谢减少，加上患者食欲欠佳，应特别注意预防低血糖，告知患者及家属低血糖的表现，嘱患者家属备好低血糖防治食品，监测空腹、三餐后及凌晨3时的血糖，根据血糖结果调整胰岛素的剂量。

查房笔记

病例3 • 糖尿病足

【病历汇报】

病情 患者男性，59岁，因“发现血糖升高16年，双足溃烂3个月”入院。患者16年前发现血糖升高，诊断为“2型糖尿病”，予口服降糖药治疗，自诉血糖控制满意。5年前出现视物模糊，予甘精胰岛素治疗，血糖控制一般。3个月前左足第一趾趾尖破溃，有脓性分泌物，在当地处理后有所好转，随后右足足背溃烂，有脓性分泌物，伴臭味，周围皮肤红肿，在当地处理后创面恶化，遂到本院内分泌科就诊。患者近3个月来，精神、食欲、睡眠欠佳，体重下降约10kg，便秘与腹泻交替，小便可。既往有脑梗死、高血压病。

护理体查 T 36.5℃，P 80次/min，R 26次/min，BP 150/70mmHg，身高172cm，体重57kg，BMI 19.27kg/m^2。发育正常，营养中等，意识清楚，自动体位，双足无水肿，四肢末端痛觉减退，左足足背动脉搏动减弱（右足足背坏疽），双足10g尼龙丝检查阳性，双足震动觉阈值＞50VPT。右足足背坏疽，创面8.7cm×8.6cm，基底部100%黑色，大量脓性分泌物，恶臭，周围皮肤红肿；左足第一趾趾尖黑痂覆盖，约1.0cm×1.3cm，基底部100%黑色，无渗液，周围皮肤红肿。

辅助检查 随机血糖13.4mmol/L，血酮0.0mmol/L，糖化血红蛋白5.6%；血常规示，WBC 11.3×10^9/L，RBC 2.36×10^{12}/L，血红蛋白73g/L，N 73.1%，L 18.7%；总蛋白66.6g/L，白蛋白29g/L，球蛋白37.6g/L，白/球0.8；血尿素氮25.3mmol/L，血肌酐447.0μmmol/L，血尿酸510μmmol/L；尿微量蛋白124.5mg/24h，左足踝肱指数（ABI）0.8（右足未测）；眼底检查示糖尿病视网膜病变；双下肢血管彩超示双下肢动脉硬化；神经肌电图示周围神经病变。

入院诊断 2型糖尿病，糖尿病足（4级），糖尿病视网膜病变，糖尿病肾病，糖尿病神经病变；高血压、脑梗死。

目前主要的治疗措施

① 予头孢哌酮/舒巴坦抗感染。

② 予前列地尔、灯盏细辛、沙格雷酯等扩血管。

③ 予比索洛尔、曲美布汀降压。

④ 予甲钴胺营养神经。

⑤ 予泮托拉唑制酸。

⑥ 予过氧化氢、生理盐水及清创胶清除坏死组织，予清得佳凝胶保护外露肌腱及骨，予纳米银及愈邦抗炎、促进创面愈合。

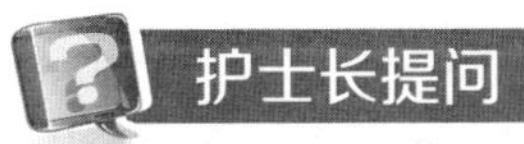

护士长提问

什么是糖尿病足？

答：糖尿病足是糖尿病的慢性并发症之一，是发生于糖尿病患者的、与局部神经异常和下肢远端外周血管病变相关的足部感染、溃疡和（或）深层组织破坏。

为什么会发生糖尿病足？

答：糖尿病足的病因包括以下几方面。

① 糖尿病周围神经病变导致足部保护性感觉减退或丧失。

② 糖尿病下肢血管病变导致下肢血液循环不良：患者出现小腿抽筋，足部苍白，足趾冰凉、皮肤温度低，严重者可因疼痛而出现间歇性跛行（即行走一段距离后出现下肢疼痛，被迫停止运动，休息一会儿后可缓解，再次行走一段距离后疼痛即再次出现），静息痛（即患者在休息时出现的下肢疼痛，呈剧烈烧灼样疼痛，以夜间为甚）甚至刺痛。下肢供血不足还将导致足部抗感染和伤口自愈能力下降。

③ 足部畸形并发的各种损伤。

④ 感染。

糖尿病足的危险因素有哪些？

答：(1) 年龄　危险性随年龄增大而增加。

(2) 糖尿病病程较长（>10 年）。

(3) 血糖控制差。

(4) 保护性感觉缺失。

(5) 引起足底压力升高的足部畸形、胼胝、关节活动度受限。

(6) 既往有足溃疡或下肢截肢史。

(7) 肥胖、吸烟。

(8) 合并糖尿病视网膜病变、严重肾功能衰竭、肾移植或心血管疾病。

(9) 视力差，难以发现足部疾病。

(10) 鞋、袜不合适，足卫生保健差。

(11) 个人及社会经济因素　社会经济条件差、男性或独居、顺从性差/疏忽、缺乏教育。

怎样发现糖尿病足的高危人群？

答：糖尿病患者应每年至少检查一次足部，有足病危险因素者应该检查更加频繁（每 3～6 个月检查 1 次）。没有症状并不意味着足是健康的，因为患者有神经病变、周围血管病变，甚至即使有溃疡，仍然可以没有任何主诉。应该让患者卧位和站立来检查足，还应该检查鞋袜。具体检查内容见表 5-1、表 5-2。

表 5-1　高危足患者的病史和体格检查

项目	内容
病史	既往的溃疡/截肢，是否接受过足保护教育，独居生活，比较差的医疗条件，赤足行走
神经病变	症状，例如下肢针刺感或疼痛，尤其是夜间感觉缺乏
血管状态	跛行、静息痛、足背动脉搏动、与体位有关的皮肤色泽变化(发红)
皮肤	颜色，温度，水肿

续表

项目	内　　容
骨/关节	病理性趾甲(例如趾甲内嵌),错误地修趾甲,溃疡,胼胝,干燥,开裂,趾间皮肤变软畸形(如鹰爪趾、榔头趾)或骨性突起,缺乏活动(如趾僵直)
鞋袜	检查内面和外面

表 5-2　高危足患者感觉缺失的评估

项目	内　　容
压力觉	Semmes-Weinstein 单丝(10g),可能发生溃疡的危险性可由 10g 单丝来评估
振动觉	128Hz 音叉(大踇趾),或振动感觉阈值检查仪
定位觉	针刺(足背,不刺破皮肤)
触觉	棉花絮(足背皮肤)
反射	跟腱反射

怎样进行 10g 单丝检查?

答：10g 单丝是较为简便的测量保护性感觉的方法。准确使用 10g 单丝测定的方法为：检查开始前，通常在患者手掌或前臂试用该单丝 2～3 次，让患者感受 10g 单丝产生压力的正常感觉。测试应对双侧足部进行检查；每个检查点施压时间为 2～3s，时间不宜过长；检查部位应避开胼胝、水疱和溃疡面等；检测点为第 1、第 3、第 5 趾腹，第 1、第 3、第 5 跖骨关处，足心、足掌外侧，足跟及足背第 1、第 2 跖骨间共 10 个点，患者有 2 个或 2 个以上感觉异常点则视为异常。

踝肱指数的正常值和意义是什么?

答：(1) 踝肱指数 (ABI) 是指双侧踝动脉/肱动脉的血压比值，是反映下肢血压与血管状态的有效指标，当足背动脉消失时，可用手提式超声多普勒仪器检测踝部动脉压。

(2) ABI 反映的是肢体的血运情况，正常值为 0.9～1.3，0.71～0.89 为轻度缺血，0.5～0.7 为中度缺血，＜0.5 为重度缺血。部分ABI正常患者，可能存在假阴性，可采用平板运动试验或趾臂指数（TBI）测定来纠正。

怎样向高危患者进行糖尿病足的预防指导?

答：（1）每天用温水（37～40℃）洗脚，洗脚时间为5～10min，不提倡泡脚（除非为软化趾甲便于修剪），感觉迟钝者用水温计试水温。洗脚后用柔软的浅色毛巾擦干，注意擦干足趾缝。

（2）每天检查双足皮肤色泽、温度，有无鸡眼、胼胝、趾甲内陷、水疱或皲裂等。足底看不到时使用镜子或找家属帮忙。

（3）足部干燥者可涂润肤乳或护肤膏，但应避开趾缝。

（4）平剪趾甲。

（5）不要用加热器或热水袋暖脚。

（6）避免赤足在室内外行走或赤足穿鞋。

（7）每天检查鞋的内部，不要穿过紧、边缘粗糙和接缝不平的鞋；每天更换袜子，穿接缝向外或没有接缝的袜子，不要穿过紧的袜子或长袜。

（8）不要自行用利器或化学物质去除鸡眼及胼胝。

（9）足部如果出现水疱、发红或表皮破溃，尽早到医院诊治。

（10）戒烟。

糖尿病足如何分级?

答：糖尿病足的分级，目前国际上一直沿用瓦格纳（Wagner）系统进行评估，其主要是根据溃疡深浅度分类，见表5-3。各级临床表现详见图5-2～图5-6。

表5-3 糖尿病足分级（Wagner分级）

等级	病情描述
0级	皮肤完整，无开放性损伤，可有骨骼畸形
1级	表皮损伤未涉及皮下组织
2级	全层皮肤损害涉及皮下组织，可有骨骼、肌肉暴露
3级	全层皮肤损害，伴有脓肿或骨髓炎
4级	足部分坏疽（足趾或足前段）
5级	全足坏疽

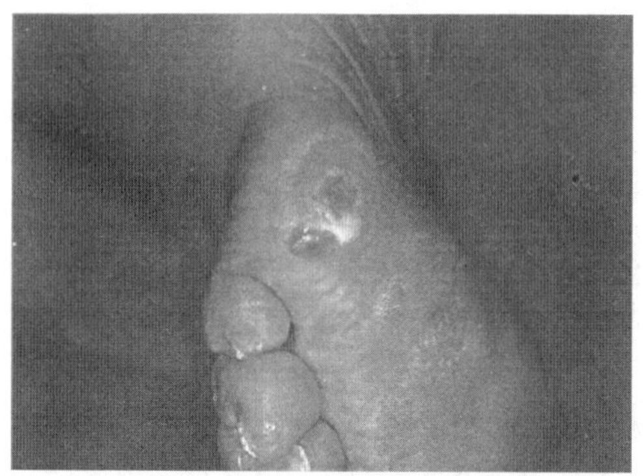

图 5-2　糖尿病足 1 级

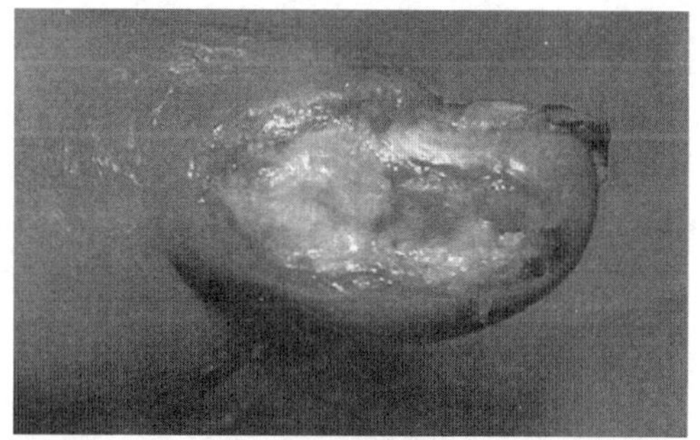

图 5-3　糖尿病足 2 级

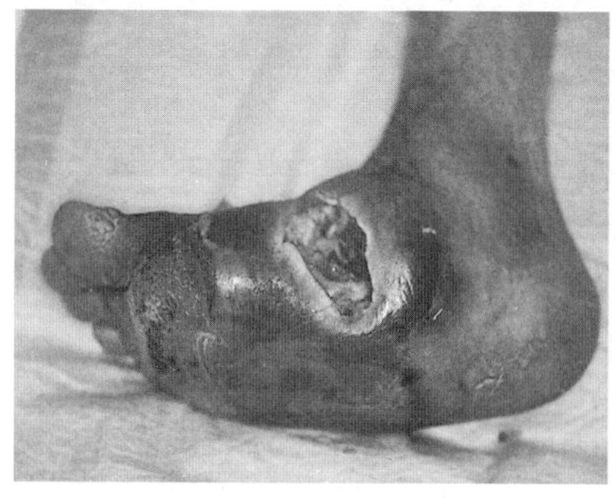

图 5-4　糖尿病足 3 级

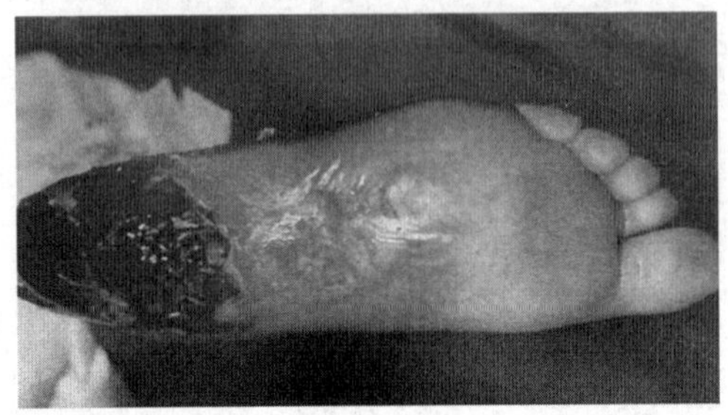

图 5-5　糖尿病足 4 级

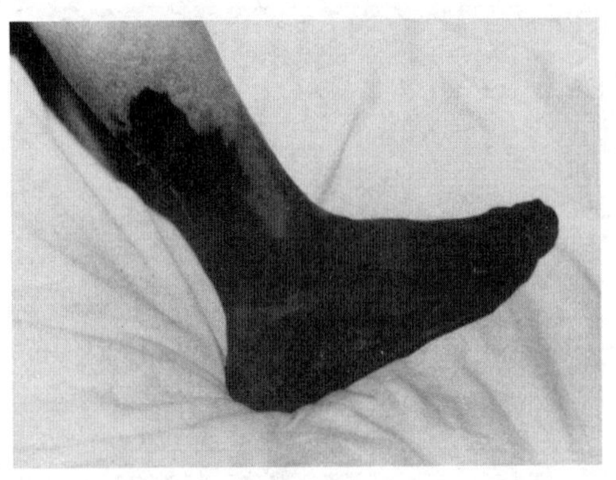

图 5-6　糖尿病足 5 级

该类患者目前首优的护理问题是什么？应该采取哪些护理措施？

答：(1) 该患者首优的护理问题　组织完整性受损。

(2) 护理措施

① 遵医嘱予抗炎、扩血管、营养神经等对症治疗。

② 根据创面的情况，选择相应的敷料，进行换药。

③ 室内按时开窗通风，喷洒空气清新剂或采取其他方法去除伤口分泌物的异味。

④ 饮食指导：予低盐、低脂、优质蛋白食物，每天补充蛋白质 50g 左右，如 100g 左右的瘦肉，1 个鸡蛋，1 杯牛奶，减少植物蛋白的摄入，减轻对肾脏的负担。

⑤ 穿宽松的衣服，及时更换被服，保持床单位干燥、清洁、平整、无屑。

⑥ 心理护理：关心、安慰患者，协助患者取舒适的体位，适当抬高患肢，并翻身。

⑦ 运动指导：患者为 4 级糖尿病足，且合并肾功能不全、局部坏疽，可做踝关节绕环运动或踩单车运动。

该患者还有哪些护理问题？

答：(1) 自理能力低下。

(2) 营养失调：低于机体需要量，与进食少，腹泻有关。

(3) 潜在并发症：低血糖。

(4) 排便形态紊乱。

(5) 焦虑。

(6) 疼痛。

(7) 自我形象紊乱。

【护理查房总结】

糖尿病足是糖尿病的慢性并发症之一，下肢部分或全部截肢通常发生在足部溃疡基础之上，足溃疡和截肢严重影响患者的生活质量，如疼痛、睡眠障碍、行动不便、社交受限、孤独及其他心理问题等。此外，糖尿病足花费巨大，给患者带来沉重的经济负担。

糖尿病足治疗困难，但预防确实有效，国际糖尿病联盟（IDF）足病工作组声明：通过多学科的糖尿病足团队管理、良好的血糖控制及合适的足部护理行为，85%的截肢是可以预防的，预防的重点是有足病高危因素的患者。因此，在临床工作中，要向患者宣教糖尿病足的危害，引起患者的重视，定期进行足部检查，预防糖尿病足的发生。

查房笔记

病例 4 • 甲状腺功能亢进症

【病历汇报】

病情　患者女性，44岁，因“心悸、多食、消瘦十余年，胸闷、气促3年，加重2天伴头痛、发热、咳嗽、咳痰、恶心、呕吐”入院。患者于10年前无明显诱因出现多食、心悸、手抖，每天进餐次数由原来的3顿增加到4～5顿，每餐250g左右米饭，心悸、手抖，活动后心慌加重，无胸闷、胸痛、多尿、多饮，到当地医院就诊，查血清游离三碘原氨酸（FT_3）、血清游离甲状腺素（FT_4）升高，诊断为“甲状腺功能亢进症”，不规则服用抗甲状腺药物（具体不详），未定期复查，自行停药已6年。3年前反复出现胸闷、气促，持续数分钟可自行缓解。不能爬楼，偶伴下肢水肿。2天前再次出现活动后胸闷、气促，症状较前加重，且出现头痛、发热、咳嗽、咳痰、恶心、呕吐，急诊入院。患者起病以来，精神、食欲欠佳，大便次数多，每天5～6次，为黄色稀便。既往高血压病史，未重视，未监测血压，未治疗。

护理体查　T 38.5℃，P 92次/min，R 29次/min，BP 160/90mHg，身高160cm，体重45kg，BMI 17.6kg/m^2。消瘦，急性重病容，端坐呼吸，嘴角溃烂，咽红，嘴唇无发绀，前胸可见2个蜘蛛痣，肝掌可疑。甲状腺Ⅱ°肿大，可触及震颤，可闻及血管杂音。双肺呼吸音清，可闻及大量哮鸣音及湿啰音（明显突出），以右下肺明显。心尖搏动加强，位于左侧第5肋间锁骨中线外0.5cm，二尖瓣区可闻及震颤，心界向左扩大，心率120次/min，心律不齐，强弱不等，毛细血管搏动征阳性，水冲脉、股动脉枪击音阳性。

辅助检查　血常规：WBC 2.9×10^9/L，中性粒细胞1.2×10^9/L，Hb 90g/L，PLT 85×10^9/L。肝功能：白蛋白30.5g/L，球蛋白42.6g/L，白/球0.7，总胆红素43.3μmol/L，直接胆红素

23.0μmol/L，总胆汁酸30.2μmol/L，谷草转氨酶51.7U/L。肾功能：血尿素氮1.5mmol/L，血肌酐52.5μmol/L，血尿酸475.0μmol/L。心肌酶，乳酸脱氢酶302U/L，肌酸激酶同工酶70.1U/L，肌红蛋白77.8U/L；TC 1.68mmol/L，血钾3.23mmol/L。甲状腺功能三项：FT_3 28.91pmol/L，FT_4 88.23pmol/L，促甲状腺激素（TSH）<0.005mIU/L。甲状腺抗体：甲状腺球蛋白（A-TG）>4000.00U/L，甲状腺过氧化物酶抗体（A-TPO）>600.00U/L，促甲状腺素受体抗体（TRAB）>40.00U/L。胸部X线片示右下肺感染并右侧胸腔少量积液，心影增大。心电图：心房颤动，电轴右偏，前侧壁ST段压低，梗死可能。心脏彩超：左心房大，右心房、右心室稍大，主肺动脉增宽，二尖瓣、三尖瓣中度反流，房颤。

入院诊断 甲状腺功能亢进症（Graves病），甲状腺心脏病，房颤，肺部感染，高血压。

目前主要的治疗措施

① 吸氧，心电监护，血氧饱和度监测。

② 予硝普钠扩血管、降压；予美托洛尔减慢心率；予呋塞米利尿；予毛花苷C抗心力衰竭。

③ 予重组人粒细胞刺激因子升白细胞。

④ 予美罗培南及氢化可的松抗炎。

⑤ 予碳酸锂、甲巯咪唑抗甲状腺毒症。

⑥ 予氨溴索、标准桃金娘油及雾化吸入止咳化痰。

⑦ 予氨茶碱解痉。

⑧ 予泮托拉唑制酸，口服或静脉补钾。

⑨ 记24h出入水量。

护士长提问

什么是甲状腺功能亢进症？该患者的诊断依据是什么？

答：甲状腺功能亢进症简称“甲亢”，是指由多种病因导致体内甲状腺激素（TH）分泌过多，引起以神经、循环、消化等系统兴奋性增高和代谢亢进为主要表现的一组临床综合征。其病因包括弥漫性毒性甲状腺肿（Graves 病）结节性毒性甲状腺肿和甲状腺自主高功能腺瘤等。甲亢的患病率为 10%，其中 80% 以上是由 Graves 病引起。

根据该患者的高代谢综合征（多食、易饥、消瘦、心悸）及甲状腺肿大的表现，结合血清 FT_3、FT_4 增高，TSH 减低，可诊断为甲亢。

甲状腺激素的作用有哪些？

答：甲状腺激素（TH）的主要作用是促进物质与能量代谢，促进生长和发育。

（1）促进生长发育　TH 主要促进骨骼、脑和生殖器官的生长发育。

（2）对代谢的影响　TH 对三大营养物质代谢的影响十分复杂。总的来说，在正常情况下 TH 主要是促进蛋白质合成，特别是使骨、骨骼肌、肝等蛋白质合成明显增加，这对幼年时的生长、发育具有重要意义。然而 TH 分泌过多，反而使蛋白质，特别是骨骼肌的蛋白质大量分解，因而消瘦无力。在糖代谢方面，一方面促进小肠黏膜对糖的吸收，增强糖原分解，抑制糖原合成，并加强肾上腺素、胰高血糖素、皮质醇和生长激素的升糖作用；另一方面，还可加强外周组织对糖的利用，可降低血糖。TH 促进脂肪酸氧化，增强儿茶酚胺与胰高血糖素对脂肪的分解作用，既促进胆固醇的合成，又可通过肝加速胆固醇的降解，但分解的速度超过合成。总之 TH 加速了糖和脂肪代谢，特别是促进许多组织的糖、脂肪及蛋白质的分解氧化过程，从而增加机体的耗氧量和产热量。

（3）对神经系统的影响　TH 对维持神经系统的兴奋性有重要意义。甲亢时，兴奋性增高，主要表现为烦躁，注意力不集中，过敏疑虑，多愁善感，喜怒无常等；甲减时，兴奋性降低，出现记忆力减退，说话和行动迟钝，淡漠无情与终日思睡状态。

甲亢的临床表现有哪些？

答：临床表现主要由循环中甲状腺激素过多引起，其症状和体征的严重程度与病史长短、激素升高的程度和患者年龄等因素相关。

（1）症状　易激动、烦躁、失眠、心悸、乏力、怕热、多汗、消瘦、食欲亢进、排便次数增加或腹泻、女性月经稀少，可伴发周期性麻痹和近端肌肉进行性无力、萎缩，后者称为甲亢性肌病，以肩胛带和骨盆带肌群受累为主。10%Graves病患者伴发重症肌无力。少数老年患者高代谢症状不典型，相反，表现为乏力、心悸、厌食、抑郁、嗜睡、体重明显减少，称为“淡漠型甲亢”。

（2）甲状腺肿大　弥漫性对称性肿大、质地不等、无压痛，肿大程度与病情严重程度无明显关系，甲状腺上下极可触及震颤，闻及血管杂音，为本病重要的体征。也有少数病例甲状腺不肿大。

（3）眼征　一类为单纯性突眼，与甲状腺毒症所致的交感神经兴奋性增高以及TH的β肾上腺能样作用致眼外肌、提上肌张力增高有关。另一类为浸润性突眼，与眶后组织的自身免疫炎症有关。单纯性突眼表现为轻度突眼，突眼度不超过参考值上限的3mm以上（中国人群眼球突出参考上限值：女性16mm，男性18.6mm）；瞬目减少，双眼炯炯发亮；上眼睑挛缩，睑裂增宽；双眼向下看时，由于上眼睑不能随眼球下落，显现白色巩膜；眼球向上看时，前额皮肤不能皱起；两眼看近物时，眼球辐辏不良。浸润性突眼眼球明显突出，超过眼球突出参考值上限的3mm以上，患者自诉眼内异物感、畏光、流泪、复视、斜视、视力下降。查体见眼睑肿胀，结膜充血、水肿，眼球活动受限，严重者眼球固定，眼睑闭合不全，角膜外露而形成角膜溃疡，全眼炎甚至失明。

甲亢的治疗措施主要有哪些？

答：甲亢的治疗措施主要包括抗甲状腺药物（ATD）、^{131}I和手术治疗。ATD 的作用是抑制甲状腺合成甲状腺激素。^{131}I 和手术治疗则是通过破坏甲状腺组织，减少甲状腺激素的产生来达到治疗目的。其他药物治疗包括碘剂、锂制剂和 β 受体阻滞药。

常用的抗甲状腺药物有哪些？

答：目前常用的抗甲状腺药物（ATD）分为硫脲类（甲硫氧嘧啶、丙硫氧嘧啶）及咪唑类（甲巯咪唑、卡比马唑），作用机制为抑制甲状腺过氧化物酶系及碘离子转换为新生态碘或活性碘，从而抑制 TH 的合成。丙硫氧嘧啶还具有在外周组织阻滞 T_4 转变为 T_3 以及改善免疫监护功能的作用，故严重病例或甲状腺危象时作为首选用药。

ATD 的不良反应包括粒细胞减少或粒细胞缺乏，皮疹，肝损害或中毒性肝炎、血管炎、关节病和狼疮综合征。中性粒细胞 $<1.5\times10^9/L$ 时应停药。该患者入院时白细胞明显降低（$2.9\times10^9/L$），予重组人粒细胞刺激因子升白细胞，3 天后白细胞上升至 $6.9\times10^9/L$，中性粒细胞 $2.0\times10^9/L$，才启用甲巯咪唑治疗。

该类患者首优的护理问题是什么？目标是什么？应该采取哪些护理措施？

答：（1）首优的护理问题　气体交换受损，与左心衰竭及肺部感染有关。

（2）目标　患者气促明显改善，肺部啰音减少或消失，血氧饱和度和血气分析结果正常。

（3）护理的关键　保持呼吸道通畅，减轻心脏负荷。具体措施如下。

① 休息与体位：患者取端坐卧位或半卧位，必要时可双腿下垂，注意患者体位的舒适与安全，可用枕头或软垫支托肩、臂、骶及膝部，避免受压；使用床挡，避免坠床；保持环境安静，适当开窗通风；衣着宜宽松、舒适，盖被宜轻软，以减轻憋闷感；保持大便通畅，避免过度用力排便。

② 氧疗：保持呼吸道通畅，使用鼻导管吸氧，氧流量为2～4L/min，注意用氧安全。

③ 减轻心脏负荷：控制输液的速度和量，24h内输液总量控制在1500ml以内为宜，输液速度为20～30滴/min，根据血压调整硝普钠的滴速，该患者的滴速为3～4ml/h，血压波动于（117～131）/(55～68)mmHg。

④ 抗炎、祛痰：予美罗培南及氢化可的松抗炎，予氨溴索及雾化吸入止咳化痰；采用正确的手法拍背，即双手手指并拢，使掌侧呈杯状，腕部放松，以手腕的力量，迅速而规律地叩击患者背部，从下向上，由外向内，每分钟120～180次，促进痰液排出。

⑤ 心理护理：与家属一起安慰鼓励患者，稳定患者情绪。

⑥ 病情监测：密切观察气促有无改善，血氧饱和度和血气分析结果是否正常。

该患者还有哪些护理问题?

答：(1) 活动无耐力　与基础代谢增加、心力衰竭有关。

(2) 营养失调（低于机体需要量）　与代谢率增高导致代谢需求大于摄入有关。

(3) 舒适的改变　与发热有关。

(4) 有皮肤完整性受损的危险　与强迫体位有关。

(5) 排便形态改变（腹泻）　与TH致胃肠蠕动增快有关。

(6) 潜在并发症　甲状腺危象。

甲状腺危象的诱因和临床表现各是什么?

答：甲状腺危象是甲状腺毒症急性加重的一个综合征，可能与短时间内大量T_3、T_4释放入血液有关。主要诱因包括应激状态，如感染、手术、放射性碘治疗等；严重躯体疾病，如心力衰竭、低血糖症、败血症等；口服过量TH制剂；严重精神创伤；手术中过度挤压甲状腺等。

早期表现为原有甲亢症状加重，并出现高热、大汗、心动过速

(140 次/min)、烦躁不安、谵妄、呼吸急促、恶心、呕吐、腹泻，严重者可有心力衰竭、休克及昏迷。

甲状腺危象患者的护理措施有哪些?

答：保持病室环境舒适和干净，避免各种刺激，绝对卧床休息；呼吸困难时取半卧位或端坐卧位，予以吸氧；迅速建立静脉通道，及时准确用药，并观察药物反应；高热者给予冷敷或酒精擦浴；躁动不安者使用床挡保护患者安全；昏迷者加强皮肤、口腔护理，防止压力性损伤、肺炎的发生；监测生命体征，准确记录 24h 出入水量等。

病情稳定以后如何向患者进行健康教育?

答：(1) 疾病　甲亢是一种自身免疫性疾病，治疗措施包括抗甲状腺药物治疗、^{131}I 治疗和手术治疗。如果采用抗甲状腺药物治疗，分为初始期、减量期及维持期，一般需要维持 1～1.5 年，该患者在首次治疗的时候，没有规律治疗，自行停药，导致甲亢复发和甲亢性心脏病，希望患者引起重视，系统、规律治疗。

(2) 休息与活动　保持病室环境安静，温度适宜，消除焦虑和紧张情绪，合理安排日常活动，以不感到疲劳为宜，适当增加休息时间。避免不良刺激，避免各种诱因，消除焦虑和紧张情绪，使患者安心休养。

(3) 饮食　给予高热量、高蛋白、高维生素、低碘食物，禁饮浓茶、咖啡等刺激性食物，该患者大便次数多，应减少食物中粗纤维的摄入。

(4) 药物　嘱患者按医嘱服药，不可擅自停药或减量。每 1～2 周化验血常规，如中性粒细胞低于 1.5×10^9/L 时应考虑停药，也不应当换用另外一种 ATD，因为它们之间存在交互反应。每隔 1～2个月行甲状腺功能、肝功能检查，观察服药后有无甲状腺功能减退的表现，如乏力、怕冷、嗜睡、水肿、体重增加过快等。

(5) 皮肤护理　保持床单位干燥、平整、无屑，衣着宽松，盖被轻软，勤洗澡，注意个人卫生，少到人多的地方；腹泻时注意肛周皮肤的护理。

（6）预防甲状腺危象　告知患者甲状腺危象的临床表现和诱因，嘱患者保持身心愉快，避免劳累、感染、精神刺激和创伤等；若出现高热、恶心、呕吐及不明原因的腹泻，应及时就诊。

【护理查房总结】

甲亢的治疗周期虽然较长，但通过规律的治疗是可以治愈的。因此，再遇到甲亢病例时，应向患者宣教长期服药的重要性，不能觉得症状缓解而随意停药；服药时，还要定期复查血常规、甲状腺功能及肝功能，避免药物的不良反应。

前面提到，甲亢的一个典型临床表现是眼征。虽然该患者没有突眼，但如果遇到突眼的患者，应特别注意眼部的护理。嘱患者进低盐饮食，必要时使用利尿药；外出时戴深色眼镜，减少强光、风沙及灰尘的刺激；滴眼药液或涂抗生素眼膏，保持眼球湿润；注意眼球的休息，避免在光线条件差的情况下阅读和长时间使用眼球；睡眠时取高枕卧位，使眶内液回流减少，减轻球后水肿；眼睑不能闭合者，睡前涂抗生素眼膏，用无菌湿纱布或眼罩覆盖双眼。

查房笔记

病例 5 • 甲状腺功能减退症

【病历汇报】

病情 患者女性，37 岁，因“心悸 7 个月余，甲状腺肿胀、疼痛 4 个月，乏力、纳差、水肿、心悸 20 天”入院。患者 7 个月前无明显诱因出现两次心悸，伴口唇发绀，持续约几个小时，未经处理后症状缓解。4 个月前因“甲状腺肿胀、疼痛”在外院就诊，考虑“亚急性甲状腺炎”，给予抗炎治疗后症状好转。20 天前开始出现因全身水肿、乏力、纳差、心悸。今至本院就诊，以“甲状腺功能减退症”收住入院。起病以来，患者精神、食欲、睡眠欠佳，便秘，小便正常，体重较前增加。既往行剖宫产术。

护理体查 T 35.6℃，P 78 次/min，R 20 次/min，BP 90/60mmHg，身高 150cm，体重 56kg，发育正常，营养中等，表情淡漠，面色苍白，眉毛稀疏，外 1/3 脱落，颜面、眼睑水肿，皮肤干燥、发凉，甲状腺Ⅱ°肿大，质地中等，结节样改变，双下肢轻度水肿。

辅助检查 甲状腺功能：FT_3 1.56pmol/L，FT_4 6.52pmol/L，TSH 97.96mIU/L，ATG 669.60U/ml，ATPO 224.90U/ml；球蛋白 30.4g/L，TC 6.70mmol/L，LDL-C 4.34mmol/L。心脏彩超：二尖瓣率、三尖瓣轻度反流。

入院诊断 甲状腺功能减退症。

目前主要的治疗措施

① 左旋甲状腺素片替代治疗；

② 美托洛尔控制心率；

③ 完善相关检查。

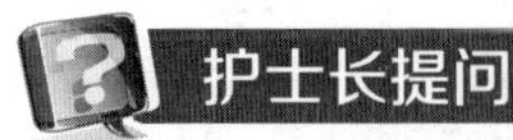

什么是甲状腺功能减退症？该患者的诊断依据是什么？

答：甲状腺功能减退症简称“甲减”，是由于多种原因导致的低甲状腺激素（TH）血症或甲状腺激素抵抗而引起的全身性低代谢综合征，其病理特征是黏多糖在组织和皮肤堆积，表现为黏液性水肿。

该患者具有甲减的临床表现，如表情淡漠，面色苍白，眉毛稀疏，外1/3脱落，颜面、眼睑水肿，皮肤干燥、发凉，便秘等，且血 FT_3、FT_4 降低，TSH升高，符合甲减的诊断。

甲减的病因有哪些？

答：(1) 自身免疫损伤　最常见的病因是自身免疫性甲状腺炎引起TH合成和分泌减少，包括桥本甲状腺炎、萎缩性甲状腺炎、亚急性淋巴细胞性甲状腺炎和产后甲状腺炎等。此患者很可能是由亚急性甲状腺炎引起的。

(2) 甲状腺破坏　包括甲状腺次全切除、^{131}I 治疗等导致甲状腺功能减退。

(3) 下丘脑和垂体病变　垂体外照射、垂体大腺瘤、颅咽管瘤等。

(4) 碘过量　碘过量可引起具有潜在性甲状腺疾病者发生甲减，也可诱发和加重自身免疫性甲状腺炎。

(5) 服用抗甲状腺药物　如锂盐、硫脲类等可抑制TH合成。

怎样治疗甲减？

答：各种类型的甲减均需要用TH替代，永久性甲减者需终身服用。常规替代治疗药物仅考虑用左甲状腺素（L-T_4）口服。治疗的目标是用最小剂量纠正甲减而不产生明显不良反应，使血TSH值恒定在正常范畴（0.5～5.0mIU/L）内。此外就是对症治疗，有贫血者补充铁剂、维生素 B_{12}、叶酸等；胃酸低者补充稀盐酸。

该类患者目前首优的护理问题是什么？应该采取哪些护理措施？

答：(1) 首优的护理问题　潜在并发症：黏液性水肿昏迷。

(2) 护理措施　关键是避免诱因和监测病情。具体措施如下。

① 保暖：调节室温在 22～23℃，睡眠时加盖棉被，外出时添加衣服、戴围巾手套、穿保暖性好的鞋，避免受凉。

② 系统治疗：遵医嘱用药，避免使用镇静药。

③ 病情监测：观察神志、生命体征的变化及全身黏液性水肿情况，每天记录患者体重。如果患者出现体温低于 35℃、呼吸浅慢、心动过缓、血压降低、嗜睡等表现，或出现口唇发绀、呼吸深长、喉头水肿等症状，立即通知医师并配合医师抢救处理。

④ 黏液性水肿昏迷的护理：建立静脉通道；保持呼吸道通畅，及时清除痰液和呕吐物，必要时行气管切开术或使用呼吸机；吸氧，注意呼吸道湿化；监测生命体征，加强口腔和皮肤的护理。

该患者还有哪些护理问题？

答：(1) 便秘　与代谢率降低及体力活动减少引起的肠蠕动减慢有关。

(2) 体温过低　与机体基础代谢率降低有关。

(3) 活动无耐力　与 TH 不足所致肌肉乏力有关。

(4) 营养失调　低于机体需要量，与食欲差有关。

(5) 身体意象紊乱　与甲减面容有关。

病情稳定后如何向患者进行健康指导？

答：(1) 饮食　进食高蛋白食物，如蛋类、乳类、各种肉类、鱼类和豆类；进食富含纤维素的食物，如蔬菜、水果或全麦制品，促进胃肠蠕动；忌富含胆固醇的食品，如奶油、动物脑及内脏等；限用高脂肪类食品，如食用油、花生米、核桃仁、杏仁、芝麻酱、火腿、五花肉等。

(2) 活动　病情稳定后可适当活动，增强体质，但应避免劳累。

（3）药物　甲减患者大部分需终身替代治疗，向患者解释终身坚持服药的必要性，不可擅自停药或更改剂量，否则可能会导致心血管疾病，如心肌缺血、心肌梗死或充血性心力衰竭。在终身服药的同时，应定期复诊，化验甲状腺功能，及时调整药物的剂量，避免甲状腺激素服用过量，如果患者出现多食消瘦、脉搏＞100次/min、心律失常、体重减轻、大汗、情绪激动等情况时应立即到医院就诊。

（4）预防黏液性水肿昏迷　向患者宣教黏液性水肿昏迷的临床表现和诱因，嘱患者注意个人卫生，衣着宽松，冬季注意保暖，预防感染和创伤，慎用催眠、镇静、镇痛和麻醉等药物。

【护理查房总结】

各种类型的甲减均须用TH替代治疗，永久性甲减者需要终身服药，通过此病例，我们要掌握甲减患者的护理，减轻患者的不适，预防严重并发症，提高生活质量。在护理此类患者的时候，我们要做到以下几点。

① 关心安慰患者，做好心理护理，帮助患者树立战胜疾病的信心，配合治疗。

② 嘱患者进食高热量、高蛋白、高维生素、低钠、低脂饮食。食欲欠佳的患者，应结合患者的爱好，注意食物的色香味，荤素搭配，以提高食欲，同时应细嚼慢咽，少量多餐。

③ 便秘的患者应进食粗纤维食物，适当活动，每天定时排便，养成规律排便的习惯，必要时服用缓泻药。

④ 终身服药患者，切忌自行停药或更改剂量，并定期复查，注意药物的不良反应。

病例 6 • 库欣综合征

【病历汇报】

病情 患者女性，28 岁，因“发现颜面部痤疮，双腋、双大腿内侧紫纹 8 个月；紫纹加重 1 个月”入院。患者于 8 个月前无明显诱因出现颜面部痤疮，双腋、双大腿内侧紫纹，伴便秘，无瘙痒、疼痛及出血，未予重视。近 1 个月患者自觉双腋、双大腿内侧紫纹增加，遂就诊于内分泌科，门诊以“皮质醇增多症”收住入院。患者起病以来，夜间入睡差，食欲亢进，体重增加约 10kg，小便可，大便干结。既往体健。

护理体查 T 37.0℃，P 75 次/min，R 20 次/min，BP 180/90mmHg，身高 160cm，体重 65kg，体重指数（BMI）25kg/m^2。患者神志清楚，发育正常，营养中等，皮肤黏膜色泽正常，向心性肥胖，满月脸，面部痤疮，稍水肿，水牛背，双腋、双大腿内侧紫纹。

辅助检查 血常规：WBC 7.4×10^9/L，RBC 4.19×10^{12}/L，PLT 188×10^9/L，Hb 116g/L，N 71.8%，L 14.7%。粪常规、尿常规、乙肝全套、免疫全套、凝血常规、血糖、糖化血红蛋白、性激素全套均正常。血脂：三酰甘油（甘油三酯，TG）0.47mmol/L，总胆固醇（TCHO）5.51mmol/L，低密度脂蛋白胆固醇（LDL-C）3.24mmol/L，高密度脂蛋白胆固醇(HDL-C)2.06mmol/L。电解质：血钾 3.14mmol/L，血钠正常。甲状腺功能 3 项：FT_3 2.85pmmol/L，FT_4 13.7mmol/L，TSH 0.19mIU/L。肾脏 B 超：右侧肾上腺（33×32)mm 肿块。肾上腺 CT：右肾上腺区占位，大小约（4.0×3.0×2.8)cm，腺瘤可能性大。各阶段皮质醇及 24h 尿 17-羟类固醇(17-OHCS)、17-酮类固醇（17-KS）见表 5-4。

表 5-4 住院期间皮质醇、17-OHCS、17-KS 化验指标

试验类别	时间	皮质醇/(μg/dl)	17-OHCS(μmol/L)	17-KS/(μmol/L)
对照	8:00	22.79	47.4	94.9
	16:00	22.78		
午夜地塞米松抑制试验	8:00	28.4		
小剂量地塞米松抑制试验	8:00	23.67	48.2	84.9
	16:00	22.21		
大剂量地塞米松抑制试验	8:00	22.04	93.2	73.5
	16:00	20.89		

入院诊断 库欣综合征，右肾上腺腺瘤。

目前主要的治疗措施

① 完善影像学及实验室检查，明确诊断。

② 监测生命体征。

③ 尼群地平降压。

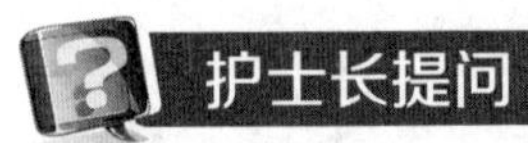

什么是库欣综合征？该患者诊断为库欣综合征的依据是什么？

答：库欣综合征又名皮质醇增多症，是一组体内糖皮质激素长期过度增加而导致以向心性肥胖、满月脸、多血质外貌、紫纹、高血压和继发性糖尿病和骨质疏松等症状为典型表现的临床综合征。该患者血压高，具有库欣综合征的典型临床表现，且实验室检查示皮质醇增高，节律消失，地塞米松试验均不能被抑制，肾上腺 CT 示右肾上腺腺瘤。因此，库欣综合征的诊断成立，病因为右肾上腺腺瘤。

库欣综合征的病因和发病机制是什么？

答：(1) 依赖 ACTH 的库欣综合征　包括库欣病，指垂体促

肾上腺皮质激素（ACTH）分泌过多；异位 ACTH 综合征，指垂体以外的肿瘤分泌大量 ACTH，使肾上腺皮质增生。

（2）不依赖 ACTH 的库欣综合征　肾上腺皮质腺瘤、肾上腺皮质癌、双侧肾上腺增生等。

库欣综合征的临床表现有哪些？

答：典型病例的表现如下。

① 向心性肥胖、满月脸、多血质外貌：面圆而呈暗红色，胸、腹、颈、背部脂肪甚厚。疾病后期，因肌肉消耗，四肢显得相对瘦小。多血质、皮肤菲薄、微血管易透见。

② 全身肌肉及神经系统：肌无力，下蹲后起立困难。常有不同程度的精神、情绪变化，如情绪不稳定、烦躁失眠，严重者精神变态，个别可发生类偏狂。

③ 皮肤表现：皮肤薄，微血管脆性增加，轻微损伤即可引起瘀斑。下腹两侧、大腿外侧等处常出现紫纹。

④ 心血管表现：高血压常见，长期高血压可并发左心室肥大、心力衰竭和脑血管意外。

⑤ 对感染抵抗力减弱：肺部感染多见，在感染后，炎症反应往往不显著，发热不明显，易于漏诊。

⑥ 性功能障碍：女性患者大多出现月经减少、不规则或停经；痤疮常见。明显男性化者少见。男性患者性欲可减退，阴茎缩小，睾丸变软。

⑦ 代谢障碍：糖耐量减低，部分患者出现类固醇性糖尿病；低血钾，低血钾性碱中毒；水肿；骨质疏松；儿童患者生长发育受抑制等。

什么是皮质醇节律？

答：皮质醇由肾上腺分泌，受促肾上腺皮质激素（ACTH）的调控，具有昼夜节律变化，清晨醒后最高，后逐渐减少，在午后 4 时左右可有一小高峰，后减低，至午夜最低。早晨 8:00 血皮质醇正常的参考范围为 6.2～19.4μg/dl（每个实验室参考范围有可能不一样）。

库欣综合征患者早8时血皮质醇正常或轻度升高，晚上入睡后进一步升高，与早晨水平相当，因此血皮质醇昼夜节律消失是筛选库欣综合征的较简便方法，但受多种因素的影响。引起皮质醇浓度升高的因素有体力活动、精神紧张、各种急性病、手术、感染、饥饿、抑郁症、神经性厌食、饮酒、吸烟、过度劳累和慢性肝肾疾病等，灯光和活动可影响皮质醇的节律变化。

地塞米松抑制试验的原理是什么？

答：地塞米松是人工合成的糖皮质激素中生物作用最强的激素之一，仅需要很小的量即能达到与天然皮质醇相似的作用，因其用量小，分布在血液中的浓度低，难以用常规放射免疫测定法测出，因此很少干扰血皮质醇和皮质醇代谢产物的测定。在正常人口服地塞米松可抑制ACTH分泌，进而血皮质醇浓度下降，使尿游离皮质醇或17-羟皮质类固醇减少。但对于库欣综合征，这种负反馈受到损害。因为肾上腺皮质肿瘤引起的高皮质醇血症已在很大程度上抑制了ACTH的分泌，再给予外源性糖皮质激素，也不会对ACTH分泌有多大影响，血、尿皮质醇亦变化不大。因此，根据服用地塞米松后皮质醇的分泌是否减少，可以诊断库欣综合征并明确病因。根据地塞米松使用的剂量，分为午夜地塞米松抑制试验、小剂量和大剂量地塞米松抑制试验。

地塞米松抑制试验的方法和意义是什么？

答：常用的地塞米松抑制试验有三种形式，分别如下。

（1）午夜地塞米松抑制试验　试验前2日留24h尿化验尿17-羟皮质类固醇（17-OHCS）、17-酮类固醇（17-KS），并于早8时采血化验皮质醇或ACTH作为对照；第3日午夜12：00口服地塞米松0.75mg，第4日8：00化验血皮质醇。推荐将服药后8：00的血清皮质醇水平正常切点值定为1.8μg/dl。此试验的临床意义是判断肾上腺皮质功能是否正常的筛选试验。如果皮质醇的分泌不能被抑制，则接着做小剂量地塞米松抑制试验。

（2）小剂量地塞米松抑制试验　口服地塞米松0.75mg，每8h一次，连续2天，共6次，每天均化验早8时皮质醇和留24h尿化验尿17-OHCS、17-KS，尿17-OHCS不能降至对照值的50%以下或血清皮质醇>1.8μg/dl，表示不能被抑制。

（3）大剂量地塞米松抑制试验　口服地塞米松2mg，每6h一次，连续2天，共8次，重复上述血尿标本的留取和化验。该试验主要用于鉴别由垂体瘤所致的库欣病还是由肾上腺瘤或癌以及异位肿瘤所致的库欣综合征。由垂体瘤所致服药第2日尿17-OHCS、17-KS被抑制到基线的50%以下。而肾上腺肿瘤或异位肿瘤所致服药第2日尿17-OHCS、17-KS不受抑制或抑制不到基线值的50%以下。

该患者首优的护理问题是什么？应该采取哪些护理措施？

答：（1）该患者首优的护理问题　身体意象紊乱，与库欣综合征引起身体外观改变有关。

（2）护理措施　关键是向患者解释病情，提供心理支持。护理措施如下。

① 疾病知识指导：告知患者外形的改变是由于体内皮质醇激素分泌过多引起的，患者需要积极配合检查，按时留取各种血、尿标本，诊断明确后，可行手术治疗，外形的改变有可能得到恢复。

② 心理支持：多与患者沟通，鼓励患者表达其感受，态度温和，耐心倾听。鼓励家属主动与患者交流，参与患者的护理，协助患者进行恰当的修饰，减轻心理不适感。

该患者还有哪些护理问题？

答：（1）体液过多　与皮质醇增多引起水钠潴留有关。

（2）有感染的危险　与皮质醇增多导致机体免疫力下降有关。

（3）潜在并发症　骨折。

（4）活动无耐力　与蛋白质代谢障碍引起肌肉萎缩有关。

【护理查房总结】

库欣综合征和原发性醛固酮增多症一样，都属于肾上腺疾病，两者都会造成继发性高血压。内分泌科的主要任务是查明病因，明确诊断。在护理此类病例的时候，我们要做到以下几点。

（1）正确留取各种标本　患者在住院期间需要进行一系列的筛选、诊断试验和影像学检查，而且有的试验都是连续的，中间有任何差错都有可能造成试验的中断，耽误患者的诊断。因此，应按时给患者发放各种试验药物，向患者解释留取标本的重要性和注意事项，督促患者正确留取各种标本，并及时送检。

（2）饮食　予低钠、高钾、高蛋白和低糖、低热量饮食，鼓励患者进食富含钙及维生素 D 的食物，如牛奶、紫菜、虾皮等。

（3）预防骨折　提供安全、舒适的环境，移除环境中不必要的家具或摆设，以避免碰撞或跌倒骨折，睡硬板床，防止病理性骨折。

（4）预防感染　嘱患者注意个人卫生，保持皮肤清洁，宜穿柔软、舒适的内衣。

（5）病情监测　监测生命体征，嘱患者改变体位时动作宜缓慢。

查房笔记

病例 7 • 原发性醛固酮增多症

【病历汇报】

病情 患者男性，51 岁，因“发现血压高 1 年余，反复肢体麻木、乏力 1 个月，加重 2 天”入院。患者于 1 年前发现血压升高，为 180/120mmHg，自服“吲达帕胺（寿比山）”降压，血压控制不满意。后改用“贝那普利”及“左氨氯地平”降压，血压控制可，波动在（140～150）/（90～100）mmHg。1 个月前出现肢体麻木、乏力，未予重视。2 天前肢体麻木、乏力症状加重，遂到本院就诊，并收住入院。患者精神、食欲可，大便正常，夜尿增多。既往体健。

护理体查 T 36.5℃，P 82 次/min，R 20 次/min，BP 170/110mHg，身高 167cm，体重 76kg，BMI 27.25kg/m^2。发育正常，营养中等。

辅助检查 电解质：钾 2.7mmol/L。血气分析：pH 7.5，PCO_2 45mmHg，PO_2 86mmHg，HCO_3^- 35.1mmol/L，BE 11.9mmol/L。皮质醇节律：早 8 时 8.43μg/dl，下午 4 时 2.88μg/dl。促肾上腺皮质激素（ACTH）：早 8 时 3.35pmol/L，下午 4 时 1.39pmol/L。尿常规：尿比重 1.00，酸碱度 8.00，24h 尿 1800ml，尿钾 28.45mmol/L。24h 尿 17-羟皮质类固醇（17-OHCS）31.5μmmol/d，尿 17-酮类固醇（17-KS）77.0μmmol/d，尿香草扁桃酸（VMA）6.1μmmol/d。卧位肾素活性 0μg/L/h，醛固酮 773.1pmol/L，血管紧张素Ⅱ 48.7ng/L，立位肾素活性 0μg/L/h，醛固酮 685.9pmol/L，血管紧张素Ⅱ 73.0ng/L。心电图：Q-T 间期延长，T 波低平，U 波明显。胸部 X 线片示双肺纹理增多增粗，主动脉舒展，心影稍大。肾上腺 CT 平扫＋增强示右侧肾上腺可见约（3×1.2）cm 软化灶，右侧肾上腺后支改变，性质待定。

入院诊断 高血压原因待查：原发性醛固酮增多症？嗜铬

细胞瘤？右肾上腺肿瘤。

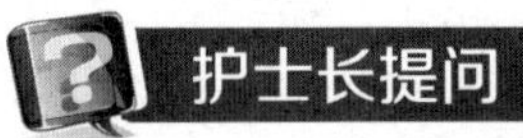

① 完善相关检查：血、尿标本化验，影像学检查等。

② 口服和静脉补钾治疗。

③ 贝那普利和硝苯地平控释片降压。

④ 监测生命体征。

护士长提问

什么是原发性醛固酮增多症？该患者的诊断依据是什么？

答：原发性醛固酮增多症（简称“原醛症”）是由于肾上腺皮质病变（肿瘤或增生）自主性分泌过多醛固酮，导致水钠潴留、血容量扩张和肾素-血管紧张素活性被抑制。临床上以高血压、低血钾、肾浓缩功能减退和心脏功能异常为主要特征。

该患者血压高（170/110mmHg）、低血钾（2.7mmol/L），心电图示Q-T间期延长，T波低平，U波明显等低钾表现，血气分析提示代谢性碱中毒，夜尿增多，尿钾排泄增多（28.45mmol/L），肢体麻木、乏力，醛固酮增高肾素-血管紧张素活性被抑制，结合肾上腺CT检查结果，原醛症的诊断成立。

卧立位试验的原理和方法是什么？

答：(1) 原理　血浆醛固酮浓度及血浆肾素、血管紧张素Ⅱ浓度受体位及钠摄入量的影响。立位及低钠时升高。原醛症伴严重低钾患者，醛固酮分泌受抑制。血浆醛固酮增高可不太严重，而在补钾后醛固酮增多更为明显。原醛症患者血浆肾素、血管紧张素Ⅱ基础值降低，有时在可测量范围之下。立位时较基础值轻微增加或无反应。总之，血浆醛固酮水平增高而肾素、血管紧张素Ⅱ水平降低为原醛症的特点。

(2) 方法　患者平卧过夜，保持平卧位6～8h，清晨于卧位采血测肾素、血管紧张素和醛固酮。保持立位4h，患者可走动、倚靠，再次采血测肾素、血管紧张素和醛固酮。如果静脉注射呋塞米（速尿），则只须保持立位 2h。

该类患者首优的护理问题是什么？应该采取哪些护理措施？

答：（1）该类患者首优的护理问题　活动无耐力，与低血钾致肢体麻木、乏力有关。

（2）护理措施

① 休息：嘱患者卧床休息，加强生活护理和安全防护措施。

② 饮食：予低钠高钾饮食，如乳制品、水果（柑橘类、枇杷、香蕉）、蔬菜、瘦肉等。

③ 补钾：遵医嘱予口服或静脉补钾。

④ 病情监测：密切观察患者血钾和血压的变化，注意有无肌无力、心律失常等低血钾的表现。如有异常，及时报告医师处理。

该患者还有哪些护理问题？

答：（1）焦虑。

（2）潜在并发症　高血压危象。

【护理查房总结】

原醛症患者在内分泌科主要是完善相关检查，以明确诊断。患者需要完成多次的血、尿标本化验以及影像学检查。因此，护理此类病例的关键是做好患者的心理护理，向患者解释病情，告知配合医护人员，正确、及时留取各种血、尿标本的重要性。诊断明确后，一般转泌尿外科行手术治疗。

查房笔记

病例 8 • 骨质疏松症

【病历汇报】

病情 患者男性，71 岁，因“反复腰背痛 8 年，加重 1 个月”入院。患者 8 年前开始出现腰背部疼痛，改变体位时明显，夜间疼痛较剧，左侧卧位后可缓解，走路不受影响，抬重物时可诱发疼痛发作，发作时伴胸部放射痛，当地医院诊断为压缩性骨折，予阿仑膦酸钠片、鲑降钙素注射液等治疗后症状可缓解，但腰背部疼痛仍有反复发作。1 个月前患者抬重物后突发腰背部疼痛，性质同前，药物治疗后症状无缓解，入内分泌科治疗。患者自起病以来，精神、食欲可，大小便正常。既往 15 年前发现脊柱压缩性骨折，无高血压、冠心病。

护理体查 T 36.6℃，P 82 次/min，R 18 次/min，BP 138/80mmHg。发育正常，营养中等，神志清楚，喜左侧卧位，胸椎侧弯畸形，棘突无压痛，无间接叩击痛。四肢活动正常，无关节红肿、活动障碍，双下肢无凹陷性水肿，双足背动脉搏动正常，无杵状指。

辅助检查 血常规：红细胞计数 3.48×10^{12}/L，血红蛋白 111.0g/L，血细胞比容 34.6%；尿酸 469.5μmol/L，氯 98.8mmol/L，钙 2.37mmol/L，肌酸激酶 46.1mol/L，碱性磷酸酶 147.5mol/L。甲状旁腺素（PTH）29.56pg/ml，游离三碘甲状腺原氨酸（FT_3）＜1.54pmol/L，25-羟基维生素 D(25-OHVD) 57.96ng/ml。血轻链 κ 1210mg/dl，轻链 λ 定量 558mg/dl；尿轻链 κ 5.47mg/dl，轻链 λ 定量＜5.00mg/dl；肾上腺促皮质激素（ACTH）9.21pmol/L；β 胶原降解产物 148.4pg/ml，骨钙素 N 端中分子片段 9.85ng/ml，总Ⅰ型胶原氨基端延长酞 31.85ng/ml。胸部正侧位 X 线片示 T8 椎体压缩变扁，左侧第 5、第 7 肋陈旧性骨折？双能 X 线（DXA）骨密度检查示右髋及腰椎骨质疏松，骨折危险性高。胸椎 CT 平扫增强三维成像（T1～T12）示脊柱胸段后凸畸形，胸椎退行性改变，T4、T5、T6、T8 椎体压缩性骨折，T8、T10、T11、T12，L1、L2、L3 椎体局部结节状致密灶，腰椎退行性改变，L3/4、L4/5 椎间盘稍膨出，L4、L5 椎体压缩性骨折等。

入院诊断 骨质疏松症。

目前主要的治疗措施

① 予唑来膦酸和鲑降钙素针剂抑制破骨细胞活动，阻断破骨细胞对矿化骨和软骨的吸收。

② 予阿法骨化醇胶囊促进钙吸收。

③ 口服碳酸钙维生素 D_3 片补钙。

④ 卧床休息，腰椎段严格制动，防坠床；立位时佩戴支具支持及保护，防跌倒；严禁负重，禁蹲。

护士长提问

什么是骨质疏松症？分为哪两大类？

答：骨质疏松是一种以骨量减低、骨组织微结构破坏，导致骨脆性增加、易发生骨折为特征的全身性骨病。骨质疏松症分为原发性骨质疏松症和继发性骨质疏松症两大类。原发性骨质疏松症包括绝经后骨质疏松症，老年骨质疏松症（一般指 70 岁以后发生的骨质疏松）和特发性骨质疏松症（青少年）。继发性骨质疏松症指由任何影响骨代谢疾病和（或）药物及其他明确病因导致的骨质疏松。

该患者诊断为原发性骨质疏松症的依据是什么？

答：该患者为老年男性，病程较长，骨密度提示重度骨质疏松，PTH 和 25-羟维生素 D_3 正常，暂不考虑甲状旁腺亢进症所致的骨质疏松症，血尿轻链未见明显异常，暂不考虑多发性骨髓瘤导致的骨质疏松症。在排除常见继发性因素后，考虑原发性骨质疏松症可能性大。

骨质疏松症的危险因素有哪些？

答：骨质疏松症是一种受多重危险因素影响的复杂疾病，危险因素包括不可控因素和可控因素，见表 5-5。

表 5-5　骨质疏松症的危险因素

不可控因素	可控因素
年龄	不健康生活方式（体力活动少、低体重、吸烟、蛋白质摄入不足、饮过多含咖啡因的饮料、过量饮酒等）
脆性骨折史	神经肌肉疾病（癫痫、阿尔茨海默病、帕金森病、脑卒中、多发性硬化症、肌萎缩等）
家族脆性骨折史	内分泌系统疾病（甲状旁腺功能亢进症、甲状腺功能亢进症、糖尿病、库欣综合征、高钙血症等）
过早停经（＜45 岁）	消化系统疾病（炎性肠病、胰腺疾病、乳糜泻等）
	风湿免疫性疾病（类风湿关节炎、系统性红斑狼疮、强直性脊柱炎等）
	血液系统疾病（多发性骨髓瘤、淋巴瘤、白血病等）
	其他疾病（中至重度慢性肾脏疾病、哮喘、代谢性酸中毒、慢性阻塞性肺病等）
	药物（促性腺激素受体激动剂、糖皮质激素、质子泵抑制药、长期抗抑郁药物、甲状腺激素、肿瘤化疗药等）

骨质疏松症的临床表现有哪些?

答：骨质疏松症初期一般没有明显的临床表现，但随着病情进展，骨量不断丢失，骨微结构破坏，患者会出现疼痛、脊柱变形，甚至发生骨质疏松性骨折等后果。

疼痛表现为腰背部疼痛或全身骨痛，疼痛常在翻身时、起坐时及长时间行走后出现，夜间或负重活动时疼痛加重，并可能伴有肌肉痉挛，甚至活动受限。

严重骨质疏松症患者，因椎体压缩性骨折，可出现身高变矮或驼背等脊柱畸形。多发性胸椎压缩性骨折可导致胸廓畸形，甚至影响心肺功能。严重的腰椎压缩性骨折可能会导致腹部脏器功能异常，引起便秘、腹痛、腹胀、食欲缺乏等不适。

骨质疏松性骨折又称脆性骨折，指受到轻微创伤或日常活动中即发生的骨折，是骨质疏松症的严重后果。骨质疏松症性骨折的常见部位是椎体、髋部、前臂远端、肱骨近端和骨盆等，其中最常见的是椎体骨折，最严重的是髋部骨折。

骨质疏松性症及其相关骨折会影响患者心理状态和生活质量。

什么是骨密度？常用的骨密度及骨测量方法有哪些？

答：骨密度是指单位体积（体积密度）或者是单位面积（面积密度）所含的骨量。目前临床和科研常用的骨密度测量方法有双能X线吸收检测法（DXA）、定量计算机断层照相术（QCT）、外周QCT和定量超声（QMS）。目前公认的骨质疏松症诊断标准是基于DXA测量的结果。

基于DXA测定结果怎样判断骨密度分类？

答：骨密度通常用T-值（T-Score）表示，T-值＝(实测值－同种族同性别正常青年人峰值骨密度)/同种族同性别正常青年人峰值骨密度的标准差。基于DXA测定结果的骨密度分类标准见表5-6。

表5-6 基于DXA测定结果的骨密度分类标准

分类	T-值
正常	T-值≥－1.0
低骨量	－2.5＜T-值＜－1.0
骨质疏松	T-值≤－2.5
严重骨质疏松	T-值≤－2.5＋脆性骨折

治疗骨质疏松症的基础措施有哪些？

答：基础措施包括调整生活方式和骨健康基本补充剂。如加强营养，均衡膳食；充足日照；规律运动；戒烟、限酒、避免过量引用咖啡和碳酸饮料；尽量避免或少用影响骨代谢药物；补充钙、维生素D等。

常用的抗骨质疏松症药物有哪些？

答：抗骨质疏松症药物按作用机制可分为骨吸收抑制剂、骨形成促进剂、其他机制类药物及传统中药（表5-7）。

表 5-7 防治骨质疏松症的主要药物

骨吸收抑制剂	骨形成促进剂	其他机制类药物	传统中药
双磷酸盐	甲状旁腺激素类似物	活性维生素 D 及其类似物	骨碎补总黄酮制剂
降钙素	—	维生素 K2 类	淫羊藿苷类制剂
雌激素	—	锶盐	人工虎骨粉制剂
选择性雌激素受体调节剂	—	—	—

该类患者首优的护理问题是什么？应该采取哪些护理措施？

答：(1) 该类患者首优的护理问题　疼痛，与骨质疏松有关。

(2) 护理措施

① 休息：嘱患者卧床休息，睡硬板床，翻身时动作应缓慢。

② 饮食：予以富含钙、低盐和适量蛋白质的均衡膳食，每日蛋白质摄入量为 0.8～1.0g/kg，并每天摄入 300ml 牛奶或相当量的奶制品。

③ 药物：遵医嘱给予口服、肌注及静脉药物，必要时给予镇痛药。服用钙剂时要多饮水，以增加尿量，减少形成泌尿系结石的机会。静脉滴注唑来膦酸的时间应不少于 15min，尽可能使患者水化。

④ 观察：按时评估疼痛，观察药物不良反应，如一过性发热、肌肉关节疼痛等流感样症状、面部潮红、恶心、过敏等。

⑤ 心理护理：关心安慰患者，协助转移注意力。

该患者还有哪些护理问题？

答：(1) 有骨折的危险　与骨质疏松有关。

(2) 有跌倒的危险。

(3) 躯体活动障碍　与骨骼变化引起活动受限有关。

(4) 焦虑　与病程迁移有关。

【护理查房总结】

骨质疏松症是一种与增龄相关的骨骼疾病，随着人口老龄化日趋严重，骨质疏松症已成为我国面临的重要公共健康问题。骨质疏松性骨折危害巨大，是老年患者致残和致死的主要原因之一。因为骨质疏松症是可防、可治的，故需要加强对危险人群的早期筛查和识别，指导他们采用合理的生活方式和饮食习惯，及时补充钙剂和维生素 D，规律治疗，预防及降低骨折风险。

查房笔记

病例 9 • 妊娠糖尿病（GDM）

【病历汇报】

病情 患者女性，41 岁，因“停经 5 周，发现血糖升高 2 天”入院。患者自诉 5 周前停经，后至外院就诊考虑妊娠。2 天前常规体检时发现血糖 6.8mmol/L。患者自起病以来，精神、食欲、睡眠可，大小便正常，无口干、多尿、多饮、多食等症状，体重未见明显下降。为求进一步诊治控制血糖，入住内分泌科治疗。既往体健。

护理体查 T 36.0℃，P 100 次/min，R 98 次/min，BP 125/90mmHg，身高 161cm，体重 71kg，BMI 27.39kg/m^2，发育正常，营养中等。

辅助检查 空腹血糖 7.0mmol/L，餐后血糖 8.9mmol/L，血酮 0.2mmol/L，糖化血红蛋白 6.5%。β 人绒毛膜促性腺激素（β-HCG）1265.0mIU/ml，尿酮体（+）。血常规及粪常规正常。心电图：窦性心律。怀孕期间未完善胸片。

入院诊断 妊娠糖尿病，早期妊娠。

目前主要的治疗措施

① 予地特胰岛素皮下注射降血糖。

② 糖尿病饮食。

③ 监测血糖。

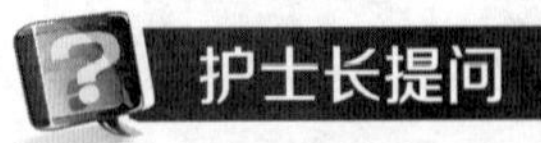

护士长提问

孕期糖尿病包括哪几类？

答：孕期糖尿病包括妊娠糖尿病（GDM）、妊娠期显性糖尿病和孕前糖尿病。

什么是妊娠糖尿病？诊断标准是什么？

答：GDM是指妊娠期间首次发生的不同程度的糖代谢异常，但血糖未达到显性糖尿病的水平。

诊断标准：孕期任何时间行75g口服葡萄糖耐量试验（OGTT），5.1mmol/L≤空腹血糖<7.0mmol/L，OGTT 1h血糖≥10.0mmol/L，8.5mmol/L≤OGTT 2h<11.1mmol/L，上述血糖值之一达标即可诊断GDM。

该患者外院查空腹血糖6.8mmol/L，本次住院后发现阴道流血，经产科会诊后予注射黄体酮、地屈孕酮片及保胎灵胶囊保胎治疗，未行OGTT。

怎样筛查孕期糖尿病？

答：孕期糖尿病的筛查包括高危人群筛查和非高危人群筛查。

① 高危人群筛查：有GDM史、巨大儿分娩史、肥胖、多囊卵巢综合征、一级亲属糖尿病家族史、早孕期空腹尿糖阳性者和无明显原因的多次自然流产史、胎儿畸形史及死胎史、新生儿呼吸窘迫综合征分娩史者等。第一次产检即应筛查血糖，如果空腹血糖≥7.0mmol/L和（或）随机血糖≥11.1mmol/L，或75g OGTT 2h血糖≥11.1mmol/L，无“三多一少”症状者不同日（应在2周内）重复测定，可诊断妊娠期显性糖尿病。具有GDM高危因素，如第一次产检评价血糖正常，则于孕24～28周行75g OGTT，必要时孕晚期再次评价。

② 非高危人群筛查：建议所有未曾评价血糖的孕妇于妊娠24～28周进行75g OGTT评价糖代谢状态。

怎样做75g OGTT？有哪些注意事项？

答：(1) OGTT的试验流程

① 受试者前一天晚上10时以后不再进食任何能量，早晨7～9时开始，采静脉血化验空腹血糖。

② 受试者口服溶于300ml水内的无水葡萄糖粉75g，如用

1分子水葡萄糖则为82.5g。糖水在5min之内服完。

③ 从服糖第1口开始计时，于服糖后2h采血化验血糖。必要时遵医嘱化验服糖后30min和1h血糖。

（2）注意事项

① 试验过程中，受试者不喝茶及咖啡，不吸烟，不做剧烈运动，但也无须绝对卧床。

② 血标本应尽早送检。

③ 试验前3d内，每日碳水化合物摄入量不少于150g。

④ 试验前停用可能影响OGTT的药物如避孕药、利尿药或苯妥英钠等3～7天。

怎样进行糖代谢分类?

答：糖代谢状态分类（WHO 1999）见表5-8。

表5-8 糖代谢状态分类

糖代谢分类	静脉血浆葡萄/(mmol/L)	
	空腹血糖	糖负荷后2h
正常血糖	＜6.1	＜7.8
空腹血糖受损(IFG)	≥6.1,＜7.0	＜7.8
糖耐量异常(IGT)	＜7.0	≥7.8,＜11.1
糖尿病	≥7.0	≥11.1

可用于治疗GDM的降糖药物有哪些?

答：孕期一般建议使用胰岛素或胰岛素类似物治疗，不推荐使用口服降糖药。

① 人胰岛素：短效、NPH及预混的人胰岛素。

② 胰岛素类似物：门冬胰岛素、赖脯胰岛素、地特胰岛素。

孕期血糖应控制在什么范围?

答：所有类型的孕期糖尿病孕期血糖目标：空腹血糖＜5.3mmol/L，餐后1h血糖＜7.8mmol/L，餐后2h血糖＜

6.7mmol/L。

该患者住院期间空腹血糖 4.9～6.1mmol/L，餐后 4.7～7mmol/L，基本达标。

该类患者首优的护理问题是什么？该采取哪些护理措施？

答：(1) 该类患者首优的护理问题　焦虑，与高血糖、阴道流血有关。

(2) 护理措施

① 关心安慰患者，解释病情，鼓励家属陪伴。

② 按时给予药物。

③ 选择低生糖指数的碳水化合物，适当补充蛋白质，少量多餐。

④ 监测血糖。

⑤ 观察阴道流血情况及其他生命体征。

⑥ 注意休息，不要剧烈活动。

该患者还有哪些护理问题？

答：(1) 有流产的危险　与血糖高及年龄偏大有关。

(2) 营养失调　高于或低于机体需要量。

【护理查房总结】

孕期糖尿病的危害巨大，短期危害可造成母亲先兆子痫、早产、手术产、羊水过多、产后出血、感染等；胎儿及新生儿可发生呼吸窘迫综合征、黄疸、低钙血症、低血糖、血细胞增多、新生儿缺血缺氧性脑病、骨折甚至死亡等。长期危害可增加母亲再次妊娠时糖尿病风险；增加代谢综合征及心血管疾病风险；增加子代发生肥胖、2 型糖尿病等代谢相关疾病风险等。

为了降低孕期糖尿病的危害，所有糖尿病患者应计划妊娠。建议糖尿病患者 HbA_1c＜6.5％时计划妊娠。高危孕妇怀孕后应立即评价血糖情况，非高危孕妇于妊娠 24～28 周进行 75g OGTT 评价糖代谢状态。孕期注意饮食和运动，从孕早期即制定孕期增重计划，结合基础 BMI，了解孕期允许增加的体重。正确用药，监测血糖，定期产检，避免不良后果。

查房笔记

病例 10 • 肥胖症

【病历汇报】

病情 患者女性，26 岁，因“体重逐渐增长 14 年”入院。患者自述 12 岁起时无明显诱因开始出现体重快速增加，脸部及腹部大量脂肪囤积明显，无身高或智力异常，无糖皮质激素类药物使用史，无皮肤瘀斑、紫纹、皮肤变薄等。患者曾因肥胖服用过中药治疗，但体型无明显改变，此后患者体重继续增加但无其他特殊不适，遂未服用过其他药物。18 岁后患者体重增长速度稍有变缓，但体重仍逐年增长至今，逐渐发展向心性肥胖体型，水牛背，并伴有月经不规律，身高、智力等均发育正常，无闭经、多毛、声音粗、喉结发育、皮肤瘀斑、紫纹、皮肤变薄等。自发病以来，患者精神、食欲、睡眠可，大小便无异常，体重持续每年逐渐增加 3kg 左右。此次为明确肥胖原因入内分泌科治疗。既往体健，无过敏史，预防接种史不详。

护理体查 T 36.4℃，P 75 次/min，R 18 次/min，BP 130/80mmHg。身高 153cm，体重 72kg，腰围 108cm，BMI 30.8kg/m^2。面部红润，均匀性肥胖，无痤疮，无多血质外貌。皮肤巩膜无黄染，全身浅表淋巴结无肿大，颈短，甲状腺无肿大，双肺听诊未闻及干湿啰音，腹部膨隆，可见多处白色纹，腹软，无压痛，无反跳痛，双下肢无水肿。

辅助检查 尿酸 410.5μmol/L。甘油三酯（TC）3.5mol/L，胆固醇（TC）6.16mmol/L，低密度脂蛋白（LDL）3.78mol/L。糖化血红蛋白（HbA_1C）5.6%。空腹胰岛素 18μU/ml，游离三碘甲状腺原氨酸（FT_3）2.39pmol/L。基础及小剂量地塞米松抑制试验皮质醇（F）及肾上腺促皮质激素（ACTH）结果见表 5-9。性激素全套、三大常规未见明显异常。阴道 B 超示宫颈多发那氏囊肿。

心电图、胸部X线及腹部B超等检查均正常。

表5-9 皮质醇及肾上腺促皮质激素结果

项目	基础	小剂量地塞米松抑制试验第一天	小剂量地塞米松抑制试验第二天
F 8AM	17.99μg/dl	5.12μg/dl	1.22μg/dl
F 4PM	13.53μg/dl		
F 0AM	16.12μg/dl		
ACTH 8AM	12.62pmol/L	4.42pmol/L	3.5pmol/L
ACTH 4PM	10.01pmol/L		
ACTH 0AM	10.36pmol/L		

入院诊断 肥胖原因待查（单纯性肥胖，皮质醇增多症），高胰岛素血症（功能性）。

目前主要的治疗措施

① 低热量、低嘌呤、低脂饮食。

② 予利拉鲁肽皮下注射抑制食欲，降低体重。

③ 予阿托伐他汀片降血脂。

④ 予吡格列酮二甲双胍片改善胰岛素抵抗。

⑤ 予碳酸氢钠片碱化尿液，促尿酸排除。

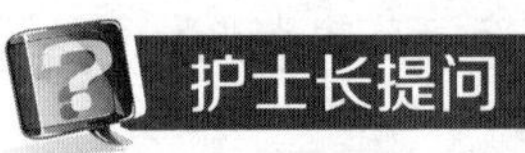

护士长提问

什么是肥胖症？该患者诊断为单纯性肥胖的依据是什么？

答：肥胖症指体内脂肪堆积过多和（或）分布异常、体重增加，是遗传因素、环境因素等各种因素相互作用所引起的慢性代谢性疾病。该患者为青年女性，12岁时开始出现肥胖倾向，18岁前体重增加较快，18岁后体重增长逐渐变慢，饮食较清淡，但爱吃零食，基本不运动。BMI 30.8kg/m²，均匀性肥胖，有水牛背，无多毛、皮肤紫纹、男性化等表现，小剂量地塞米松抑制试验可抑制，故考虑为单纯性肥胖。

肥胖症的评估包括哪些?

答：肥胖症的评估包括测量身体肥胖程度、体脂总量和脂肪分布。常用测量方法如下。

① 体重指数（BMI）：测量身体肥胖程度。BMI(kg/m^2)＝体重(kg)/[身高(m)]^2。

② 理想体重（IBW）：测量身体肥胖程度，但主要用于计算饮食中热量和各种营养素供应量。IBW(kg)＝身高(cm)－105 或 IBW(kg)＝[身高(cm)－105]×0.9(男性)或0.85(女性)。

③ 腰围或腰/臀比（WHR）：反映脂肪分布。受试者站立位，双足分开25～30cm，使体重均匀分配。腰围测量髂前上棘和第12肋下缘连线中点水平，臀围测量环绕臀部的骨盆最突出点的周径。目前认为测定腰围更为简单可靠，是诊断按腹部脂肪积聚最重要的临床指标。

④ CT或MRI：计算皮下脂肪厚度成内脏脂肪量，是评估体内脂肪分布最准确的方法，但不作为常规检查。

⑤ 其他：身体密度测量法、生物电阻抗测定法及双能X线（DEXA）吸收法等。

如何诊断肥胖症?

答：（1）BMI　BMI≥24kg/m^2超重，BMI≥28kg/m^2肥胖(2003年)。2010年中华医学会糖尿病学分会建议代谢综合征中肥胖的标准定义为BMI≥25kg/m^2。

（2）腰围　男性腰围≥85cm和女性腰围≥80cm为腹型肥胖。

应注意肥胖症并非单纯体重增加，若体重增加是肌肉发达，则不应认为肥胖。

如何治疗肥胖症?

答：治疗的两个主要环节是减少热量摄取及增加能量消耗。强调以饮食、行为、运动为主的综合治疗，必要时辅以药物或手术治疗。

（1）行为治疗　采取健康的生活方式，改变饮食和运动习惯，长期坚持。

（2）医学营养治疗　控制总进食量，采用低热量、低脂肪饮食，摄入低于生理需要量的能量，达到一定程度的负平衡，消耗贮存的脂肪。

（3）体力活动和体育运动　减少静坐时间，无禁忌者尽量多活动。

（4）药物治疗　非中枢性作用减重药奥利司他，餐前服，治疗早期有轻度消化系统副作用如肠胃胀气、大便次数增多和脂肪便等，需关注是否影响脂溶性维生素吸收。中枢性作用减重药包括苯丁胺、氟西汀，可引起不同程度口干、失眠，乏力、便秘、月经紊乱、心率增快和血压增高等副作用。二甲双胍是兼有减重作用的降糖药物，其不良反应是胃肠道反应。

（5）外科治疗　可选择使用吸脂术、切脂术和各种减少食物吸收的手术。

该类患者首优的护理问题是什么？该采取哪些护理措施？

答：（1）该类患者首优的护理问题　营养失调：高于机体需要量，与能量摄入与消耗失衡有关。

（2）护理措施如下。

① 饮食护理：选择低热量、低脂肪、高纤维素食物，少吃零食。

② 合理运动：制定运动计划，选择有氧或抗阻运动，每天运动 60min 左右。

③ 药物护理：餐前 1h 注射利拉鲁肽，轮换注射部位，观察恶心、呕吐等不良反应。

④ 社会支持：鼓励家人和朋友提供有效的心理支持，激励患者采取及维持健康的生活方式。

该患者还有哪些护理问题？

答：（1）身体意向紊乱。

（2）活动无耐力。

【护理查房总结】

肥胖症与多种疾病如 2 型糖尿病、血脂异常、高血压、冠心病、脑卒中、肿瘤等密切相关，肥胖症及其相关疾病可损害患者身心健康，影响生活质量和寿命。因此，需宣传肥胖症的危害，早期发现有肥胖趋势的个体，提倡健康的生活方式，尽可能使体重维持在正常范围内。

查房笔记

病例 11 • 原发性肾上腺皮质功能减退症

【病历汇报】

病情 患者男性，47 岁，因“皮肤色素沉着 1 年余”入院。患者 1 年前开始无明显诱因出现皮肤黏膜色素沉着，呈褐色，不突出皮面，以嘴唇、乳晕、掌纹、关节等处明显，伴皮肤干燥，偶有瘙痒感，伴右上肢肌痛不适，感食欲逐渐下降，无咳嗽、咳痰，无夜间盗汗，无口腔溃疡，无光过敏，无脱发，无发热，1 个月内体重较前减轻 5kg，当地诊断为“原发性肾上腺皮质功能减退症，肾上腺结核”可能，予异烟肼、利福平、乙胺丁醇、吡嗪酰胺四联抗结核治疗；予氢化可的松泼尼松激素替代治疗；后因呕吐严重，改为异烟肼、利福平、乙胺丁醇三联抗结核治疗。定期门诊复查，2 个月前停用抗结核药物，加用泼尼松片口服。患者自觉皮肤色素沉着未见明显消退，面部新见棕色斑点，不隆起于皮面，无畏寒、发热，无胸闷、气促，无胸痛、腹痛等不适。1 个月前当地医院门诊复查肾上腺促皮质激素（ACTH）仍持续升高，遂就诊本院，入内分泌科治疗。患者自起病以来，精神、食欲、睡眠较差，体重较前减轻 5kg，大小便正常。既往有陈旧性肺结核，腰椎间盘突出病史。

护理体查 T 36.0℃，P 60 次/min，R 16 次/min，BP 128/86mmHg，身高 165cm，体重 70kg，BMI 25.71kg/m^2。发育正常，营养中等，神志清楚，自动体位，检查合作。全身皮肤黏膜色素沉着，呈褐色，不突出皮面，以嘴唇、关节等处明显，伴皮肤干燥，面部可见棕色斑点，不隆起于皮面。口唇黏膜色素沉着，牙龈可见黑斑，无龋齿，咽不红，扁桃体无肿大。双下肢无水肿，双足背动脉搏动正常。

辅助检查　血常规、肝肾功能、心肌酶、电解质未见明显异常。住院期间皮质醇及ACTH节律变化见表5-10。外院胸部CT示双肺上叶陈旧性肺结核，双侧肺门淋巴结及纵隔淋巴结增大、改变，性质待查。双肾输尿管、膀胱及前列腺彩超示前列腺增生，前列腺内囊肿。肾上腺平扫增强（螺旋）示双侧肾上腺病变：考虑结核可能性大；左肾小错构瘤可能；双肺门淋巴结增大钙化。

表5-10　住院期间皮质醇及ACTH节律

时间	皮质醇/(μg/dl)		ACTH/(pmol/L)	
	入院第2天	入院第7天	入院第2天	入院第7天
0AM	2.28	0.96	112.8	14.43
8AM	2.33	2.35	421.1	96
4PM	2.63	1.17	30.0	20.5

入院诊断　原发性肾上腺皮质功能减退症，肾上腺结核（可能），陈旧性肺结核，腰椎间盘突出。

目前主要的治疗措施

① 完善相关检查。

② 予泼尼松片行激素替代治疗。

③ 予利福喷丁胶囊、异烟肼、乙胺丁醇及吡嗪酰胺片抗结核治疗。

④ 予甘草酸二铵肠溶胶囊护肝。

⑤ 予碳酸钙维生素D_3片补钙。

护士长提问

原发性慢性肾上腺皮质功能减退症的常见病因有哪些？

答：原发性慢性肾上腺皮质功能减退症又称Addison病，由于双侧肾上腺绝大部分被毁所致。常见病因如下。

① 感染：肾上腺结核为常见病因，常先有或同时有其他部位结核病灶如肺、肾、肠等。

② 自身免疫性肾上腺炎：两侧肾上腺皮质被毁，呈纤维化，伴淋巴细胞、浆细胞、单核细胞浸润，髓质一般不受毁坏。

③ 其他：恶性肿瘤转移，淋巴瘤，白血病浸润，淀粉样变性，双侧肾上腺切除，放射治疗破坏等。

原发性慢性肾上腺皮质功能减退症的临床表现有哪些?

答：最具特征性者为全身皮肤色素加深，暴露处、摩擦处、乳晕、瘢痕等处尤为明显，黏膜色素沉着见于齿龈、舌部、颊黏膜等处，系垂体 ACTH、黑素细胞刺激素分泌增多所致。

其他症状包括乏力，淡漠；食欲减退，嗜咸食，消化不良；血压降低，头昏，眼花；低血糖；稀释性低钠血症；女性阴毛、腋毛减少或脱落稀疏，月经失调或闭经，男性常有性功能减退；应激情况下可能会出现肾上腺危象。

原发性慢性肾上腺皮质功能减退症的治疗措施有哪些?

答：(1) 糖皮质激素替代治疗　根据身高、体重、性别、年龄、体力劳动强度等，确定合适的基础量。模仿生理性激素分泌昼夜节律给药，一般早晨口服全日量的 2/3，下午 4 时口服 1/3。

(2) 食盐及盐皮质激素　每日摄入 8～10g 的食盐，如有大量出汗、腹泻，需酌情增加食盐摄入量。如果患者仍感头晕、乏力、血压偏低，则需加用盐皮质激素。

(3) 病因治疗　积极治疗活动性结核。

(4) 应激治疗　补充氢化可的松。

肾上腺危象的诱因及临床表现有哪些?

答：(1) 诱因　包括感染、创伤、手术、分娩、过劳、大量出汗、腹泻、失水或突然中断肾上腺皮质激素治疗等应激情况。

(2) 表现　为恶心、呕吐、腹痛或腹泻、严重脱水、血压降低、心率快、脉细弱、精神失常，常有高热、低血糖症、低钠血症，血钾可低可高。如不及时抢救，可发展至休克、昏迷、死亡。

肾上腺危象的治疗措施有哪些？

答：(1) 补充生理盐水和葡萄糖液体以避免低血糖。

(2) 静脉补充氢化可的松，如果呕吐停止，可进食，可改为口服。

(3) 积极治疗感染及其他诱因。

该类患者首优的护理问题是什么？该采取哪些护理措施？

答：(1) 该患者首优的护理问题　营养失调：低于机体需要量，与糖皮质激素缺乏导致食欲差、消化不良有关。

(2) 护理措施

① 予以高碳水化合物、高蛋白、高钠饮食。注意食物的色香味，创造良好的进食环境。

② 保持环境安静、舒适，利于患者休息。

③ 嘱患者活动时或改变体位时，动作缓慢，防止发生直立性低血压。

④ 正确用药，观察病情变化。

该患者还有哪些护理问题？

答：(1) 身体意向紊乱，与皮肤色素沉着有关。

(2) 活动无耐力。

(3) 潜在并发症：肾上腺危象。

【护理查房总结】

原发性慢性肾上腺皮质功能减退症如终身使用肾上腺皮质激素替代治疗，患者可维持正常生活。因此，应向患者宣教疾病知识，让其了解终身服药的重要性；应指导患者按时定量服用药物，定期复查，切勿自行增减药量或停药；指导患者预防肾上腺危象的诱因，避免感染、过度劳累和突然中断治疗，如果出现恶心、呕吐、腹泻、大量出汗时应立即就诊。

病例 12 • 尿崩症

【病历汇报】

病情 患者男性，39 岁，因“多饮、多尿、烦渴 20 天”入院。患者 20 天前受凉后出现发热，体温最高 37.5℃，伴咳嗽、咳痰，为白色稀痰，伴畏寒、寒战，无头晕、头痛、胸闷、气促、腹痛等不适，就诊当地卫生所，服用头孢菌素、阿莫西林（共 3 天）及镇咳药物，体温恢复正常，咳嗽、咳痰症状稍好转。随后患者出现多饮、多尿、烦渴不适，自诉每日饮水量约 6L，口渴难忍，小便每日十余次，每次量约 500ml，颜色透明，无尿痛及血尿。门诊以多尿查因收住院治疗。患者自起病以来，精神、食欲、睡眠较差，大便 2～3 天 1 次，成型，小便如前，体重未见明显变化。既往 2 年前因左股骨颈占位病变行手术治疗，术后病理提示做股骨颈嗜酸性肉芽肿，1 年前行放疗术。

护理体查 T 36.8℃，P 76 次/min，R 18 次/min，BP 114/79mmHg。神志清楚，发育正常，体型消瘦，检查合作。轮椅入院，可拄拐行走，四肢活动正常，无关节红肿。

辅助检查 血常规示淋巴细胞 1.0×10^9/L，中性粒细胞百分比 75.7%，淋巴细胞百分比 17.2%；总蛋白 57.3g/L，白蛋白 30.3g/L，白/球 1.1，总胆汁酸 90.1μmol/L，谷丙转氨酶 177.6U/L，谷草转氨酶 189.3U/L，尿素 1.81mmol/L，甘油三酯（TG）3.25mmol/L，胆固醇（TG）9.57mmol/L，高密度脂蛋白（HDL）2.4mmol/L，低密度脂蛋白（LDL）5.57mmol/L，肌酸激酶 44.9U/L，钠 150.6mmol/L；血渗透压 277.0mOsm/(kg·H_2O)，尿渗透压 350.0mOsm/(kg·H_2O)，尿比重 1.0；甲功五项示游离甲状腺激素（FT_4）9.15pmol/L，超高敏促甲状腺素（TSH）4.49mIU/L；性激素全套示卵泡刺激素（FSH）27.1IU/L，黄体生成素（LH）15.49IU/L，催乳素（PRL）19.86ng/ml；皮质醇节律、结核抗体未见明显异常。

住院期间于上午9时行禁水-加压素试验，至14:40共解小便3200ml，急查E4A示钠162.1mmol/L，氯116.7mmol/L，提示机体明显脱水，出现高钠血症，查血尿渗透压及尿比重后皮下注射垂体后叶素5U，2h后尿量约为190ml，复查血渗透压、尿比重及电解质，结果见表5-11。

表5-11　禁水加压素试验结果

项目	尿渗透压 mOsm /(kg·H_2O)	血渗透压 mOsm /(kg·H_2O)	尿比重	钠 /(mmol/L)	氯 /(mmol/L)
14:40	129	331	1.005	162.1	116.7
垂体加压素后2h	468	334	1.005	162.1	117.9

垂体磁共振平扫增强+动态增强示垂体强化不均匀，鞍区右侧份结节状强化灶；垂体柄稍增粗、变形，意义待定。甲状腺彩超示甲状腺多发实质性结节：TI-RADS 3类；甲状腺双侧叶低密度灶，性质待定。肺部CT示右下肺基底段胸膜下微小结节灶，LM-RADS 2类。髋关节CT平扫+增强示左股骨颈嗜酸性肉芽肿术后。腹部彩超未见明显异常。

入院诊断　① 多尿原因待查：尿崩症可能性大，朗格汉斯细胞组织细胞增多症（?）。

② 手术后状态（左股骨颈嗜酸性肉芽肿术后+术后放疗后）。

目前主要的治疗措施

① 完善相关检查和试验。

② 记录出入水量。

③ 注意营养，优质蛋白饮食。

④ 予去氨加压素片口服。

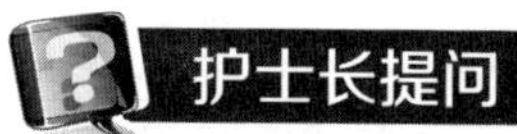

护士长提问

什么是尿崩症？

答：尿崩症（DI）是精氨酸加压素（AVP）或抗利尿激素

（ADH）严重缺乏或部分缺乏（中枢性尿崩）或肾脏对 AVP 不敏感（肾性尿崩），致肾小管重吸收水的功能障碍，从而引起以多尿、烦渴、多饮、低比重尿和低渗透压尿为特征的一种临床综合征。

该患者诊断为尿崩症的依据是什么？

答：患者每日小便 10 余次，每次约 500ml，每日尿量 5L 以上；烦渴，每日饮水量约 6L；尿比重在 1.005 以下；注射垂体加压素后尿渗透压较前增加 50%以上；去氨加压素治疗后尿量及饮水量明显减少等提示患者为中枢性完全性尿崩症。

禁水-加压素试验的原理和方法是什么？怎么判断结果？

答：（1）原理　禁水一定时间，当尿浓缩至最大渗透压而不能再上升时，正常人注射外源性 AVP 后，尿渗透压不再升高，而尿崩症患者体内 AVP 缺乏，注射外源性 AVP 后，尿渗透压进一步升高。

（2）方法　禁水时间视患者多尿程度而定，一般从夜间开始，重症患者也可白天进行，禁水 6～16h 不等。该患者尿量多，故从上午 9 时开始禁水，禁水期间每 2h 排尿一次，测尿量尿比重或渗透压，当尿渗透压达到高峰平顶，即连续两次尿渗透压差＜30mOsm/(kg·H_2O)，抽血测血浆渗透压，然后立即皮下注射加压素 5U，注射后 1h 和 2h 测尿渗透压。

（3）结果判断　正常人禁水后尿量明显减少，尿比重超过 1.020，尿渗透压超过 80mOsm/(kg·H_2O)，不出现明显失水。尿崩症患者禁水后尿量仍多，尿比重一般不超过 1.010，尿渗透压常不超过血浆渗透压。注射加压素后，正常人尿渗透压一般不升高，仅少数人稍升高，但不超过 5%。精神性多饮、多尿者接近或与正常相似。尿崩症患者注射加压素后，尿渗透压进一步升高，较注射前至少增加 9%以上。AVP 缺乏程度越重，增加的百分比越多，完全性尿崩症者，注射加压素后尿渗透压增加 50%以上；部分性尿崩症者，尿渗透压常可超过血浆渗透压，注射加压素后尿渗透压增加在 9%～50%。肾性尿崩症在禁水后尿液不能浓缩，注射加压素后仍无反应。

该类患者首优的护理问题是什么？该采取哪些护理措施？

答：(1) 该类患者首优的护理问题　体液不足：与行禁水-加压素试验有关。

(2) 护理措施

① 关心安慰患者，鼓励家属陪伴，减轻患者禁水过程中的不适。

② 每小时监测血压和体重，以免在禁水过程中出现严重脱水。如患者禁水过程中体重下降超过 3%或血压明显下降，应立即停止试验，让患者饮水。

③ 监测尿比重、尿渗透液、血渗透压和电解质。该患者禁水 5 个多小时后，电解质示高钠血症，即注射加压素。

④ 正确留取各种标本，及时送检。

⑤ 停止试验后，嘱患者适量饮水，记录出入水量。

该患者还有哪些护理问题？

答：(1) 活动无耐力。

(2) 潜在并发症　高钠血症。

(3) 潜在并发症　水中毒。

【护理查房总结】

尿崩症的预后取决于基本病因，轻度脑损伤或感染引发的尿崩症可完全恢复，颅内肿瘤或全身性疾病所致者预后不良。去氨加压素为目前治疗尿崩症的首选药物，部分患者可睡前服用去氨加压素片剂，以控制夜间排尿和饮水次数。治疗期间，应关注饮水量和尿量变化，按时复诊。

病例13 • 痛风

【病历汇报】

病情 患者男性，48岁，因“反复关节疼痛8年，加重4天”入院。患者自述8年前无明显诱因出现左下肢踝关节、跖趾关节疼痛，伴局部红肿，皮温升高，夜晚加重。就诊当地医院，查尿酸约500μmol/L，考虑“痛风”，予秋水仙碱抗炎、别嘌醇降尿酸等对症治疗后好转。此后数年，患者反复出现左、右交替双足跖趾关节、踝关节、腕关节疼痛，症状基本同前，自服别嘌醇、非布司他等对症治疗，治疗好转后自行停药。4天前，患者无明显诱因出现左侧膝关节疼痛，胀痛为主，疼痛剧烈，伴大腿后、臀、髋部疼痛，皮温升高，活动受限，无明显红肿，无皮疹结节，同时出现右侧肩关节疼痛，伴皮下可见3cm×4cm结节凸起，光滑，边界清楚，活动可，质硬，有压痛，无溃烂，无活动受限。为求进一步诊治，收住内分泌科住院治疗。患者自发病以来，精神、食欲、睡眠一般，大便1次/日，稍干结，无黑粪、血便，小便正常。既往体健。

护理体查 T 36.30℃，P 84次/min，R 32次/min，BP 150/97mmHg。神志清楚，发育正常，营养中等，表情痛苦，步态蹒跚，查体合作。左下肢及右上肢活动受限，右肩部关节红肿、活动障碍，皮下可见3cm×4cm结节凸起，光滑，边界清楚，活动可，质硬，有压痛。四肢肌力4级，四肢末端痛觉、温度觉、触觉、音叉位置觉正常，双下肢无水肿，双足背动脉搏动正常，无杵状指（趾）。

辅助检查 尿常规示黏液丝535.92个/μl；血沉120.0mm/h；尿酸523.0μmol/L；胆固醇（TC）5.38mmol/L，低密度脂蛋白（LDL）3.46mmol/L；C反应蛋白72.0mg/L，超敏C反应蛋白65.94mg/L；阴离子间隙19.0mmol/L，乳酸3.69mmol/L。血常规无明显异常，尿微量白蛋白检测阴性。心电图示窦性心律；左肩关节正侧位示双肩关节骨质增生；双髋关节正侧位示双髋关节退行性变，右侧股骨颈小骨岛可能；腹部B超示脂肪肝；双侧踝关节彩超示左踝关节腱鞘炎，右踝关节跟腱炎，双踝关节痛风结晶沉积；CT胸部（肺及纵隔）平扫三维成像示支气管炎，脂肪肝。

入院诊断　**关节疼痛原因待查**：痛风性关节炎？骨关节炎？类风湿关节炎？

目前主要的治疗措施

① 完善相关检查。

② 低盐低脂优质蛋白饮食；低嘌呤饮食。

③ 予秋水仙碱片、双醋瑞因胶囊减轻疼痛。

④ 口服苯溴马隆片增加尿酸排泄。

⑤ 予碳酸氢钠片碱化尿液。

护士长提问

什么是痛风？

答：痛风是一种单钠尿酸盐（MSM）沉积所致的晶体相关性关节病，与嘌呤代谢紊乱及（或）尿酸排泄减少所致的高尿酸血症直接相关，属代谢性风湿病范畴。痛风可并发肾脏病变，严重者可出现关节破坏、肾功能损害，常伴发高脂血症、高血压病、糖尿病、动脉硬化及冠心病等。

痛风的危险因素和保护因素有哪些？

答：饮酒（啤酒与白酒），大量食用肉类、海鲜（如贝类）、动物内脏，饮用富含果糖的饮料，剧烈运动，突然受凉，肥胖，疲劳，饮食、作息不规律，吸烟等均为痛风的危险因素。规律作息和锻炼，食用新鲜蔬菜是痛风的保护因素。

高尿酸血症的诊断标准是什么？

答：在正常嘌呤饮食状态下，非同日两次空腹血尿酸水平男性＞420μmol/L，女性＞360μmol/L即可诊断为高尿酸血症。

高尿酸血症的分层管理措施有哪些?

答：中国《高尿酸血症和痛风治疗的专家共识》根据高尿酸血症是否发生痛风或者合并其他相关疾病或危险因素，提出了分层管理的观点。

① 痛风发作频繁时，即使尿酸正常范围（男性 SUA＜420μmol/L，女性 SUA＜360μmol/L），也需进行降尿酸治疗，控制靶目标值为 SUA＜300μmol/L。

② 合并糖尿病、心血管危险因素或慢性肾病时，尿酸超过正常范围，应启动降尿酸治疗，控制目标值应为 SUA＜360μmol/L。

③ 没有上述相关危险因素，也没有痛风发作，但 SUA＞520μmol/L，也应启动降尿酸治疗。

痛风的治疗措施有哪些?

答：抗炎止痛：痛风急性发作期，可选择非甾体消炎药（NSAIDs）、秋水仙碱和糖皮质激素等。

① 降尿酸：急性痛风关节炎频繁发作（＞2 次/年），有慢性痛风关节炎或痛风石的患者，推荐进行降尿酸治疗，将患者血尿酸水平稳定控制在 360μmol/L 以下，有助于缓解症状，控制病情。可选择抑制尿酸合成的药物（别嘌醇、非布司他）和增加尿酸排泄的药物（苯溴马隆、丙磺舒）。

② 非药物治疗：调整生活方式，改变饮食习惯。

痛风患者的生活方式应怎样调整?

答：调整生活方式有助于痛风的预防和治疗。痛风患者应遵循下述原则。

① 限酒。

② 减少高嘌呤食物的摄入。

③ 防止剧烈运动或突然受凉。

④ 减少富含果糖饮料的摄入。

⑤ 大量饮水（每日 2000ml 以上）。

⑥ 控制体重。

⑦ 增加新鲜蔬菜的摄入。

⑧ 规律饮食和作息。

⑨ 规律运动。

⑩ 禁烟。

该类患者首优的护理问题是什么？该采取哪些护理措施？

答：（1）该类患者首优的护理问题是疼痛：与尿酸盐结晶沉积在关节引起炎症反应有关。

（2）护理措施

① 嘱患者少吃高嘌呤食物，如肉类、海鲜及动物内脏，戒烟，限酒。

② 适当活动。

③ 该患者服用苯溴马隆，每日饮水量不得少于1500～2000ml，以促进尿酸排泄，并注意观察有无胃肠不适、腹泻、皮疹等不良反应。

④ 关心安慰患者，动态评估疼痛缓解情况，必要时给予其他镇痛治疗。

该患者还有哪些护理问题？

答：（1）躯体活动障碍 与关节受累、关节畸形有关。

（2）知识缺乏。

【护理查房总结】

随着人们生活水平的提高和生活方式的改变，高尿酸血症（HUA）和痛风的患病率逐年增加。中华医学会内分泌学分会制定的《高尿酸血症和痛风治疗的专家共识》指出，高尿酸血症是痛风发生的最重要的生化基础和最直接的致病因素。痛风是否发生以及发作的频率与血尿酸水平的直接相关。唯有有效而长期地控制血尿酸水平，才可能从根本上避免痛风的发生与复发。因此，要教育患者健康饮食、限制烟酒、坚持运动、控制体重、规律作息，遵医嘱服药，定期复查等。

病例 14 • 甲状旁腺功能亢进症

【病历汇报】

病情 患者男性，64 岁，因“左髋疼痛 1 年，右膝关节疼痛 1 个月”入院。患者诉 1 年前无明显诱因出现左髋疼痛，为持续性隐痛，与活动无关，伴左髋活动受限。无发热、乏力遂就诊于当地医院，治疗后左髋疼痛消失，具体治疗不详。1 个月前患者感冒后出现右膝关节疼痛，为持续性钝痛，伴活动障碍，伴头痛，无头晕、发热、消瘦，无咳嗽、咳痰、盗汗，当地医院诊断为右侧膝关节炎，高钙血症原因待查：甲旁亢可能，治疗后膝关节疼痛好转，具体治疗不详。患者自起病以来精神、食欲、睡眠尚可，大小便正常。既往有输尿管结石病史。

护理体查 T 36.3℃，P 75 次/min，R 18 次/min，BP 120/85mmHg。神志清楚，发育正常，营养中等，被动体位，四肢活动正常，无关节红肿、活动障碍，无杵状指。腰椎侧弯，无压痛、叩击痛，右膝关节稍有肿胀、压痛，周边无发热、红肿，屈膝、伸膝疼痛不适，浮髌试验（—），双侧足背动脉搏动正常。

辅助检查 血沉 55.0mm/h；总蛋白 58.8g/L，白蛋白 35.7g/L；尿酸 458.7μmol/L；胆固醇 5.19mmol/L；钙 2.77mol/L，磷 0.99mmol/L；降钙素原 0.028ng/mL；碱性磷酸酶 62.6U/L；25 羟基维生素 D 19.4ng/ml；甲状旁腺素（PTH）124.6pg/ml。其余化验大致正常。腰椎正侧位示胸椎骨质增生，腰椎退行性变，腰椎侧弯。彩超甲状腺及颈淋巴结未见明显异常；彩超双肾示右肾多发囊肿，左肾多发钙化灶；彩超膝关节示右侧膝关节滑膜增厚，右侧膝关节积液；CT 胸部（肺及纵隔）平扫三维成像示右肺中叶、左侧叶间裂小结节灶：LU-RADS2 类，考虑炎性可能，右肾囊肿；甲状旁腺 SPECT/CT 示甲状腺左叶下方结节，延迟相显像剂稍浓聚，疑甲状旁腺增生可能；SPECT 全身骨扫描示双肩关节、双膝关节、左侧足踝骨质代谢增高：良性改变可能性大，第5腰椎骨质代谢增高，退行性病变？骨密度检查示骨质减少，骨折危险性增加。

入院诊断

① 高钙血症（甲状旁腺功能亢进症可能性大，肿瘤待排除）。

② 关节积液（右侧膝关节）。

③ 脊柱侧弯（腰椎）。

目前主要的治疗措施

① 完善相关化验和检查。

② 多饮水，优质低蛋白饮食。

③ 予迈之灵片和塞来昔布胶囊镇痛抗炎。

护士长提问

什么是甲状旁腺功能亢进症?

答：甲状旁腺功能亢进症简称“甲旁亢”，可分为原发性、继发性和三发性3种。原发性甲旁亢是由于甲状旁腺本身病变（肿瘤或增生）引起的甲状旁腺激素（PTH）合成与分泌过多，通过其对骨与肾的作用，导致血钙增高和血磷降低。

原发性甲旁亢的病因是什么?

答：原发性甲旁亢的病因主要是甲状旁腺腺瘤、增生和腺癌。

原发性甲旁亢的主要临床表现有哪些?

答：高钙血症，严重病例可出现高钙危象；早期可出现骨痛，常见于腰背部、髋部、肋骨与四肢，后期可出现骨骼畸形与病理性骨折，身材变矮，行走困难；长期高血钙影响肾小管浓缩功能，出现多尿、夜尿、口渴等症状，还可出现肾结石、血尿等。

该患者诊断为原发性甲旁亢的依据是什么?

答：该患者有甲旁亢的主要临床表现：髋关节和膝关节疼痛，高血钙、低血磷、PTH和血清碱性磷酸酶增高，既往有输尿管结石病史等。结合腰椎正侧位及甲状旁腺 SPECT/CT 结果，可以诊断为原发性甲旁亢。

什么是高钙危象？应该怎么处理？

答：(1) 定义　甲旁亢患者血清钙>3.75mmol/L 时，可威胁生命，称高钙危象。

(2) 处理措施

① 大量滴注生理盐水，根据失水情况每天给 4～6L。

② 静脉滴注二膦酸盐，如帕米膦酸钠或唑来膦酸钠。

③ 静脉注射呋塞米，促使尿钙排出。

④ 皮下或肌内注射降钙素，抑制骨质吸收。

⑤ 血液透析或腹膜透析降低血钙，当血清钙降至 3.25mmol/L 以下时，则相对较安全。

⑥ 静滴或静注糖皮质激素。

该类患者首优的护理问题是什么？该采取哪些护理措施？

答：(1) 该类患者首优的护理问题　疼痛：与 PTH 分泌过多，高血钙有关。

(2) 护理措施

① 多饮水。

② 活动时动作缓慢，预防跌倒。

③ 宣教疾病相关知识，做好心理护理。

④ 遵医嘱服用药物，观察疼痛缓解情况。

该患者还有哪些护理问题？

答：(1) 活动无耐力。

(2) 有跌倒的危险。

(3) 潜在并发症：高钙危象。

【护理查房总结】

甲旁亢会导致全身多个系统出现损害，其中包括神经肌肉、消化道、心血管、关节及软组织、泌尿及骨骼系统等。外科手术是治疗甲旁亢的重要手段，手术成败的关键在于术前精确定位，术中仅切除病变旁腺组织而保留正常的旁腺组织。该患者怀疑甲状旁腺增生，不适合手术，可考虑药物治疗及长期随访。

查房笔记

第六章　血液系统疾病

病例 1 • 再生障碍性贫血

【病历汇报】

病情　患者女性，22 岁，因“全身乏力、头晕，皮肤瘀点、瘀斑，产后阴道流血不止并加重 10 天”入院。患者 3 个月前无明显诱因出现皮肤散在瘀点、瘀斑，外院予以止血对症治疗（具体用药不详），患者 15 天前自然分娩后，出现阴道流血不止，量多，感头晕乏力。既往体健。

护理体查　T 37.6℃，P 93 次/min，R 20 次/min，BP 105/65mmHg。神志清楚，贫血貌，双下肢可见大量散在出血点和瘀斑，无肝、脾、淋巴结肿大，胸骨无压痛，阴道流血量多。

辅助检查　血常规示 WBC 2.4×10^9/L，Hb 60g/L，PLT 2×10^9/L；骨髓象示骨髓小粒减少，骨髓增生重度减低，粒红系降低，淋巴及浆细胞增加，未见巨核细胞；PML/RARa 融合基因阴性；骨髓活检：无异常细胞浸润，无骨髓纤维化，造血细胞极少，脂肪组织和非造血细胞增多。网织红细胞 0.2%；免疫全套、风湿全套、狼疮全套、溶贫全套、ENA 均为阴性；子宫＋双附件 B 超示宫腔积血，妊娠物残留。

入院诊断　再生障碍性贫血。

目前主要的治疗措施

① 抗胸腺细胞球蛋白（ATG）/抗淋巴细胞球蛋白（ALG）联合环抱素免疫抑制治疗。

② 催产素维持泵入。

③ 酚磺乙胺、二乙酰氨乙酸乙二胺静滴以止血，巴曲酶静脉注射以加强局部止血，环孢素（CYA）口服以解除骨髓抑制。

④ 输成分血，纠正贫血及预防出血。

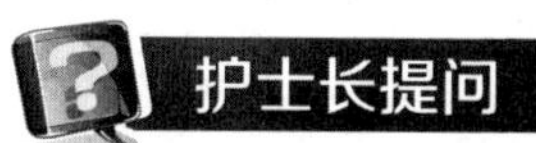

护士长提问

该患者诊断为再生障碍性贫血的依据有哪些？

答：(1) 患者为青壮年，既往体健，现全身乏力、头晕，贫血貌，发热，双下肢可见大量散在无明显诱因的出血点和瘀斑，产后阴道流血不止加重。子宫＋双附件B超示宫腔积血，妊娠物残留。

(2) 无肝、脾、淋巴结肿大，胸骨无压痛。

(3) 实验室检查 WBC 2.4×10^9/L，Hb 60g/L，PLT 2×10^9/L，可见全血细胞减少，网织红细胞其比例显著减少(0.2%)，淋巴细胞比例增加；骨髓增生减低，骨髓小粒减少，粒红系降低，淋巴及浆细胞增加，骨髓活检排除异常细胞浸润，排除骨髓纤维化，结合实验室血象，三系细胞均减少，PML/RARa融合基因阴性，免疫全套、风湿全套、狼疮全套、溶贫全套、ENA均为阴性，由此可排除其他全血细胞减少的疾病。

综上所述，再生障碍性贫血诊断成立。

临床上较常见的再生障碍性贫血的分型是什么？两型有哪些鉴别指标？

答：临床较常用的是依据患者的起病形式、进展速度、病情轻重等将再生障碍性贫血（再障）分为重型再障（SAA）与非重型再障（NSAA）。可从其起病与进展、首发症状、感染的表现与严重程度、持续高热、败血症、感染部位、主要致病菌、出血的表现严重程度、出血部位、贫血表现、外周血象、骨髓象以及病程与预后来加以鉴别。详见表6-1。

表6-1 重型再障（SAA）与非重型再障（NSAA）的鉴别

判断指标	SAA	NSAA
起病与进展	起病急，进展快	起病缓，进展慢
首发症状	感染、出血	贫血为主，偶有出血

续表

判断指标	SAA	NSAA
感染的表现与严重程度	重	轻
持续高热	突出而明显,难以有效控制	少见且易于控制
败血症	常见,主要死因之一	少见
感染部位	依次为呼吸道、消化道、泌尿生殖道和皮肤黏膜	上呼吸道、口腔牙龈
主要致病菌	革兰阴性杆菌、金黄色葡萄球菌、真菌	革兰阴性杆菌及各类球菌
出血的表现严重程度	重,不易控制	轻,易控制
出血部位	广泛,除皮肤黏膜外多有内脏出血,甚至颅内出血而致死	以皮肤、黏膜为主,少有内脏出血
贫血表现	重,症状明显,易发生心力衰竭	轻,少有心力衰竭发生
外周血象	血小板计数<20×10^9/L ①中性粒<0.5×10^9/L ②网织红计数<20×10^9/L ③或校正网织红细胞<1%	未达到重型标准的AA
骨髓象	骨髓细胞增生程度<正常的25%,如果≥正常的25%但<50%,则残存的造血细胞应<30%,多部位增生极度减低	增生减低或有局部增生灶,未达到重型标准的AA
病程与预后	病程短,预后差,约1/3死于感染和出血	病程长,预后较好,少数死亡

该患者属于重型再障还是非重型再障？其依据有哪些？

答：该患者属于重型再障。其依据如下。

(1) 血象标准　网织红细胞0.2%，PLT 2×10^9/L。

(2) 骨髓象　骨髓增生重度减低，粒红系降低，淋巴及浆细胞增加。

(3) 鉴别诊断

① 骨髓增生异常综合征（MDS）：临床以贫血为主，或同时有

出血及反复感染体征，周围血象可以呈全血细胞减少，骨髓象呈增生明显活跃，三系有病态造血现象。然而该患者骨髓增生减低，粒红系降低，排除 MDS。

② 阵发性血红蛋白尿症（PNH）：临床上常有反复发作的血红蛋白尿（酱油色尿）及黄疸、脾大。酸溶血试验（Ham 试验）、糖水试验及尿含铁血黄素试验（Rous 试验）均为阳性。然而该患者肝、脾无肿大，无 PNH 所表现的黄疸，排除 PNH。

该类患者目前首优的护理问题是什么？目标是什么？应该采取哪些护理措施？

答：（1）首优的护理问题　有损伤的危险、出血：与血小板减少有关。

（2）目标　患者阴道出血得到控制或减轻，皮肤瘀点、瘀斑减少或消失，无新增出血部位。

（3）护理措施　主要是病情观察，观察出血的部位、严重程度，并遵医嘱予相应的防出血及止血治疗，实施相应的护理措施。具体措施如下。

① 病情观察：注意观察患者阴道、皮肤出血发展或消退的情况；及时发现新的出血、内脏出血及颅内出血重度出血的先兆，并应结合患者的基础疾病及相关实验室或其他辅助检查结果，做出正确的临床判断。遵医嘱予以心电监护，严密观察患者生命体征，出现病情变化时及时报告医师并配合医师做出相应的处理（重点是如何评估有无活动性出血，应该如何处理）。

② 绝对卧床休息：床上大小便；禁用硬牙刷刷牙及牙签剔牙；进食宜慢，避免口腔黏膜及牙龈出血。预防鼻腔黏膜干燥，必要时涂油保护，禁止挖鼻孔，以免损伤鼻腔黏膜而引起出血。注意小便颜色。若出现头痛、头晕、恶心等，需及时报告医师。

③ 鼓励患者进食高蛋白、高维生素、易消化的软食或半流食，禁食过硬、过于粗糙的食物。保持排便通畅，排便时不可过于用力，以免腹压骤增而诱发内脏出血，尤其颅内出血。便秘者多饮温开水，必要时可使用开塞露或缓泻药促进排便。

④ 皮肤出血的预防与护理：重点在于避免人为的损伤而导致或加重出血。保持床单位平整及被褥、衣裤轻软；注意避免肢体的碰撞或外伤。该患者血小板极低，应采取床上擦浴的方式，如果病情控制，或 PEL＞50×10^9/L，可进行沐浴，但时间不宜过长，而且沐浴或清洗时避免水温过高和过于用力擦洗皮肤；勤剪指甲，以免抓伤皮肤。高热时禁用酒精擦浴降温（可致出血加重）。各项护理操作动作轻柔；尽可能减少注射次数；静脉穿刺时，应避免用力拍打及揉擦，扎压脉带不宜过紧和时间过长；注射或穿刺部位拔针后需适当延长按压时间，必要时局部加压包扎直至不出血为止。此外，注射或穿刺部位应交替使用，以防局部血肿形成。

⑤ 遵医嘱正确及时给药，观察用药的疗效及有无出现不良反应，严格执行各项无菌操作，遵医嘱予抽血查看其凝血功能、肝肾功能等情况，及时报告医师。

⑥ 输血制品时应严格执行查对制度。根据患者的年龄及病情调整滴速，防止心脏负荷过重诱发心力衰竭，观察有无输血反应发生，如过敏反应、溶血等。

⑦ 心理护理　应清醒地意识到，再障治疗的过程较长，其间并发症多，重型再障至少要治疗 3 个月才会见疗效。但应对康复充满信心，患者和家属密切配合医护人员的治疗。医患之间很好配合、相互沟通、相互理解、共同努力。患者尽量保持一个稳定向上的积极心态，多倾听患者倾诉，鼓励患者，了解其需要，让他们相信，医学科学的不断进展会不断为再障患者带来福音的。

患者运用抗淋巴细胞球蛋白（ALG)/抗胸腺细胞球蛋白(ATG）期间的护理要点有哪些？

答：(1）用法　使用 ATG 前先用小剂量（一般为 NS 100ml＋ATG 10mg 静脉滴注 1h）行静脉试验，或用专用皮试液（猪 ATG）皮试，阳性者禁用，阴性者每日维持 10～12h，同时使用糖皮质激素，防过敏反应。

(2）不良反应的处置　由于 ATG 是异种蛋白，使用期间应严密观察其并发症。急性期不良反应包括超敏反应、发热、僵直、皮疹、高血压或低血压及液体潴留。血清病反应一般出现在ATG治疗后1周左右，表现为关节痛、肌痛、皮疹、轻度蛋白尿和血小板减少。用药期间密切观察病情变化，行心电监护，特别是体温、血压及血氧。

（3）若出现药物不良反应，应配合医生积极处理，如发热的处理，疼痛的处理，过敏的处理，同时做好患者的解释工作，减轻其心理负担。

（4）因ATG具有抗血小板活性的作用，故不能在输注ATG的同时输注血小板。

环孢素有哪些不良反应？其禁忌证及注意事项有哪些？

答：（1）不良反应

① 较常见的有厌食、恶心、呕吐等胃肠道反应，牙龈增生伴出血、疼痛，约1/3用药者有肾毒性，可出现血清肌酐、尿素氮增高及肾小球滤过率减低等肾功能损害和高血压等。牙龈增生一般可在停药6个月后消失。慢性、进行性肾中毒多于治疗后约12个月发生。

② 不常见的有惊厥，其原因可能为该品对肾脏毒性及低镁血症有关。此外该品尚可引起氨基转移酶升高、胆汁淤积、高胆红素血症、高血糖、多毛症、手震颤、高尿酸血症伴血小板减少、微血管病性溶血性贫血、四肢感觉异常、下肢痛性痉挛等。此外，有报告该品可促进ADP诱发血小板聚集，增加血栓素A2的释放和凝血活酶的生成，增强凝血因子Ⅶ的活性，减少前列环素产生，诱发血栓形成。

③ 罕见的有过敏反应、胰腺炎、白细胞减少、雷诺综合征、糖尿病、血尿等（过敏反应一般只发生在经静脉途径给药的患者，表现为面、颈部发红，气喘、呼吸短促等）。各种严重不良反应大多与使用剂量过大有关，防止的方法是经常监测药品的血药浓度，调节药物的全血浓度，使能维持在临床能起免疫抑制作用而不引起严重不良反应的范围内。有报道认为如在下次服药前测得的药物全血谷浓度为100～200ng/ml，则可达上述效应。如发生不良反应，

应立即给予相应的治疗，并减少用量或停用。

（2）禁忌证

① 病毒感染时禁用该品，如水痘、带状疱疹等。

② 对环孢素过敏者禁用。

③ 严重肝、肾损害，未控制的高血压，感染及恶性肿瘤者忌用或慎用。

病情稳定以后如何向患者行健康教育？

答：（1）定期复查血象，一周1～2次，如有异常或有不明原因的发热、出血等应及时就诊。

（2）多休息，不可剧烈活动，少去人群集中的场所，如电影院、火车站，如非得出去，最好有家属陪同，戴好口罩，注意避免感冒。

（3）注意做好口腔和肛周皮肤卫生，坚持早上、睡前、饭后漱口（勿用硬牙刷），睡前、便后用1∶5000高锰酸钾溶液坐浴，每次15～20min。保持大便通畅，避免用力排便而诱发肛裂，从而增加局部感染的概率。

（4）进食清淡、易消化饮食，尽量吃蒸、煮、炖的食物，勿食坚硬带刺的食物。

（5）定期复诊。

（6）保持心情舒畅，积极地过好每一天。

目前治疗再障有哪些手段？

答：（1）未达SAA标准的患者建议积极采用环孢素或他克莫司进行初步治疗，并密切观察病情进展。

（2）免疫抑制治疗（IST）

① 标准IST治疗是ATG联合环孢素或他克莫司。ATG治疗失败后还有阿伦单抗、IPO受体激动药、雄激素、间光质干细胞等治疗手段。第二代TPO受体激动药艾波帕已用于治疗轻型AA和治疗IST无效的难治性AA。

② 其他免疫抑制药：Iohns Hopkins中心报道大剂量CTX治

疗 SAA 有效，尤其难治性 SAA，有效率达 47.8%，但来自 NIH 的临床研究认为中大剂量 CTX 导致长期粒细胞缺乏引起感染，相关病死率高，且复发、克隆进展概率高，目前不作为常规治疗。

(3) 造血干细胞移植治疗　根据指南，SAA 的治疗：对于年龄<40 岁有同胞供者造血干细胞，首选同胞供者造血干细胞，但随着造血干细胞移植技术的发展，特别是单倍体干细胞移植的研究与发展；对于 SAA 免疫治疗失败的患者，首选干细胞移植。

(4) 支持治疗。

【护理查房总结】

再障是血液科常见病、危重病，作为一名合格的护理人员，我们一定要掌握该疾病的管理和护理，减轻患者痛苦，延长患者生命，提高患者生活质量，增强其生活信心。急性加重期，应特别注意以下几类。

① 观察患者有无突然出现头痛、视物模糊、呼吸急促、喷射性呕吐甚至昏迷，双侧瞳孔变形、不等大，对光反应迟钝，则提示有颅内出血。颅内出血是血液病患者死亡的主要原因之一。一旦发生，应及时与医师联系，并做好相关急救工作的配合。

② 绝对卧床休息，解大便不可过度用力，宜清淡、易消化的饮食，如蒸、炖、煮的食物，勿食坚硬带刺的食物。

③ 做好消毒隔离工作，保持房间空气清新，限制探视人数及次数，严格执行各项无菌操作。粒细胞绝对值$\leqslant 0.5\times 10^9/L$者，应给予保护性隔离（如有条件的医院患者可入住层流床或层流仓），并向患者及家属解释其必要性，使其自觉配合。

④ 重视患者反复高热情况，遵医嘱合理使用抗生素，必要时遵医嘱予第一时间抽血做血培养，明确病原，找出抗生素使用的依据。

⑤ 严密观察患者生命体征，观察有无出现呼吸困难、氧饱和度持续下降的现象，呼吸道感染致呼吸衰竭也是再障患者致死的主

要原因之一，应密切配合医师诊治。

⑥ 注意观察患者心理变化，防患者轻生的念头。由于再障疗程较慢长，尤其在急性加重期，患者病情危重，痛苦不堪，治疗费用大，疗效短时未见；用药方面环孢素出现的并发症患者很容易产生悲观、自卑等消极的情绪，放弃治疗，对生活无望。在这种情况下，医护人员要多鼓励患者，多倾听，多理解，多包容，给予他们正能量，帮助他们燃起对生活的希望，从而很好地配合治疗与护理。

查房笔记

病例2 • 阵发性睡眠性血红蛋白尿症

【病历汇报】

病情 患者女性，33岁，因“反复腰背部疼痛，皮肤散在出血点2个月余，加重伴乏力3天”入院。患者于2个月前开始反复出现腰背部疼痛，皮肤可见出血点。个人史、家族史、婚育史无特殊。

护理体查 T 36.5℃，P 90次/min，BP 100/60mmHg，R 18次/min。神志清楚，贫血貌，全身皮肤多发性针尖样出血点，无皮下结界或肿块，浅表淋巴结未触及肿大，心、肺正常，腹软，肝、脾未触及，巩膜无黄染，胸骨无压痛，双肺呼吸音清，未闻及干湿啰音。

辅助检查 血常规示RBC 1.62×10^{12}/L，WBC 3.9×10^{9}/L，Hb 69g/L，PLT 12×10^{9}/L；尿含铁血黄素实验阳性（提示血管内溶血）；ENA示抗SSA阳性，狼疮示抗核抗体阳性；溶贫全套示红细胞脆性0.40%（开始溶血）；流式细胞学CD55和CD59表达异常；心电图、胸部X线片、B超均正常。骨髓细胞学检查示增生活跃，粒系占38%，红系31%，粒：红＝1.2：1，粒系增生减低，红系增生活跃。骨髓活检示增生性贫血。

入院诊断 阵发性睡眠性血红蛋白尿症。

目前主要的治疗措施

① 止血、升血、促进骨髓造血等治疗，必要时输注洗涤红细胞。

② 加强重要脏器功能保护、对症支持，及时处理基础疾病和并发症。

③ 控制溶血：6%右旋糖酐或5%碳酸氢钠静脉滴注。

护士长提问

什么是阵发性睡眠性血红蛋白尿症？其临床表现有哪些？

答：阵发性睡眠性血红蛋白尿症是一种获得性红细胞膜缺陷

病，由于红细胞膜的锚固蛋白-糖化肌醇磷脂减少或缺乏，使红细胞对补体溶血敏感性异常增高而有慢性血管内溶血，伴阵发性加剧和血红蛋白尿。其临床表现有血管内溶血、骨髓衰竭、血栓、感染。

● 该患者诊断为阵发性睡眠性血红蛋白尿症的依据有哪些？

答：骨髓显示增生性贫血，Ret 升高（支持溶血性贫血），Ham's 试验阳性（酸溶血试验，PNH 特异性检查）；尿含铁血黄素实验阳性（提示血管内溶血）；溶贫全套示红细胞脆性 0.40%（开始溶血）；流式细胞学示红细胞表面 CD55 和 CD59 表达异常（直接测定红细胞表面锚固蛋白）。

● 什么是洗涤红细胞？该患者为什么要使用洗涤红细胞？

答：洗涤红细胞是全血经离心去除血浆和白细胞，再用无菌生理盐水洗涤红细胞 3～6 次，最后加 50%生理盐水悬浮红细胞即制成。因为洗涤红细胞可尽可能多地移除血液内的白细胞和血浆，从而没有抗 A、抗 B 两种凝集素及其他补体，降低了红细胞破坏的可能性，而阵发性睡眠性血红蛋白尿症患者的红细胞极易被破坏、受攻击，所以，此患者需要使用洗涤红细胞。

● 该类患者目前首优的护理问题是什么？目标是什么？应该采取哪些护理措施？

答：(1) 首优的护理问题　出血、皮下出血，与血小板减少有关。

(2) 护理目标　控制出血、减少加重出血的因素。

(3) 护理措施　关键是遵医嘱及时执行有效的止血、升血治疗，加强健康教育及生活护理，避免加重出血的因素。具体措施如下：

① 休息与活动：患者血小板低于 $10\times10^9/L$ 时，需要 24h 绝对卧床休息，包括解大小便都在床上进行。除了在床上缓慢翻身，不得再进行其他活动；患者血小板低于 $20\times10^9/L$ 时需要 24h 卧床，可在床上坐起，做轻度活动；患者血小板为 $50\times10^9/L$ 时可轻度下床活动，但不能走出房间。

② 预防继续出血：不抓挠皮肤，应及时剪短指甲，不掏外耳道，不用手挖鼻孔，不用牙签剔牙，使用软毛牙刷，不用力擤鼻涕，大便不过度用力，避免磕碰，不用锐器，不吃坚硬、刺激食物，避免情绪激动，抽血后延长按压时间。如患者需擦澡，禁用酒精及温度过高的液体，擦拭力度不宜大。保持床单位及衣物的平整。

③ 遵医嘱使用止血、升血药物（必要时输洗涤红细胞和成分血），观察止血效果，有无继续出血的表现（皮肤出血点的大小、数量、颜色变化等）及其他病情变化。

④ 心理护理：告知患者及家属，出血是因为疾病引起的，不可避免，但是能控制出血及止血，要正视疾病及其并发症，保持情绪稳定，心态平和，在使用药物的同时可配合自我暗示疗法，加强战胜疾病的信心。

口服雄激素药物时，如何对患者进行健康宣教？

答：雄激素是阵发性睡眠性血红蛋白尿症患者的口服升血药物，现常用达那唑。

① 严格遵照医嘱，做到剂量、时间、疗程准确，及时反馈给医师其疗效及不良反应。

② 不得同时服用影响药物疗效的饮料、食物。如有疑问，可向医师咨询。

③ 患者如有心力衰竭（包括无症状型）、肾衰竭、前列腺增生症、高血压、癫痫或三叉神经痛（或有上述疾病史者）慎用，应严密观察，因雄激素可能引起水、钠潴留。有水肿倾向的肾脏病、心脏病患者慎用。在雄激素治疗中曾发现过下列不良反应：青春期前男孩出现性早熟，勃起频率增加、阴茎增大和骺骨早闭；成年男子出现阴茎异常勃起和其他性刺激过度征象，长期大剂量使用可能引起精子减少、射精量减少；老年男性出现排尿问题。

如何对阵发性睡眠性血红蛋白尿症患者进行健康宣教？

答：（1）向患者及家属讲解疾病的基本知识、预后，鼓励患者正视疾病，坚持治疗。

（2）定期复查，按时服药，有病情变化及时就诊。

（3）保持正确的生活方式　根据病情适当锻炼，起居有规律，多休息，勿熬夜，运动要量力而行；保持心情舒畅；进食高热量、高优质蛋白、高维生素、清淡易消化的食物，多饮水。

（4）家庭支持　保持与患者的有效沟通，鼓励患者，减轻其焦虑及恐惧心理，增强战胜疾病的信心。

【护理查房总结】

阵发性血红蛋白尿症系获得性红细胞膜缺陷引起的慢性血管内溶血，常在睡眠时加重，可伴发作性血红蛋白尿和全血细胞减少症。本病虽少见，但近年发病率有所增加。我国患者起病多隐袭缓慢，以贫血、出血为首发症状较多，以血红蛋白尿起病者较少。个别以感染、血栓形成或再障表现，起病急骤。为了加强疾病的管理和护理，减少和控制并发症的发生，延长患者的生命，提高患者的生活质量。阵发性血红蛋白尿症患者要特别注意以下几点。

① 定期复查，按时服药。如有病情变化，及时就诊。

② 保持正确的生活方式：根据病情适当锻炼，起居有规律，多休息，勿熬夜，运动要量力而行；保持心情舒畅；进食高热量、高优质蛋白、高维生素、清淡易消化的食物，多饮水。房间定时通风，保持环境卫生清洁。避免出血的危险因素，使用软毛牙刷，勿跌倒，勿碰撞。

③ 心理护理：保持与患者的有效沟通，鼓励患者，减轻其焦虑及恐惧心理，增强战胜疾病的信心。

查房笔记

病例3 • 特发性血小板减少性紫癜

【病历汇报】

病情 患者女性，24岁，因“血小板减少10天，血尿9天”入院。患者10年前诊断为“特发性血小板减少性紫癜”，2008年5月曾在我院住院治疗，有血小板输注史，无过敏史。

护理体查 T 36.7℃，P 84次/min，R 18次/min，BP 97/65mmHg。神志清楚，皮肤黏膜色泽正常，下肢皮肤可见较多小出血点。

辅助检查 血常规：WBC 11×10^9/L，Hb 99g/L，PLT 1×10^9/L；凝血常规检查活化部分凝血活酶时间27.10s，D-二聚体0.87mg/L。

入院诊断 特发性血小板减少性紫癜。

目前主要的治疗措施

① 交叉合血，输注血小板。

② 绝对卧床。

③ 皮下注射促血小板生成素。

④ 积极止血治疗（酚磺乙胺；二乙酰氨乙酸乙二胺；巴曲酶；氨甲环酸）。

⑤ 大剂量丙种球蛋白静脉滴注。

⑥ 泼尼松口服。

护士长提问

何谓特发性血小板减少性紫癜？有何临床表现？

答：特发性血小板减少性紫癜（ITP）又称免疫性血小板减少性紫癜，是一种常见的获得性血小板减少性疾病，是由于外周血的血小板免疫性破坏，使其寿命缩短，造成血小板减少的出血性疾病。

临床表现：主要为皮肤、黏膜、内脏出血，血小板减少；骨髓巨核细胞成熟障碍，血液中出现抗血小板自身抗体等。依其表现可分为急性及慢性两型，急性型多见于儿童，慢性型多见于成人，以女性常见。

特发性血小板减少性紫癜的诊断标准有哪些？

答：(1) 至少2次化验检查血小板减少，血细胞形态无异常。

(2) 脾脏不增大或轻微增大。

(3) 骨髓检查巨核细胞数增多或正常，有成熟障碍。

(4) 排除其他继发性血小板减少症。

急性ITP与慢性ITP的区别有哪些？

答：急、慢性ITP的区别见表6-2。

表6-2 急、慢性ITP的区别

区别点	急性ITP	慢性ITP
发病年龄	2～6岁	20～40岁
性别	无	女性多见(3/4)
病前感染史	1～3周前常有	少有
起病	急	缓慢
出血症状	严重，常有黏膜及内脏出血	皮肤瘀点、瘀斑、月经过多
血小板计数	常<20×10⁹/L	(30～80)×10⁹/L
嗜酸粒细胞增多	常见	少见
粒细胞增多	常见	少见
巨核细胞	数量正常或增多，不成熟型较多	数量正常或明显增多，产生血小板减少或缺如
病程	2～6周，最长12个月，大部分病例可自行缓解	反复发作，可迁延数月至数年，少见自行缓解
自发缓解	80%	偶见
疗效	糖皮质激素疗效好	中药、糖皮质激素、切脾、免疫抑制药，可反复发作

ITP颅内出血与普通脑血管意外如何鉴别？

答：ITP颅内出血与普通脑血管意外的鉴别见表6-3。

表 6-3 ITP 颅内出血与普通脑血管意外鉴别

鉴别点	ITP 颅内出血	普通脑血管意外
发病年龄	＜40 岁	50～65 岁
性别	女＞男	男＞女
病史	有特发性血小板减少性紫癜	有高血压、脑动脉硬化
临床特征	头痛、呕吐、意识障碍、偏瘫、失语等神经系统症状，有自发性黏膜出血	头痛、呕吐、意识障碍、偏瘫、失语等神经系统症状，无自发性黏膜出血
血小板计数	减少	正常或增高
治疗	除一般内科治疗外，主要措施为输注血小板，必要时切脾	以一般内科治疗为主，根据出血、梗死采取相应措施

为什么用糖皮质激素治疗特发性血小板减少性紫癜？禁用哪些药物？

答：(1) 糖皮质激素为治疗特发性血小板减少性紫癜的首选药物，控制出血效果最为明显。作用如下。

① 减少血小板相关抗体（PAIg）生成及减轻抗原抗体反应。

② 抑制单核-巨噬细胞系对血小板的破坏。

③ 改善毛细血管通透性。

④ 刺激骨髓造血及血小板向外周血的释放。

(2) 禁用的药物

① 一切可能引起血小板减少的药物，如磺胺类、解热镇痛药、奎宁、奎尼丁、氯丙嗪、地高辛等。

② 抑制血小板功能的药物，如双嘧达莫、阿司匹林、右旋糖酐-40 等。

患者目前主要存在哪些护理问题？

答：(1) 出血　与血小板减少有关。

(2) 皮肤、黏膜完整性受损　与血小板减少引起皮下出血有关。

(3) 有感染的危险　与长期大剂量使用糖皮质激素有关。

（4）自我形象紊乱　与糖皮质激素引起不良反应有关。

（5）知识缺乏　对疾病的治疗、护理不了解。

（6）焦虑　与治疗未见疗效有关。

如何对特发性血小板减少性紫癜患者进行健康教育？

答：（1）本病在春、夏季易发病，出院时嘱患者避免受凉或感冒而诱发发作。

（2）慢性患者适当限制活动，血小板低于50×10^9/L时勿做较强体力活，可适当短时间散步，预防各种外伤。

（3）避免使用可能引起血小板减少或抑制血小板功能的药物。定期门诊检查血小板，坚持治疗。

（4）慢性型常反复发作，多迁延不愈数年或更长时间，很少自然缓解，向患者及家属讲述本病为慢性病，易反复发病，多数复发与患者劳累、精神持续紧张及躯体不适有关，使他们了解疾病的特点，学会找诱发原因，注意避免，可减少发作。另外，患者要增强治病的信心，家属应给予患者精神、物质的支持。

（5）在急性型和慢性型急性发作的患者，要注意对大量出血的及时识别及处理，尽量减少和避免严重并发症及死亡的发生。

【护理查房总结】

特发性血小板减小性紫癜是血液科的常见病。我们一定要掌握对这类疾病的管理和护理，以减少并发症的发生，改善患者的生活质量，护理过程中要注意以下几点。

① 注意患者皮肤黏膜的护理，嘱患者行动小心，避免摩擦皮肤或肢体挤压而引起出血，洗浴时不可用力，防止抓伤皮肤。尽量减少针刺操作，尽量缩短压脉带的使用时间，拔针后延长按压时间。避免酒精擦浴。

② 患者血小板极低，指导患者绝对卧床，保持情绪稳定，避免情绪高度紧张而激发或加重出血。必要时遵医嘱给予镇静药。还要严密观察有无出血症状，并及时处理，尤其是颅内出血症状。

③ 给予患者高维生素、高蛋白、高热量易消化饮食，禁食有刺激、油炸、粗糙、坚硬的食物。有消化道出血时遵医嘱禁食，出血情况好转，可逐步改为少渣半流食、软食、普食。饮水及食物的温度不宜过高，约40℃。

④ 保持排便通畅，排便时不可过于用力，必要时使用开塞露协助排便，避免腹内压力增高引起出血。

⑤ 注重患者的心理护理，及时有效沟通。

查房笔记

病例 4 • 急性淋巴细胞白血病

【病历汇报】

病情 患者男性，65 岁，因“乏力 2 个月，确诊急性淋巴细胞白血病二十余天”入院。既往有输血史，无输血不良反应。

护理体查 T 36.7℃，P 84 次/min，R 18 次/min，BP 116/76mmHg。神志清楚，贫血貌。

辅助检查 血常规（2012.12.06 我院）：WBC 1.4×10^9/L，Hb 69g/L，PLT 11×10^9/L。骨髓病检（2012.12.05 我院）：骨髓增生明显减少，与 2012.11.14 骨髓比较，原、幼淋明显减低，粒系稍增加，红系及淋巴细胞明显增加，余大致相同。血片检查：白细胞明显减低，可见幼粒及幼红细胞。染色体核型分析为正常男性核型。肺部 CT 检查示肺部感染。

入院诊断 急性淋巴细胞性白血病。

目前主要的治疗措施

① 积极止血治疗（酚磺乙胺静脉滴注；二乙酰氨乙酸乙二胺静脉滴注；氨甲环酸静脉滴注；巴曲酶静脉注射）。

② 输成分血。

③ 护肝治疗（谷胱甘肽静脉滴注）。

④ 头孢他啶钠静滴抗感染治疗。

⑤ 粒细胞集落刺激因子注射液皮下注射。

⑥ 定期复查血常规，监测凝血功能。

⑦ 适时化疗。

护士长提问

什么是急性淋巴细胞白血病？有何临床表现？

答：急性淋巴细胞白血病是一种起源于单个 B 或 T 淋巴细胞

前体细胞的恶性肿瘤。由于未分化或分化很差的淋巴细胞在造血组织（特别是骨髓、脾脏和淋巴结）无限增殖所致的恶性血液病。

各型急性淋巴细胞白血病的临床表现虽有一定差异，但基本是相同的。分述如下。

（1）正常骨髓造血功能受抑制表现

① 贫血：早期即出现进行性苍白，以皮肤和口唇黏膜较明显，随着贫血的加重可出现活动后气促、虚弱无力等症状。

② 出血：皮肤瘀点、瘀斑、鼻出血、牙龈出血、月经过多多见，偶见颅内出血。出血原因除血小板的质与量异常外，亦可由于白血病细胞对血管壁的浸润性损害，使渗透性增加。

③ 感染：半数以上患者有发热，热型不定。虽少数白血病本身可以发热，但发热的原因主要是继发感染。

（2）白血病细胞增殖浸润的表现

① 肝、脾、淋巴结、扁桃体肿大。

② 胸骨压痛。

③ 多处骨及关节疼痛。

④ 中枢神经系统白血病，表现为脑炎、脑膜炎。

⑤ 其他组织如睾丸、肺、心、消化道、泌尿生殖系统。

（3）其他表现　肿瘤溶解综合征，是由于细胞内物质快速释放入血所致，表现为高尿酸血症、高钾血症、高磷酸血症及低钙血症等。

如何判断急性白血病的疗效？

答：（1）完全缓解（CR）

① 临床无白血病细胞浸润所致的症状和体征，生活正常或接近正常。

② 血象：Hb≥100g/L（男性）或≥90g/L（女性或儿童），中性粒细胞绝对值≥1.5×10^9/L，血小板≥100×10^9/L。外周血白血病分类中无白血病细胞。

③ 骨髓象原粒细胞（Ⅰ＋Ⅱ型）（原始单核＋幼稚单核或原始淋巴细胞＋幼稚淋巴细胞）≤0.05，红细胞及巨核细胞正常。M_3

型原粒＋早幼粒≤5%，无 Ancr 性：无髓外白血病。

(2) 部分缓解（PR） 骨髓原粒细胞（Ⅰ＋Ⅱ型）（原始单核＋幼稚单核或原始淋巴细胞＋幼稚淋巴细胞）＞0.05 而≤0.20；或临床、血象 2 项中有 1 项未达完全缓解标准者。

(3) 未缓解（NR） 指骨髓象、血象及临床 3 项均未达到上述标准者。

为什么要对患者使用粒细胞集落刺激因子？临床应用集落刺激因子有哪些意义？

答：(1) 原因 集落刺激因子可在体外刺激定向造血干细胞的生长形成集落，在体内对造血功能有一定调控作用。它影响骨髓血细胞的产生、分化和功能，促进骨髓成熟粒细胞向外周血释放，激活成熟粒细胞的功能，延长其寿命，刺激骨髓造血干细胞向外周血释放，而且作用发挥较快，不良反应相当轻微。

(2) 意义

① 降低肿瘤化疗及放疗造血抑制，或防止超常剂量所致的毒性作用。

② 治疗中性粒细胞减少症和白细胞减少。

③ 通过刺激粒细胞及巨噬细胞的活性产生抗肿瘤作用。

为什么白血病患者容易发生肛周感染？有哪些临床表现？坐浴的目的是什么？如何指导坐浴？

答：(1) 原因

① 白血病细胞浸润或化疗药物对皮肤黏膜的损伤都可能引起白血病患者肛周溃疡。

② 白血病患者本身患有肛肠疾病如内痔、外痔、肛裂等更容易引起肛周感染。

③ 骨髓抑制、中性粒细胞缺乏，使机体抵御侵袭机制严重缺陷。

④ 肛门特殊的解剖位置使其发生感染的常见原因。

(2) 临床表现

① 轻度感染：肛周局部红肿热痛。

② 中度感染：肛周局部红肿热痛严重且有脓肿形成。

③ 重度感染：肛周皮肤、皮下组织溃烂、坏死，可合并出血，形成巨大创面。

（3）目的　增进局部血液循环，促进炎症的吸收，缓解括约肌痉挛，减轻疼痛，并有良好的清洁作用。

（4）方法　在较深的盆里加入水温 40～50℃ 的温开水，配置成 1∶5000 的高锰酸钾，放在距离地面 20～30cm 的专用架上，患者坐入盆内使肛周及外阴浸泡于溶液中，坐浴时 15～20min。患者坚持每晚睡前和大便后坐浴是非常重要的。

急性白血病患者做腰椎穿刺的目的是什么？腰穿后患者要注意什么？

答：腰椎穿刺即腰穿，常用于检查脑脊液的性质以确定神经系统病变的诊断；白血病患者常用于鞘内注射药物治疗，主要是防治中枢神经系统浸润，预防脑部白血病。腰穿后嘱患者去枕平卧 6h，防治过早起床引起低压性头痛。若发生低压性头痛，延长平卧时间及多饮盐开水即会缓解，必要时可静滴生理盐水；注意观察穿刺处有无出血，如有渗血，立即替换无菌纱布，并压迫伤口至无渗血为止。向患者说明术后穿刺处疼痛是暂时的，不会对身体有影响；指导患者 48～72h 内保持穿刺处皮肤干燥，避免淋浴或盆浴，多卧床休息，防治伤口感染。

如何对急性淋巴细胞白血病患者进行健康指导？

答：（1）饮食指导

① 增强食欲，增加营养，多饮水。

② 选择合适的进餐时间：选择胃肠道症状最轻的时间进食，避免治疗前后 2h 内进食。

③ 出现恶心、呕吐应暂缓或停止进食，及时清除呕吐物。

（2）预防感染

① 密切监测病情：观察患者体温变化情况及与感染有关的体

征，如咳嗽、咳痰、尿路刺激、腹泻、皮肤脓肿、口腔溃疡等。

② 保持环境清洁，开窗通风，可使用空气过滤器、紫外线照射、电子灭菌灯照射、1‰过氧乙酸喷雾消毒空气，用1% 84溶液擦洗家具、拖地。尽量不去公共场所。

③ 预防口腔感染，餐前餐后、睡前起床后漱口。

④ 预防皮肤感染，勤洗澡、勤换衣，尽量避免损伤患者皮肤，做好会阴清洁护理。

⑤ 预防呼吸道感染，翻身、叩背、深呼吸、有效咳嗽等。

⑥ 预防肛周感染，高锰酸钾坐浴，避免用力排便。

⑦ 营养支持，高蛋白、高热量、富含维生素的清淡饮食，多饮水。

⑧ 配合治疗，准确、及时、按时用药，注意用药时间，观察用药效果。

⑨ 低血象护理：放疗、化疗时、化疗后，每周查血常规1～2次，直至血象平稳。中性粒细胞$<0.5\times10^9$/L时行保护性隔离。

⑩ 保护性隔离，尤其是化疗7～14天，要特别注意严防感染。有条件时住层流帐、层流室，无条件时应置患者于单间。若患者有感染征象，应做好标本采集，遵医嘱用药。接触患者时一律戴口罩。强调手卫生的重要性。

（3）预防出血

① PLT$<50\times10^{12}$/L时卧床休息。PLT$<20\times10^{12}$/L时绝对卧床休息。

② 皮肤出血护理：勤剪指甲，避免搔抓皮肤。

③ 鼻出血：防止鼻黏膜干燥，避免人为损伤。

④ 口腔、牙龈出血护理：使用软毛牙刷，忌用牙签，避免食用坚硬食物。

⑤ 关节腔出血或深部组织血肿护理，减少活动，抬高患肢，制动。

⑥ 内脏出血护理：平卧，头低脚高位，药物对症处理。

⑦ 预防：保证充足睡眠，避免情绪激动、用力排便，高血压

者，定时检测血压。

(4) 贫血护理

① 根据贫血程度指导患者合理休息与运动，必要时吸氧。

② 患者应学会自测脉搏，脉搏≥100 次/min 或明显心悸、气促时应停止活动，防跌倒。

③ 进食高蛋白、高维生素、易消化多食富含所缺营养素的食物。

④ 做好输血或成分输血的护理。严重贫血者输入速度低于1ml/(kg·h)。

【护理查房总结】

急性淋巴结细胞是血液科的常见病，我们一定要掌握对这类疾病的管理和护理，以减少并发症的发生，改善患者的生活质量。护理过程中要注意以下几点。

① 患者血小板极低，指导患者绝对卧床，保持情绪稳定，还要严密观察有无出血症状，并及时处理，尤其是颅内出血症状。

② 合理正确使用抗生素，第一时间采集痰培养标本进行药敏试验，尽早找出抗生素的使用依据，控制肺部感染。

③ 患者白细胞低时要特别注意预防感染，做好健康指导。

④ 注重患者的心理护理，及时有效沟通。

查房笔记

病例 5 • 慢性粒细胞白血病

【病历汇报】

病情 患者男性，40 岁，干部，因“无明显诱因的乏力、低热、腹胀痛 1 个月余”入院。既往体健。

护理体查 T 37.8℃，P 95 次/min，R 20 次/min，BP 112/70mmHg。神志清楚，贫血貌，皮肤黏膜、巩膜无黄染，触诊脾肿大至左肋下 10cm，脾区拒按。

辅助检查 血常规：WBC 130×10^9/L，Hb 100g/L，PLT 120×10^9/L。骨髓象示骨髓增生活跃；该患者末梢血采样后，用自动血细胞分析仪不能进行白细胞计数和分类，故改用人工镜检分类：中性粒细胞 90%，以中性中幼粒、晚幼粒细胞和杆状核粒细胞居多，原始细胞（Ⅰ型＋Ⅱ型）＜10%，嗜酸粒细胞 3%，嗜碱粒细胞 5%，淋巴细胞 2%；染色体检查示血细胞中 Ph 染色体阳性。

入院诊断 慢性粒细胞白血病。

目前主要的治疗措施

① 羟基脲片 1g，口服，3 次/日。

② 碳酸氢钠注射液 125ml，静滴，1 次/日。

③ 头孢吡肟 1g，静滴，2 次/日。

④ 水化，补液治疗。

护士长提问

什么是慢性粒细胞白血病？依据细胞类型分类，慢性白血病可分为哪几类？

答：慢性粒细胞白血病简称“慢粒”，是一种起源于骨髓多能造血干细胞的以粒细胞系统显著增生为主要表现的恶性骨髓增殖性疾病。

慢性白血病依细胞分类可分为慢性粒细胞白血病、慢性淋巴细胞白血病、慢性粒单细胞白血病、幼淋巴细胞白血病及毛细胞白血病。

该患者诊断为慢粒的依据有哪些？

答：患者主诉乏力、低热、脾区部位胀痛；WBC $130\times10^9/L$，N 90%；骨髓粒系增生活跃，以中性中幼粒细胞、晚幼粒细胞、杆状粒细胞增多为主，原始细胞（Ⅰ型+Ⅱ型）<10%；血细胞中Ph染色体阳性，由此，可诊断为慢粒。

患者现在首优的护理问题是什么？应该采取哪些护理措施？

答：(1) 患者现在首优的护理问题 疼痛，即脾胀痛，与脾大有关。

(2) 护理措施

① 病情观察：每天测量患者脾的大小、质地并做好记录。注意脾区压痛情况，观察有无脾栓塞或脾破裂的表现。脾栓塞或脾破裂时，患者突感脾区疼痛，发热、多汗以致休克，脾区拒按，有明显触痛，脾可进行性肿大，脾区可闻及摩擦音，甚至出现血性腹水。

② 向患者解释定期复查血象的重要性及观察药物不良反应，遵医嘱坚持用药。

③ 嘱患者每日保证充足的水分（3000ml），预防尿酸性肾病。

④ 缓解疼痛：置患者于安静、舒适的环境中，减少活动，尽量卧床休息，并取左侧卧位，以减轻不适感。嘱患者进食宜少量多餐，以减轻腹胀，尽量避免弯腰和碰撞腹部，以避免脾破裂。

⑤ 密切观察患者有无急变的表现，如原因不明的发热、贫血、出血倾向加重及骨关节疼痛等，发现后及时通知医师。

⑥ 给予高蛋白、高维生素、高热量、营养丰富、易消化的饮食。注意饮食卫生。

⑦ 心理护理：理解、关心患者，治疗前向患者解释化疗中可能出现的不良反应，消除顾虑，取得配合，帮助患者树立战胜疾病

的信心。

治疗慢粒的首选药物是什么？其不良反应有哪些？

答：（1）根据美国国立综合癌症网络（NCCN）慢粒治疗指南，慢粒首选治疗为酪氨酸激酶抑制药（TKI）靶向治疗，常用第一代 TKI，伊马替尼。第二代 TKI，达沙替尼、尼洛替尼。

（2）不良反应　在慢粒患者中，最常见报告的与药物治疗相关的不良事件有轻度恶心（50%～60%）、呕吐，腹泻、腹痛、乏力、肌痛、肌痉挛及红斑，这些不良事件均容易处理。所有研究中均报告有水肿和水潴留，发生率分别为 47%～59%和 7%～13%，其中严重者分别为 1%～3%和 1%～2%。大多数患者的水肿表现为眶周和下肢水肿。曾有青光眼的个别报告，与水潴留有关。也有胸腔积液、腹水、肺水肿和体重迅速增加的报告。这些事件通常可采用暂停使用该品、使用利尿药或给予其他支持治疗而得以缓解。但是个别患者情况严重，甚至威胁生命。有 1 例急变期患者因并发胸腔积液、充血性心力衰竭和肾功能衰竭的复杂临床情况而死亡。这些不良事件的发生率与剂量有一定关系，多见于剂量＞600mg/d 时。

慢粒的特点是什么？其自然病程可经历哪几个阶段？

答：慢粒的特点为病程发展缓慢，外周血粒细胞明显增多且不成熟，脾明显肿大。自然病程可经历慢性期、加速期和急变期。

慢粒患者出现尿酸性肾病的原理是什么？若出现此并发症，应该如何给予护理？

答：（1）原理　慢粒化疗后大量肿瘤细胞被破坏，核酸代谢亢进，可产生高尿酸血症，尿中尿酸增高，甚至可发生尿酸性肾病而死亡，尿酸性肾病是慢粒的一种严重的并发症。

（2）处理

① 病情观察：化疗期间观察患者尿量的变化或记录 24h 出入量；定期进行白细胞计数、血尿酸水平、尿常规和肾功能等检查。一旦出现少尿或无尿时应及时报告医师，协助做好急性肾衰竭的救治。

② 保证足够的尿量：鼓励患者多饮水，化疗期间每天饮水3000ml以上，遵医嘱予24h持续静脉补液，以利于尿酸和化疗部药降解产物的稀释和排泄，减少对下尿路的化学刺激。

③ 用药护理：遵医嘱予预防性服用别嘌醇和碳酸氢钠，以抑制尿酸的生成和碱化尿液，减少尿酸结晶的析出。在化疗给药前后遵医嘱予利尿药，以促进尿酸的稀释与排泄。注射化疗药后，最好每半小时排尿一次，持续5h，就寝前排尿1次。

该如何对慢粒出院患者进行健康指导？

答：(1) 让家属和患者都了解该疾病的过程，使患者主动做好自我护理。延长缓减期，帮助患者建立良好的生活方式，注意休息、营养，按时服药；定期门诊复查，调整药物维持剂量。

(2) 消除环境中的危险因素，不要多接触X线或其他有害的放射线。

(3) 学会自我照顾，注意口腔及皮肤清洁卫生，早晚及饭后用软毛牙刷刷牙，不要用牙签剔牙，以防损伤牙龈引起出血；注意保持皮肤清洁，定期洗澡，勤换内衣、内裤，洗澡时选用刺激性小的沐浴液，穿棉质衣裤，以免皮肤瘙痒。睡前、便后盐水坐浴。血小板$<50\times10^9/L$时，指导患者洗澡时水温不宜过烫，以免加重皮下出血。

(4) 休息与活动指导　多休息，避免到人多的公共场所；自我感觉不适时，以卧床休息为主，坚持室内运动及床上锻炼，防止发生肌肉萎缩及下肢静脉血栓。

(5) 就诊指导　遵医嘱按时服药，定期复查，按期到医院化疗；如出现发热、出血、肿块等不适时及时就诊。

【护理查房总结】

慢粒是血液科的常见病、严重病。在慢粒的整个护理过程中，我们要特别关注药物护理、心理护理以及健康指导这三个方面，还要做好慢粒的随访工作。具体如下。

（1）药物护理

① 向患者讲解药物的作用、不良反应及有关的注意事项，如白消胺、羟基脲可引起骨髓抑制，因此需定期查血象。干扰素的不良反应有发热、恶心、纳差及肝功能异常，应监测体温及定期检测肝功能变化；还有环磷酰胺、长春新碱、阿糖胞苷等易引起恶心、呕吐，应遵医嘱予镇吐药；环磷酰胺可引起出血性膀胱炎和脱发，应密切观察排尿颜色的变化，监测尿常规。伊马替尼，应坚持用药，不要随意减药、停药，避免发生原发性耐药，引起腹泻、水肿、肌肉痉挛、恶心等非血液学毒性，应嘱餐中适当补钙；水肿明显时，通知医师予以处理，如利尿药等治疗，并定期复查血象及随访，及时调整治疗方案。

② 化疗药必须现配现用，以免影响疗效，确保剂量准确。

③ 给予化疗药前必须确保针头在血管内，尽量选择中心静脉，如 PICC，CUC 输液泵等输液工具，防止药物外渗。如有外渗，应立即停止给药，并回抽 3～6ml 血液，以吸除部分药液，然后拔出针头更换注射部位。外渗后根据外渗药物选择拮抗剂。如局部冷敷后再用 25%硫酸镁溶液湿敷，亦可用 2%利多卡因溶液＋地塞米松局部做环形封闭，冷敷时注意防止冻伤，观察局部变化。

④ 根据心脏功能等因素，化疗过程中适当补液，保证尿量。对症处理化疗不良反应。

（2）心理护理及健康指导　详见【护士长提问】。

（3）慢粒的随访工作　随着慢粒的早期诊断和早期治疗的深入发展，慢粒 5 年的存活率不断提高，可获得随访的人数持续上升，有关慢粒随访的重要性和存在的问题也日益显现出来。通过电话随访、门诊随访及网络随访等各种途径的随访方式指导患者日常生活及后续治疗中需要关注的问题。护士参与的随访是当代护理工作的重要内容之一。在循证医学深入发展的今天，还需要大规模前瞻性对照研究来证实加强随访的益处、早期治疗的益处。

病例6 • 非霍奇金淋巴瘤

【病历汇报】

病情 患者男性，49岁，因“上腹部不适2个月，伴腹痛3天”入院。患者2个月前因上腹不适到当地医院治疗无明显好转。3天前出现上腹痛，伴肩背部放射，无恶心、呕吐，无腹胀，解稀便平均每日2次，无脓血黏液，颜色不详。近2个月来感体重明显减轻。食欲差。

护理体查 T 36.8℃，P 82次/min，R 20次/min，BP 116/65mmHg，急性病容，营养一般，全身皮肤黏膜无黄染，浅表淋巴结未扪及肿大，心、肺未查见明显异常，左上腹压痛，无反跳痛，肌紧张。左肋缘下3cm处扪及一包块，边界不清楚，质韧，无明显搏动感，无波动感，肝、脾未扪及。

辅助检查 血常规：WBC 5.6×10^9/L，N 0.551，Hb 94g/L。血淀粉酶123U/L。腹部B超：脾大，脾静脉前方低回声团。腹部CT：胃后方脾前软组织占位，胃、胰腺体尾部及脾脏受累，腹膜后淋巴结肿大。病检结果示淋巴结正常结构被肿瘤细胞破坏；恶性增生的淋巴细胞形态呈异形性；淋巴结包膜被侵犯。

入院诊断 非霍奇金淋巴瘤。

目前主要的治疗措施

① 骨髓穿刺，病理活检。

② 予CHOP化疗方案（环磷酰胺＋多柔比星＋长春新碱＋泼尼松）。

③ 予护肝、护心、保护胃黏膜、止呕等对症支持治疗。

④ 定时查血常规。

目前用药：环磷酰胺静脉注射；多柔比星注射液静滴；长春新碱注射液静滴；泼尼松口服；磷酸肌酸注射液静滴；泮托拉唑注射液静滴；托烷司琼注射液静滴等。

护士长提问

什么是淋巴瘤？如何分类？

答：（1）淋巴瘤是一组起源于淋巴结或其他淋巴组织的恶性肿瘤，组织学可见淋巴细胞和（或）组织细胞的肿瘤性增生，临床以亚急性无痛性淋巴结肿大最为典型，肝、脾常大，晚期有恶病质、发热及贫血。

（2）组织病理分类　分为霍奇金淋巴瘤（HD）和非霍奇金淋巴瘤（NHL）（B细胞，T细胞）。

淋巴瘤的诊断依据是什么？如何分期？

答：淋巴瘤的诊断主要依靠临床表现、X线检查及病理学检查。

（1）X线检查　主要观察肝门、纵隔、气管隆突下及内乳链淋巴结及肺门内有无受累，下腹段淋巴结造影盆腔及腹膜后淋巴结有无受侵，是临床分期必不可少的依据。

（2）病理学检查　为肯定诊断所不可少的检查方法。霍奇金淋巴瘤的组织学诊断必须发现里斯（R-S）细胞，其典型是巨大双核或多核细胞，核仁巨大而明显；NHL的组织学诊断依据是淋巴结正常结构消失，被肿瘤细胞取代。

（3）实验室检查

① 霍奇金淋巴瘤

a. 中性粒细胞增多及嗜酸细胞增多。

b. 血沉增快，粒细胞CPK增高。

c. 晚期骨髓穿刺可发现R-S细胞。

② 非霍奇金淋巴瘤：血象白细胞多正常伴绝对或相对淋巴细胞增多。

（4）骨髓活检　对诊断和查明病期比骨髓涂片阳性率高。凡血清碱性磷酸酶升高，不能解释的贫血、血小板减少、X线片疑有骨侵犯以及三期以上患者均应做骨髓活检。

临床上，淋巴瘤分成四期，第一、第二期被视为早期，第三、第四期则定义为晚期。

第一期，指只有一处淋巴结区域有癌细胞侵犯。

第二期，有两处以上淋巴结区域有癌细胞侵犯，但只在横膈的一边。

第三期，若两边横膈皆有癌细胞侵犯时。

第四期，多处淋巴结外癌细胞侵犯，不论是否伴有淋巴结病变；或单一脏器伴随远处淋巴结侵犯。

目前主要的护理问题和措施有哪些？

答：(1) 护理问题一 活动受限，与病情引起的疼痛有关。

护理措施如下。

① 遵医嘱给予化疗方案，必要时给予镇痛治疗。

② 做好患者的生活护理，加强保护措施，上好床挡。

③ 给予患者有关病情，治疗及预后的可靠信息，增强正面效果，增强患者的信心。

(2) 护理问题二 患者有感染的危险，与体重下降、免疫功能下降有关。

护理措施如下。

① 鼓励多进食高热量、高蛋白、高维生素食物，少食多餐，多饮水。

② 保持室内空气清新，每天通风换气。

③ 多休息，保证睡眠质量，注意保暖，预防感冒。

④ 注意个人卫生，勤漱口，勤擦身。

⑤ 观察感染早期征象，及时发现并处理。

(3) 护理问题三 有损伤出血的危险，与化疗引起血小板减少有关。

护理措施如下。

① 用药期间及时复查血象，做好预防。

② 避免碰撞，上好床挡，禁用硬牙刷刷牙、牙签剔牙，避免口腔黏膜及牙龈出血。禁止挖鼻孔以免损伤鼻腔黏膜而引起出血。

③ 注意观察患者的神志及瞳孔的变化，预防颅内出血。

（4）护理诊断四　预感性悲哀，与病情反复有关。

护理措施如下。

① 详细地向患者讲解病情及治疗情况，让患者正确了解自己的病情。

② 心理护理：做好耐心、细致的解释工作，给予关心、体贴和精神上的安慰，消除其思想顾虑和悲观情绪。

淋巴瘤的治疗方案有哪些？

答：淋巴瘤的治疗，近年来取得了重大进展，HD 大部分都可治愈。NHL 疗效虽不如 HD，但也有部分病例得以治愈。常用治疗方法如下。

（1）联合化疗　绝大多数淋巴瘤都需采用联合化疗。霍奇金淋巴瘤化疗方案有 MOPP（氮芥，长春新碱，甲基苄肼，泼尼松），ABVD（多柔比星，博来霉素，长春花碱，达卡巴嗪）。非霍奇金淋巴瘤化疗方案有 CHOP（环磷酰胺，多柔比星，长春新碱，泼尼松），BACOP（博来霉素，多柔比星，环磷酰胺，长春新碱，泼尼松）。

有些需采用大剂量甲氨蝶呤、阿糖胞苷及鬼臼类药物治疗。利妥昔单抗注射液（美罗华）针对 CD20 阳性，主要用于 B 细胞淋巴瘤，与 CHOP 联合治疗。

（2）放疗　常用^{60}Co 或加速器，剂量是 40～60Gy/4～6 周，依病情而定。

（3）免疫治疗　部分淋巴瘤放化疗结束后，采用干扰素治疗，能提高治愈率。

（4）单克隆抗体美罗华对 CD20 阳性 B 细胞恶性淋巴瘤有效。

（5）骨髓移植/外周血造血干细胞移植术　为目前高度恶性淋巴瘤、部分治疗后复发或首次治疗未愈患者的最佳选择。

（6）手术治疗　仅限于切取活检病理学检查明确诊断，或切除结外器官的淋巴瘤，如骨、肠道、肺、肾、睾丸等病灶切除，术后仍需采用放疗或化疗。

(7) 嵌合抗原受体(CAR)T 细胞治疗，是一种快速发展的新兴治疗方式，能够让相当比例 B-NHL 患者获得持久 CR。

(8) 对于晚期淋巴瘤患者，可以采取中药治疗，如使用人参皂苷 Rh2 能够补益元气，增加白细胞，增强机体免疫力和抵抗力，抑制癌细胞的生长增殖，诱导癌细胞向正常细胞转化，这样可以提高患者的生活质量，延长患者的生命期限。

如何做好淋巴瘤的健康指导?

答：(1) 早期患者可适当活动，有发热、明显浸润症状时应卧床休息以减少消耗，保护机体。

(2) 给予高热量、高蛋白、丰富维生素、易消化食物，多饮水。以增强机体对化疗、放疗的承受力，促进毒素排泄。

(3) 注意个人卫生，每日用温水擦洗，尤其要保护放疗照射区域皮肤，避免一切刺激因素如日晒、冷热、各种消毒剂、肥皂、胶布等对皮肤的刺激，内衣选用吸水性强、柔软的棉制品，宜宽大。

(4) 注意保暖，预防感冒。尽量避免去人员聚集的场所，预防感染。

(5) 按时服药，定期到医院复查血常规等，如有异常及时到医院就诊、治疗。

【护理查房总结】

近年来淋巴瘤的发病例逐年上升，我国恶性淋巴瘤的病死率为 1.5/10 万，为延长患者的生命，我们要及时做好预防及应对，特别注意以下几点。

① 不喝酒：酒的热作用可引起淋巴结疼痛增生。要均衡膳食，正常成人可摄入蛋白质食物总量 150～200g/d 或摄入蛋白质 70g/d，儿童摄入鱼、肉、蛋食物 100～150g/d。儿童要养成不挑食、不偏食的习惯，保证营养物质供给，保持人体热量的平衡，减少肿瘤的发生。多吃各种绿色蔬菜，成人进食绿色蔬菜 500g/d，儿童摄入绿色蔬菜 200～300g/d。不要经常大量摄入鸡、鸭、鱼、肉、蛋、

海鲜、饼干、炒豆（花生、黄豆、蚕豆等）及其他油炸食物。恶性淋巴瘤患者严格控制蛋白质等高热量食物摄入，多吃绿色蔬菜，有益于控制淋巴瘤的进一步发展。

② 多喝水：成人饮水 1500ml/d，儿童饮水 800～1000ml/d。特别是夏季，在户外工作、活动，一定要足量喝水。

③ 适当运动：在自我耐受程度下每天慢跑半小时或散步（做健身操等）2h 左右。不要过度劳累，特别是有胃肠道、骨、肝等疾病者，否则会损伤这些器官，从而刺激淋巴结增生。

④ 恶性淋巴瘤患者同时要防治淋巴外疾病，如扁桃体、口腔、鼻咽部、甲状腺、胃肠道、骨、肝、胆等器官疾病。

查房笔记

病例 7 • 多发性骨髓瘤

【病历汇报】

病情 患者男性，65 岁，因“腰骶部疼痛 2 个月余，伴乏力、头晕，加重 3 天”入院。患者 3 个月前出现腰骶部疼痛，当地医院诊断为“腰肌劳损”，予理疗等不见好转，症状加重，伴头昏、乏力，当地医院检查发现“贫血”，来我院门诊就诊。个人史、家族史、婚育史无特殊。

护理体查 T 36.5℃，P 80 次/min，R 18 次/min，BP 110/70mmHg。神志清楚，浅表淋巴结未触及肿大。贫血貌，全身皮肤黏膜无出血点及黄染，心、肺体查正常，腹软，肝、脾未触及，胸骨及腰骶部压痛。

辅助检查 血常规：WBC 6.51×10^9/L，Hb 53g/L，PLT 138×10^9/L，N 0.361，L 0.436，M 0.187。尿常规：尿蛋白(+++)。血钙 2.73mmol/L，血尿酸 631μmol/L，血尿素氮 7.14mmol/L，血肌酐 91μmol/L，白蛋白 30.3g/L，球蛋白 41.5g/L。胸部 X 线片示腰椎、胸椎、肋骨骨折。骨髓检查示浆细胞>30%，异常浆细胞成堆分布。免疫球蛋白定量 IgG 27.9g/L。

入院诊断 多发性骨髓瘤；腰椎、胸椎、肋骨骨折；轻微高血钙。

目前主要的治疗措施

① 针对原发病多发性骨髓瘤的治疗：化学治疗。

② 骨质破坏的治疗：补充磷酸盐。

③ 对症支持治疗：静脉输液、输血，积极补充血容量，维持水、电解质和酸碱平衡；同时给予保肝、保心、护肾等治疗；骨痛强烈时，应用镇痛贴或镇痛药。

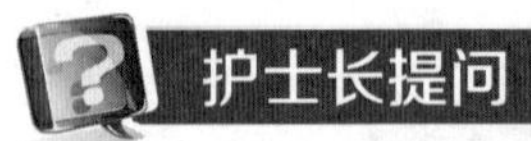

什么是多发性骨髓瘤？其典型的临床表现是什么？

答：多发性骨髓瘤（multiplemyeloma，MM），是浆细胞异常增生的恶性肿瘤，骨髓内有大量异常浆细胞的克隆性增殖，引起溶骨性骨髓破坏，血清中出现单克隆免疫球蛋白，正常的多克隆免疫球蛋白合成受抑，尿内出现本周-蛋白（一种结构单一的蛋白），从而引起不同程度的相关脏器与组织的损伤。发病率女<男，年龄大于 40 岁。多发性骨髓瘤典型的临床表现有骨骼症状（表现为骨痛、局部肿块，严重者可出现病理性骨折），贫血，肾功能损害，高钙血症，高黏滞综合征（可表现为头昏、眼花、耳鸣等），免疫力下降（表现为反复感染），合并淀粉样变者，可出现舌肥大、腹泻或便秘、周围神经病等其他表现。

该患者诊断为多发性骨髓瘤的依据有哪些？

答：患者为老年男性，骨痛 2 个月余，胸骨及腰骶部压痛，贫血貌。多发骨质破坏，血清蛋白电泳可见“M”带（示单克隆升高），结合骨髓细胞学示浆细胞异常增生，成堆分布>30%，故多发性骨髓瘤诊断成立。

国内目前对多发性骨髓瘤的治疗方法是什么？常用的化疗药物有哪些？

答：(1) 支持治疗　包括输注血制品，保护脏器，防治感染，缓解骨痛、高黏滞综合征的治疗等。

(2) 对肿瘤本身的治疗　基本的化学治疗、造血干细胞移植、干扰素治疗、放射治疗。用化学合成药物治疗疾病的方法。沙利度胺则是常用的口服化疗药物之一，其不良反应可以耐受，是复发难治性多发性骨髓瘤的首选治疗药物。来那度胺是第二代免疫调节剂，较沙利度胺维持治疗可取得较好的耐受性。另外一个重要的药物则是硼替佐米（万珂），是人工合成的二肽硼酸盐类似物，属可逆性蛋白酶体抑制药。用法为静脉注射。硼替佐米可搭配美法仑和泼尼松，用于既往未经治疗的且不适合大剂量化疗和骨髓移植的多发性骨髓瘤患者的治疗。

该类患者目前首优的护理问题是什么？目标是什么？应该采取哪些护理措施？

答：(1) 首优的护理问题　骨痛，与骨髓溶骨性破坏有关。

(2) 护理目标　减轻患者的骨痛。

(3) 护理措施　关键是选择有效的镇痛方法，减轻患者直觉疼痛感，促进患者舒适。具体措施如下：

① 体位：患者卧于硬板床上，垫子不宜过于软塌，忌用弹性床，可适当按摩病变部位，以降低肌张力，增加舒适，但应避免用力过度，以免引起病理性骨折。协助患者取得最舒适体位，同时尽可能保持各个关节的功能体位，每2h左右更换体位，避免局部长时间受压，定时观察受压皮肤血运及颜色变化。床头贴防坠床、防跌倒标识，并告知患者及陪护人员。

② 做好疼痛评估：遵医嘱使用二膦酸盐或放射性核素内照射等治疗，控制骨损伤，减轻疼痛，必要时使用镇痛贴（如芬太尼贴片，药物有效作用时间为48～72h）于患处或全身精神麻醉类药品、骨质保护药，观察镇痛效果及病情变化。

(4) 心理护理　告知患者及家属，骨痛是因为疾病发展累及骨髓，不可避免，但是能减轻疼痛，要正视疾病及其并发症，保持情绪稳定、心态平和，在使用药物的同时可配合自我暗示疗法，争取战胜疾病及疼痛的信心。

如何做好多发性骨髓瘤患者化疗时的用药护理？

答：(1) 如果使用的是口服化疗药物

① 严格遵照医嘱，做到剂量、时间、疗程准确，及时将疗效及不良反应反馈给医师。

② 不得同时服用影响药物疗效的饮料、食物。如有疑问，可向医师咨询。

(2) 如果是静脉化疗药物

① 在输注化疗药物时，首选深静脉置管。保持输液管通畅，管路不受压、不折叠；不得私自调节滴数。穿刺部位如有疼痛、肿胀、发红等不适必须及时呼叫。

② 在输注化疗药物的前后2h避免饱腹或进食油腻、高浓度的食物和饮料。如有呕吐、恶心等不适及时告知护士和医师。

③ 化疗期间多饮水，＞2500ml/d，促使排尿，可减轻药物对肾脏的损害。饮食卫生、清淡但营养丰富，进食富含纤维素的水果蔬菜。定时监测体温，观察排便情况（量、颜色、气味等）。如有异常，及时告知护士和医师。

该多发性骨髓瘤患者如何减轻高血钙？

答：应鼓励患者多饮水，每日尿量保持在2500ml以上促进钙的排出；遵医嘱应用骨质保护药，以减轻骨骼破坏。

怎样对多发性骨髓瘤患者进行健康宣教？

答：① 向患者及家属讲解疾病的基本知识、预后，鼓励患者正视疾病，坚持治疗。

② 定期复查，按时服药，有病情变化及时就诊。

③ 保持正确的生活方式：患者应睡硬板床，避免长时间站立、久坐或同一个姿势，防止负重引起骨骼变形，当骨痛症状有所减轻，可逐步增加活动，有助于减轻骨质脱钙并恢复肌肉功能。起居有规律，勿熬夜，运动要量力而行；保持心情舒畅；进食高热量、高优质蛋白、高维生素、清淡易消化的食物，多饮水。

④ 家庭支持：保持与患者的有效沟通，鼓励患者，减轻其焦虑及恐惧心理，疼痛时分散患者注意力，应用精神放松法、局部热敷等方法，以缓解精神紧张。

【护理查房总结】

多发性骨髓瘤是血液科常见病。为减少和控制并发症的发生，还应注意以下几点。

① 定时复查血象及骨髓象，按时服药。如有病情变化，及时

就诊。

② 患者应睡硬板床，忌用弹性床。有骨痛者，采取舒适卧位，防止姿势不当造成肌肉、韧带或关节牵拉而引起疼痛，尽量减少刺激。观察疼痛强度、性质、持续时间，评估疼痛的等级并做好记录。骨痛症状减轻时，可适当增加活动，有助于减轻骨质脱钙并恢复肌肉功能。

③ 化疗是一个漫长的战斗，需要患者、家属、社会、医护人员一起协作，在现今的医疗环境中运用先进技术，帮助患者及其家庭走出疾病纠缠的困境。

查房笔记

第七章 风湿免疫疾病

病例1 • 类风湿关节炎

【病历汇报】

病情 患者女性，77岁，因“全身关节疼痛4年，加重3个月”入院。患者4年前无明显诱因出现全身关节疼痛肿胀，各大小关节均受累，呈对称性分布，并有晨僵现象，每次持续二十余分钟后缓解，在外院确诊为“类风湿关节炎”，患者临床症状符合类风湿关节炎表现，完善X线片及风湿全套等相关检查。近3个月来上述症状加重。患者有咳嗽，咳黄色黏痰，不易咳出。起病以来，患者精神、睡眠、食饮一般，大小便正常，体重无明显变化。既往有左臂、右臂及腰椎摔伤史。

护理体查 T 36.9℃，P 102次/min，R 20次/min，BP 115/86mmHg，SpO_2 93%。神志清楚，被迫体位，体查欠合作。皮肤巩膜无黄染及出血点，皮肤弹性可。头颅、五官无畸形，结膜无充血，双侧瞳孔等大等圆，对光反应灵敏。外耳道无流脓，鼻翼无扇动，鼻中隔无偏曲。口唇无发绀，口腔无溃疡，可见数颗蛀齿，残留牙根，咽无充血，扁桃体不大。颈软，颈静脉无充盈，肝颈静脉回流征阴性。气管居中，甲状腺不大。胸廓对称无畸形，呼吸运动自如，双侧语颤正常，叩诊呈清音，双侧呼吸音粗，双侧均可闻及满肺湿啰音，无胸膜摩擦音。心前区无隆起。心尖搏动位于胸骨左缘侧第5肋间锁骨中线内侧0.5cm处。各瓣膜区无震颤，叩诊心界不大，心率102次/分，心律齐，心音可，未闻及杂音，无心包摩擦音。腹平，无胸膜摩擦音。心前区无隆起，心尖部有压痛，无反跳痛，肝区、双肾区无叩击痛，肠鸣音正常。脊柱四肢无畸形，活动受限，双下肢轻度水肿，四肢肌力肌张力检查欠配合。双膝反射正常，凯尔尼格征、布鲁津斯基征、巴宾斯基征阴性。

辅助检查 血常规：白细胞计数 12.8×10^9/L，血小板计数 405×10^9/L，中性粒细胞计数 10.0×10^9/L，N 78.6%。凝血常规：活化部分凝血活酶时间 28.30s，纤维蛋白原 4.1g/L。肝功能：白蛋白 26.4g/L，球蛋白 38.0g/L，白/球 0.7。风湿全套：C 反应蛋白 118.00mg/L，类风湿因子 1990.00U/ml，抗 CCP 抗体 547 QU/ml，血轻链 λA 定量 741.00mg/dl，血沉 98mm/h。肺部 CT 示右中肺内侧段及左上肺下舌段斑片影，双肺间质性病变。

入院诊断 类风湿关节炎；肺部感染。

目前主要的治疗措施

① 予以丹参活血化瘀，正清风痛宁镇痛，鲑鱼降钙素治疗骨质疏松，氨溴索化痰，营养支持治疗。

② 予以理疗，缓解疼痛。

③ 按时协助翻身，保持呼吸道通畅。

护士长提问

类风湿关节炎的诊断标准有哪些?

答：(1) 晨僵 关节内或关节周围晨僵，每日持续至少 1h，持续至少 6 周（是观察病情的指标之一）。

(2) 3 个或 3 个以上关节炎 14 个关节区中至少有 3 个同时出现肿胀或积液（不是单纯的骨质增生）持续至少 6 周。这 4 个关节区是：双侧近端指间关节炎，掌指关节，腕、肘、膝、踝和跖趾关节。

(3) 手部关节炎 腕、掌指关节和近端指间关节至少 1 处肿胀，持续至少 6 周。

(4) 对称性关节炎 身体双侧相同关节区同时受累（近端指间关节、掌指关节、跖趾关节区受累时可不完全对称）。

(5) 类风湿结节 关节伸侧，关节周围或骨突出部位的皮下结节（特异性 97.7%，出现率 20%，敏感性＜50%，是判断病情指标之一）。

（6）RF（+） 阳性率50%～90%。

（7）影像学改变 手及腕部前后位摄片有骨质侵蚀或骨质疏松。

符合以上7项的4项者可诊断为类风湿关节炎。

患者为77岁老年人，既往有左臂、右臂及腰椎摔伤史，长期服用激素导致骨质疏松。住院期间如何预防跌倒？

答：（1）病室环境光线充足，地面平坦干燥，特殊情况有防滑警示牌。

（2）对患者进行动态评估，识别跌倒的高危患者并予以重点防范。做好健康宣教，增强患者及家属的防范意识。

（3）患者关节疼痛，行动不便，应有人陪护。

（4）床旁置护栏等保护措施，对照顾者给予相关指导。

（5）定时进行巡视，教会患者使用合适的助行器，及时回应患者呼叫。

如何协助患者将痰咳出？

答：患者有咳嗽，咳黄色黏痰，不易咳出，双侧呼吸音粗，双侧均可闻及满肺湿啰音。可指导患者多饮水，定时予以翻身、拍背、按摩，促进痰液排出，必要时予以雾化和吸痰。

患者有肺部感染，如出现呼吸困难、血氧饱和度突然下降，应该如何处理？

答：（1）立即予以吸氧，并保持舒适体位，如坐位或半坐卧位，以利呼吸。

（2）鼓励和帮助患者进行有效咳嗽，及时清除呼吸道分泌物，保持呼吸道通畅。必要时按医嘱给予抗感染、化痰、镇喘药，以及超声雾化，促进痰液排出。

（3）严密监测呼吸形态的变化，如呼吸的频率、节律、深度等，严密监测血氧饱和度及时给予动脉采血，做血气分析，采取措施改善通气。

（4）通气不足者给予人工辅助呼吸，必要时给予气管插管或气管切开，施行机械呼吸，同时做好其相应的护理。

（5）在呼吸道保持通畅的情况下，遵医嘱给予呼吸兴奋药。指导患者进行缩唇腹式呼吸，随时给患者提供支持与帮助。

应该如何护理类风湿关节炎患者？

答：（1）患者活动期卧床休息，注意体位姿势，以减轻疼痛、维持关节功能。缓解期可下床活动或在床上进行各种主动或被动锻炼，促进关节局部血液循环。

（2）给予患者营养丰富、富含蛋白质、维生素饮食。

（3）观察药物反应。应用水杨酸制剂、糖皮质激素和免疫抑制药时，应观察药物的不良反应。

（4）观察患者有无关节肿、疼痛、发热及关节功能异常，注意关节的活动度。观察有无晨僵、强直及肌肉萎缩。观察有无低热、乏力、淋巴结肿大、皮肤溃疡、神经病变、肌炎、心包炎等表现。

（5）做好心理护理和健康宣教，使患者配合治疗。

病情稳定后如何向患者进行健康教育？

答：（1）对患者进行疾病知识教育，使患者对疾病的发展、预后及治疗的意义和过程有一定的了解，能主动避免各种诱因。

（2）正确指导患者用药（包括用药方法和注意事项），提高患者对药物治疗的依从性。

（3）教会患者自觉进行肢体活动及关节功能锻炼的方法。

（4）不去人多的场所，保持室内定时通风换气，避免受凉感冒。

（5）定期复查。

为类风湿关节炎患者制定锻炼方案的一般原则是什么？

答：（1）活动期　除关节疼痛外，常伴有发热、乏力等全身症状，应卧床休息，以减少体力消耗，保护关节功能，避免脏器感染，但不宜绝对卧床。

（2）缓解期　每天定时做全身和局部相结合的关节运动，尽可能自理生活，运动的动作幅度和时间依据身体状况而定，以不感劳累和疼痛为度。

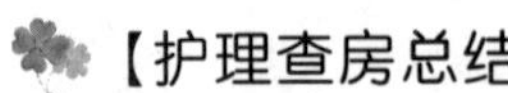

【护理查房总结】

类风湿关节炎是风湿内科的常见病、多发病。我们一定要知道对于这类慢性疾病的管理和护理，减少急性加重的次数，延长患者的生命，提高患者的生活质量。急性加重期的时候，我们要注意以下几点。

① 绝对卧床休息注意体位姿势，以减轻疼痛、维持关节功能。

② 按时翻身，加强皮肤护理与营养支持，避免压力性损伤。

③ 保持呼吸道通畅。指导患者有效咳嗽，辅助拍背排痰。

④ 预防各种并发症，如多系统损害，累及肾脏导致蛋白尿等。

查房笔记

病例2 • 成人Still病

【病历汇报】

病情　患者男性，35岁，因“反复关节疼痛、发热5年，再发3天”入院。患者5年前无明显诱因出现关节疼痛、发热、咽痛，曾多次住院治疗。3天前上述症状再发，关节疼痛、发热，伴全身乏力、头晕、恶心不适。

护理体查　T 38.6℃，P 100次/min，R 22次/min，BP 110/72mmHg，SpO_2 90%。神志清楚，体查合作，发育正常，营养中等，自主体位，全身皮肤无黄染，无出血点、皮疹、结节、瘀斑，胸廓无畸形，肋间隙正常，无胸膜摩擦感。双肺叩诊呈清音，左中下肺可闻及少量湿啰音，余肺未闻及干湿啰音。腹平软，无压痛、反跳痛，肝、脾未触及，双肾区无叩击痛。脊柱无畸形，四肢关节活动可，未见红肿、畸形，双下肢无肿。

辅助检查　WBC 13.5×10^9/L，C反应蛋白173mg/L，血沉62mm/h，红细胞计数2.27×10^{12}/L，血红蛋白57g/L，N 80.5%，白蛋白25.7g/L，球蛋白29.3g/L，X线双下肺野见条片状密度增高影，边缘模糊。肺CT示上肺后段一小片状影。

入院诊断　成人Still病；间质性肺炎。

目前主要的治疗措施

① 予以免疫抑制，抗感染，保护胃黏膜，改善骨质代谢，扩张冠状动脉护心，调节肠道菌群，营养支持等对症支持处理。

② 予以吸氧。

③ 完善血、尿、粪常规及专科检查。

护士长提问

什么是成人Still病？

答：成人Still病（Adult onset Still disease，AOSD）是以持

续至少一周的弛张高热、皮疹、关节炎或关节痛为主要临床表现，伴外周血白细胞增高、肝脾肿大及淋巴结肿大等多系统受累的一种临床综合征。

成人Still病的诊断标准有哪些？应与哪些疾病相鉴别？

答：(1) 主要标准　WBC升高、发热、皮疹和关节炎。

(2) 次要标准　咽痛、淋巴结大、肝酶异常、炎症指标升高、排除感染、血液系统肿瘤可诊断。

要注意此病与亚急性细菌性心内膜炎、败血症、白血病、淋巴瘤、类风湿关节炎等的鉴别。

该患者诊断为成人Still病的依据有哪些？

答：发热，皮疹，关节痛，WBC升高，已排除亚急性细菌性心内膜炎、败血症、肿瘤等疾病，诊断为成人Still病。

成人Still病患者经过治疗后病情稳定，再次出院发热应考虑是什么？

答：成人Still病患者经过治疗后病情稳定，再次出院发热考虑：①病情复发；②合并感染；③出现其他疾病，如血液系统疾病、肿瘤等。

该类患者目前首优的护理问题是什么？应该采取哪些护理措施？

答：(1) 首优的护理问题　体温升高，由疾病本身或感染引起。

(2) 护理措施　用冰敷退热，患者高热、寒战时不能用冰敷。因为寒战时是产热的过程，用冰敷更加会引起寒战，延长寒战的时间，耗氧量增加，故应于寒战过后（即散热期）冰敷。关节疼痛可遵医嘱用非甾体抗炎药镇痛，嘱患者要保持功能位置。注意皮肤清洁卫生，嘱患者不要用力抓，防止皮肤破损而引起感染。

如何治疗成人Still病？

答：本病尚无根治方法，但如能及早诊断、合理治疗，可以控制发作、防止复发，用药方法同类风湿关节炎。

（1）一般治疗 病情活动时休息，多饮水，密切观察体温变化。

（2）药物治疗

① 非甾体抗炎药（NSAID）：急性发热炎症期可首先使用NSAID，一般须用较大剂量，病情缓解后应继续使用1～3个月，再逐渐减量。定期复查肝肾功能及血常规，注意不良反应。成人Still患者约有1/4经合理使用NSAID可以控制症状，使病情缓解，通常这类患者预后良好。

② 糖皮质激素：对单用NSAID无效、症状控制不好或减量复发者、有系统损害、病情较重者应使用糖皮质激素。常用泼尼松0.5～1mg/(kg·d)，待症状控制、病情稳定1个月以后可逐渐减量，然后以最小有效量维持。病情严重者需用大剂量激素［泼尼松≥1.0mg/(kg·d)］，也可用甲泼尼龙冲击治疗，通常剂量每次500～1000mg，缓慢静滴，可连用3天。必要时1～3周后可重复，间隔期和冲击后继续口服泼尼松。长期服用激素者应注意感染、骨质疏松、应激性溃疡等并发症。及时补充防治骨质疏松的相关药物，如抑制破骨细胞的双膦酸盐、活性维生素D。

（3）改善病情的抗风湿药物（DMARDs） 激素仍不能控制发热或激素减量即复发者，或关节炎表现明显者应尽早加用DMARDs。

成人Still病合并肺间质病变时的护理措施是什么？

答：① 视病情让患者取半坐位，协助患者的生活护理。

② 指导患者进行深呼吸，进行有效的咳嗽排痰。密切观察患者呼吸频率，发现异常及时报告医师，定时行血气分析。

③ 遵医嘱予以吸氧，心电监护。

④ 必要时备抢救仪器及用物于床旁，如呼吸机、抢救用药等。

⑤ 备气管切开包于床旁。

如何对成人Still病患者进行健康指导？

答：（1）糖皮质激素是该病治疗的首选药物，病程长，因此不要随意停药，应按医嘱用药。

（2）树立信心，保持心情舒畅。

（3）注意休息，天气变化季节应注意预防感冒，适当运动。

（4）服用激素的患者抵抗力减弱，尽量少去人多拥挤的场所，保持室内通风换气，预防感染。

（5）一定戒烟。

（6）定期门诊复查，观察血象、血沉、肝肾功能的变化。

【护理查房总结】

成人 Still 病是风湿科较为多见的疾病，对于此类患者的护理，我们总结如下。

① 对症护理：退热，减轻疼痛，减少皮疹，预防感染。

② 指导合理用药，遵医嘱按时按量用药。

③ 根据患者不同的年龄、性别、职业、文化程度等情况，有针对性地进行心理疏导，使患者能正确对待疾病，减轻焦虑，改变不合理的期望，并能主动积极配合医师和护士进行各项治疗和护理。

④ 注意防寒保暖，避免劳累及受凉。

⑤ 指导患者饮食宜高蛋白、丰富维生素及含钙高的食物为主，减少刺激性食物的摄入，加强机体的营养。

⑥ 合并肺部感染时，密切观察病情变化，遵医嘱正确用药，予以吸氧，保持呼吸道通畅，有咳嗽、咳痰时，注意指导患者有效咳嗽，辅助排痰。

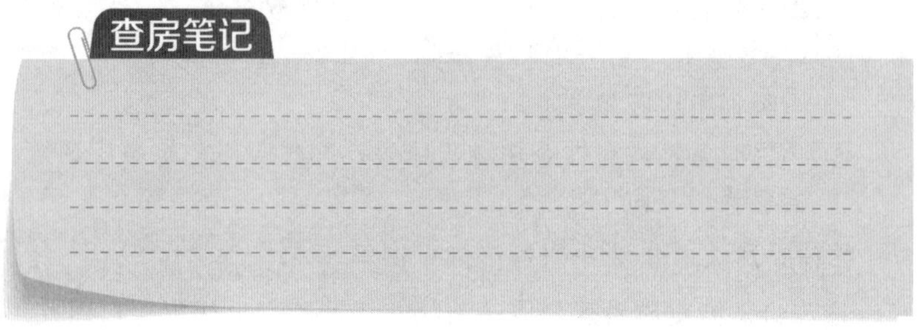

病例 3 • 系统性红斑狼疮

【病历汇报】

病情　患者女性，24 岁，因“反复水肿，颜面部红斑 2 年，加重伴胸闷气促十余天”平车入院。入院诊断为系统性红斑狼疮。患者曾于 2016 年因水肿到门诊就诊，诊断为“系统性红斑狼疮”。治疗 8 个月自行停药，停药后 4 个月受孕，顺产一男婴，体健，产后水肿加重。产后 2 个月因胸闷气促曾在我院住院。既往否认肝炎、结核等传染病史，无药物过敏史。

护理查体　T 36.5℃，P 82 次/min，R 20 次/min，BP 137/80mmHg，SpO_2 98%。发育正常，神志清楚，颜面部水肿，自主体位，双下肢有轻度水肿。

辅助检查　血常规：WBC 8.2×10^9/L，N 89.9%，RBC 1.51×10^{12}/L，Hb 52g/L，PLT 141×10^9/L。尿常规：蛋白质（+++）5.0g/L，潜血试验（+++）300cells/μl，ALB 15.6g/L。肾功能：血尿素氮 30.18mmol/L，血肌酐 701.6μmol/L，血尿酸 416.1μmol/L。心肌酶：乳酸脱氢酶 245.5U/L，肌酸激酶 205.0U/L，肌红蛋白 201.4μg/L，肌酸激酶同工酶 19.0U/L。肝功能：总蛋白 39.1g/L，白蛋白 19.9g/L，球蛋白 19.2g/L，白/球 1.0。电解质：血钾 3.13mmol/L，血钠 136.7mmol/L，血氯 100.9mmol/L。

入院诊断　系统性红斑狼疮（SLE），狼疮肾炎，肾衰竭。

目前主要的治疗措施

① 头孢哌酮/舒巴坦抗感染，甲泼尼龙激素免疫抑制，低分子肝素钙抗凝，人血白蛋白补充蛋白，泮托拉唑制酸。

② 给予血液透析治疗。

③ 吸氧，心电监护，记录 24h 出入量。

护士长提问

该患者需要血液透析的依据有哪些？血液透析患者的护理要点是什么？

答：（1）依据　患者为青年女性，病程有2年，反复水肿2年，肌酐701.6μmol/L，达到血液透析的指标。

（2）血液透析时的护理要点

① 责任护士要熟悉血液透析的各种指标的正常值及异常时的临床意义。定期抽血，及时纠正电解质紊乱、贫血及各种不适症状，按医嘱调整膳食或补充维生素和氨基酸，严格遵照医嘱服药。

② 按时监测血压，如有不适立即通知医师予以查看。

③ 按时血液透析，维持性血透必须采用间歇性重复透析，这样才能减少水分和代谢废物在体内的过多潴留，从而减少透析中的不良反应。

系统性红斑狼疮患者的饮食生活护理需要注意什么？

答：（1）系统性红斑狼疮并狼疮肾炎的患者饮食以清淡为宜，应保证足够的营养，如优质蛋白质、维生素、矿物质等。禁酒，避免辛辣食物。不食用或少食用具有增强光敏感作用的食物，如无花果、紫云英、油菜、黄泥螺以及芹菜、菠菜等，如食用后，应避免阳光照射。蘑菇、香菇、木耳、银耳等菌类和某些食物染料及烟草也会有诱发系统性红斑狼疮的潜在作用，也尽量不要食用或少食用。

（2）日常活动中避免阳光直射，指导患者外出时使用遮阳伞，穿长袖衣服。使用稀疏开口的梳子，避免患者因用力过猛牵拉头发而造成脱发。

什么是优质蛋白？

答：优质蛋白质又称优质蛋白、高生物价蛋白质，指蛋白质中的氨基酸利用率高，各种氨基酸的比率符合人体蛋白质氨基酸的比率，产生代谢废物如氨、尿素等。这类食物有蛋清、家禽、鱼、大豆蛋白及小麦和玉米的谷蛋白等。

系统性红斑狼疮患者应用糖皮质激素时的护理措施有哪些?

答：系统性红斑狼疮患者应用糖皮质激素时间长，指导患者正确用药的方法非常重要。因此，对不同患者，根据不同的临床时期，反复讲解用药的个体化，一定要在医师或护士的指导下增减剂量，切不可随便减量，造成病情反复，延误治疗。由于应用糖皮质激素的不良反应，体型的改变，使患者心理压力很大，做好患者的心理护理也很重要。

护理使用环磷酰胺的系统性红斑狼疮患者的注意事项是有哪些?

答：由于环磷酰胺对体液免疫的抑制作用较强，且抑制作用持久，尤其是在狼疮肾炎和血管炎的患者中，环磷酰胺和激素联合治疗能有效地诱导疾病缓解，阻止和逆转病变的发展，改善远期预后。由于个人对环磷酰胺的敏感性存在个体差异，年龄、病情、病程和体质对药物的耐受有所区别。因此，环磷酰胺冲击的量及冲击间期应在医师的严格指导下进行。病情缓解后常需继续环磷酰胺冲击治疗，维持数年，环磷酰胺冲击时静滴速度一定要放慢，密切观察输液情况，防止液体外漏，如发生液体外渗的现象，应予以局部封闭，防止坏死的发生，告知患者其危害性，冲击可导致白细胞减少，肝功能损害，大剂量冲击前需查血常规、肝功能，由于其具有性腺抑制作用，特别是女性的卵巢功能衰竭和脱发等不良反应，使患者的心理压力很大，致使部分患者不遵循医嘱、不定期随诊、不规范治疗，造成病情反复。因此，要反复讲解坚持长期用药的重要性，并使家庭进行干预，同时，做好患者的心理护理，增强战胜疾病的信心。

【护理查房总结】

系统性红斑狼疮是一种累及多系统、多器官及多种自身抗体阳性的自身免疫性疾病，临床表现复杂、多样，病情变化多端，有明显的个体差异。患者住院 19 天双下肢水肿较前好转，肌酐 249.9μmol/L，同前比数值下降，提示肾功能较前好转。依照慢性疾病的特点，给予积极的治疗、生活上及心理上的护理，使患者适应自己的角色，接受并积极地配合治疗。

查房笔记

病例4·皮肌炎

【病历汇报】

病情 患者男性，60岁，因“皮疹乏力1年余，加重2个月，伴吞咽困难1个月”入院。患者1年多前无明显诱因出现乏力，双膝、双腕、双肩关节疼痛，无明显红肿，双眼睑肿胀，并觉牙痛，就诊于当地医院，予以激素治疗（具体不详），关节痛好转，停药后数日即再发，眼睑出现红色皮疹，伴有咳嗽、咳痰，为黄色脓痰，活动后出现胸闷，无明显胸痛，左侧肘关节伸面出现突出于皮肤红色皮疹。20天前出现吞咽困难，双侧臀部外侧出现红色皮疹，遂建议来我院就诊。

护理体查 T 36.1℃，P 83次/min，R 14次/min，BP 137/69mmHg，神志清楚，自主体位，表情自如，步行入院，体查合作。皮肤黏膜未见出血点及黄染，头皮、前额、颧部、眼睑、鼻梁、鼻唇沟、双耳、耳前耳后、颈前、胸上部、颈后、肩部、背部、上臂外侧，掌指关节、指间关节、手背可见大片暗红色大片状皮疹，略高于皮面，边缘不整，皮温稍高；浅表淋巴结未触及明显肿大。结膜正常，双侧瞳孔等大等圆，直径3mm，双侧对光反应灵敏。口唇红润，无口腔溃疡，扁桃体无肿大。颈部无抵抗，气管位置居中，甲状腺正常。胸骨无压痛。双侧胸廓对称，双肺叩诊呈清音，双肺呼吸音粗，双下肢可闻及少量湿啰音。心前区无隆起，心尖搏动正常，位于左侧第5肋间锁骨中线内侧0.5cm，触诊心尖搏动正常，无震颤。叩诊双侧浊音区正常，心率83次/min，律齐，心尖区可闻及1/6级收缩期吹风样杂音，无心包摩擦音，无异常血管征。腹软，无压痛，无反跳痛。墨菲征阴性，肝脏未触及，脾脏未触及，腹部未扪及包快，移动性浊音阴性，双侧肾区无叩击痛，肠鸣音正常，4次/min，无气过水声。脊柱正常，棘突无压痛，无叩击痛，四肢活动正常，双侧下肢无水肿，肌张力正常，双上肢及双下肢近端肌力5级，四肢远端肌力正常。双膝反射正常，双侧凯尔尼格征、布鲁津斯基征、巴宾斯基征反射阴性。

辅助检查 血沉32.00mm/h。肝功能：DBIL 7.1μmol/L，ALT 41.6U/L，AST 109.4U/L。心肌酶学：LDH 517.4U/L，CK 890.4U/L，CK-MB 74U/L，肌红蛋白255.4UG/L。肾功能正常。电解质正常。C反应蛋白正常。尿常规：尿胆原35（+），尿胆红素（+），潜血试验（+），维生素C（+），比重1.030。

入院诊断 皮肌炎；肺间质病变。

目前主要的治疗计划

① 完善血、尿、粪常规、免疫狼疮全套、胸部X线片、高分辨率CT等检查。

② 予调节免疫、保护胃黏膜、护心、补钙、预防感染及对症支持治疗。

③ 根据病情变化及检查结果调整治疗计划。

护士长提问

皮肌炎的诊断标准有哪些？

答：(1) 典型对称性近端肌无力表现。

(2) 肌酶谱升高。

(3) 肌电图检查示肌源性损害。

(4) 肌活检异常。

(5) 典型皮疹。

该患者诊断为皮肌炎的依据有哪些？

答：患者为老年男性，1年余前因全身皮疹、乏力入住我院，查肌酶升高，诊断为皮肌炎，此次因皮疹乏力再次加重并伴吞咽困难，故该诊断明确。

重叠综合征的概念是什么？皮肌炎可与哪几种病重叠？

答：重叠综合征是指患有两种或两种以上结缔组织病间病情的重叠，亦称为重叠结缔组织病。这种重叠可同时发生，患者在同一时间符合两种或两种以上结缔组织病的诊断；亦可在不同时期先后发生另一种结缔组织病；或先有某一种结缔组织病，以后移行转变为另一种结缔组织病。这种转变可呈连续性或间隔一定时间后进行。重叠综合征通常发生于6个弥漫性结缔组织病，即系统性红斑狼疮、类风湿关节炎、皮肌炎/多肌炎、干燥综合征、结节性多动脉炎及风湿热的重叠，亦可由6个结缔组织病与近缘病如贝切赫特综合征（白塞病）、干燥综合征、脂膜炎相重叠，此外尚可与其他自身免疫性疾病如慢性甲状腺炎、自身免疫性溶血性贫血等重叠。

皮肌炎可与硬皮病、系统性红斑狼疮、干燥综合征、甲状腺功能亢进症、类风湿关节炎这几种病重叠。

皮肌炎患者出现吞咽困难时的护理重点是什么？

答：（1）声音嘶哑时可纸笔书写交谈，或用手语方式进行交流。

（2）吞咽有障碍时，可留置胃管，必要时静脉补充营养液如脂肪乳、氨基酸。

（3）吞咽功能如有恢复可逐渐给予半流质、软食，嘱患者进食速度不宜过快。

皮肌炎患者出现呼吸困难时的护理措施有哪些？

答：（1）视病情让患者取半坐位，协助患者做生活护理。

（2）密切观察患者呼吸频率，发现异常及时报告医师。

（3）急性呼吸困难发作时，护士守候在床旁并遵医嘱给予氧气吸入，及时做血气分析。

（4）必要时备抢救仪器及用物于床旁，如呼吸机、抢救用药等。

（5）备气管切开包于床旁。

皮肌炎患者的治疗措施有哪些?

答:(1) 皮肌炎患者经多项检查如已排除肿瘤,可首选糖皮质激素治疗,一般成人剂量为泼尼松 30~100mg/d,1 次或分次服用。重症病例可采用大剂量糖皮质激素冲击治疗。激素应维持 1~3 个月或在血清肌酶下降至正常、肌力接近正常时减量,以免病情反复。

(2) 对糖皮质激素不敏感或有禁忌情况时,可减少其用量,加用免疫抑制药甲氨蝶呤、来氟米特、硫唑嘌呤、环磷酰胺、环孢素或霉芬酸酯等。由于免疫抑制药对血液系统、肝、肾有不良反应,所以用药期间要注意复查血象和肝肾功能。

(3) 治疗多发性肌炎和皮肌炎的其他药物有氯喹、羟氯喹等。中药雷公藤也有一定疗效。

(4) 对于伴有发热患者应注意寻找感染病灶,必要时加用抗生素。具体使用哪种药物以及药物的增减应遵医嘱进行。

皮肌炎患者常见的护理问题是什么?

(1) 躯体活动障碍　与关节疼痛、肌无力有关。

(2) 低效性呼吸形态　与呼吸肌无力、间质性肺炎有关。

(3) 有营养失调的危险　与消化道受累,吞咽困难有关。

(4) 皮肤完整性受损　与该病导致的皮肤损伤有关。

(5) 焦虑/恐惧　与疾病久治不愈有关。

皮肌炎患者出院时的指导有哪些?

答:(1) 皮肌炎患者需要保证足够睡眠,不可过于劳累和精神紧张,不做剧烈活动。

(2) 皮肌炎患者应尽量避免日光照射,在外出时戴帽子、手套或穿长袖衣服等。

(3) 皮肌炎患者应忌烟、酒,不用唇膏、化妆品、染发剂等;避免接触农药、某些化学装修材料。这也是护理皮肌炎的方式。

(4) 育龄女性在皮肌炎的病情不十分稳定时应尽量避免妊娠和

人工流产，生育应在医师指导下进行。

（5）皮肌炎患者要注意不吃或少吃芹菜、黄花菜、香菇等增强光敏感或促进免疫功能的食物，以及海鱼、虾、蟹等容易引起过敏的食物。

（6）遵医嘱用药及定时复查。

【护理查房总结】

皮肌炎是风湿免疫科的常见病，也是一种复杂的、难治的结缔组织病，肌肉易发生炎症和变性，引起肌无力、疼痛及肿胀，病程发展快，易合并感染，常累及肺脏，引起严重的肺纤维化，最终影响心肺功能引起器官衰竭。其预后不理想，严重者可引起死亡。

应用皮质类固醇激素和免疫抑制药治疗虽有一定的效果，但须长期、大剂量使用，临床极易引起严重的不良反应和并发症。控制其病情进展、减少药物治疗的不良反应成为临床治疗的重点。激素治疗期间应定期做临床和血清酶检查，防止低血钾引起的肌无力。我们应加强对该病有关知识的宣教，指导和帮助患者认识和掌握疾病的发生和预防方法。指导患者正确对待药物疗效与不良反应。

皮肌炎合并感染也是本病的一大难点，我们要特别注意：保持病室整洁，注意空气流通，及时发现感染的早期征兆；严密观察生命体征特别是体温的变化，必要时采取保护性隔离，医务人员应严格执行消毒隔离制度，注意手卫生，防止交叉感染。

皮肌炎患者还必须有坚定的信心和顽强的毅力，保持豁达开朗的精神状态，才能充分调动自身的抗病潜能，最终战胜皮肌炎获得康复。

我们一定要通过对于这类慢性疾病的管理和护理，减少急性加重的次数，延长患者的生命，提高患者的生活质量。

病例5 • 系统性硬化症

【病历汇报】

病情 患者男性，64岁，因“指（趾）端遇冷变紫4年，皮肤变硬、双手肿胀2年，气促、水肿半个月，吞咽困难伴纳差、乏力3天”入院。患者于4年前无明显诱因出现双手指及双足趾遇冷后变白变紫，遇热后缓解，未予以重视，后出现颜面部、双手、双上肢前臂、双下肢小腿以下皮肤增厚、变紧、变硬。就诊于当地皮肤科查ANA 1∶100，皮肤活检“符合硬皮病表现”，诊断为“系统性硬化症”，给予丹参片、青霉胺、泼尼松等药物治疗，疗效不明显，后服用中草药治疗，病情仍不稳定。半个月前出现活动后气促、四肢水肿。近3天出现吞咽困难、进食少量、乏力入院。既往体健。

护理体查 T 36.8℃，P 109次/min，R 20次/min，BP 142/82mmHg。神志清楚，体查合作，慢性病容，颜面部、双手、双上肢前臂、双下肢小腿以下皮肤变硬，全身浅表淋巴结不大。全身皮肤、巩膜无黄染，面部可见多出毛细血管扩张影，口唇无发绀，口周可见皮肤皱褶，张口稍受限，咽不红，扁桃体不大。颈软，颈静脉充盈，气管居中，甲状腺不大。双肺叩诊呈清音，双肺下可闻及少量捻发音，无胸膜摩擦音。心律齐，无杂音，无心包摩擦音。腹平软，无明显压痛及反跳痛，肝、脾肋下未扪及，移动性浊音阴性，肾区无叩击痛，肠鸣音正常。双手及双足趾皮温降低、发白，伴有肿胀，双侧示、中指指尖可见溃疡后瘢痕，指垫变薄，双手中指变短，活动稍受限。四肢肌力肌张力正常，凯尔尼格征、巴宾斯基征阴性。

辅助检查 血常规：WBC 12.7×10^9/L，N 9.2×10^9/L，余正常。尿常规及凝血常规正常。肝肾功能、电解质、血糖、血脂、淀粉酶示球蛋白29.3g/L、葡萄糖7.16mmol/L、TG 2.19mmol/L，

余正常。ANA 1∶320（颗粒型），抗 Scl-70 阳性。心电图：窦性心律、室性早搏、左心室肥大。肺部 CT：双下肺网格状、磨玻璃状密度增高影，局部仍见多发条索灶、胸膜下线，局部小叶间隔仍增厚，双肺散在钙化灶及条索灶，双肺门及纵隔内多发淋巴结。

入院诊断 系统性硬化症；肺间质病变并感染。

目前主要的治疗措施

① 心电监护，给氧（2L/min）。

② 留置胃管。

③ 阿奇霉素抗感染，利巴韦林注射液抗病毒，泼尼松激素，乙酰半胱氨酸片改善肺间质病变，青霉胺片抗肺纤维化，阿司匹林肠溶片抗凝，骨化三醇胶囊及碳酸钙维生素 D_3 片补钙，泮托拉唑注射液制酸，前列地尔注射液扩张血管，布地奈德及复方异丙托溴铵雾化治疗。

护士长提问

该患者诊断系统性硬化症的依据有哪些？诊断肺间质病变的依据有哪些？

答：64 岁老年男性，有双手及双足雷诺现象 4 年，肢端皮肤变硬及双手肿胀 2 年，体查：颜面部、双手、双上肢前臂、双下肢小腿以下皮肤变硬，双手及双足趾皮温降低，发白，伴有肿胀，双侧示指、中指指尖可见溃疡后瘢痕，指垫变薄，末节指骨吸收，活动稍受限。ANA 1∶320（颗粒型），抗 Scl-70 阳性，所以诊断为系统性硬化症明确。

肺部 CT 示双下肺网格状、磨玻璃状密度增高、局部仍见多发条索灶、胸膜下线，局部小叶间隔仍增厚，双肺散在钙化灶及条索灶，双肺门及纵隔内多发淋巴结，故诊断肺间质病变。

该疾病的诊断与哪些疾病相鉴别？

答：（1）嗜酸粒细胞筋膜炎　该多发于青年，剧烈活动可诱发，表现为四肢皮肤的肿胀、发紧，并伴有肌肉的压痛及肌无力，但不伴有雷诺现象，不侵犯内脏，抗核抗体阴性，血嗜酸粒细胞可增高，皮肤活检约有50%伴有嗜酸粒细胞浸润，故不支持此病。

（2）混合性结缔组织病　患者虽有雷诺现象、关节痛、手肿胀，患者病史不除外，但是抗核糖核蛋白抗体抗RNP阳性，故不支持此病。

除了肌肉、骨骼、关节及肺部表现外系统性硬化症还有哪些系统的表现？

答：（1）消化系统　是最易累及的系统，也是系统性硬化病（SSc）患者死亡的重要原因，可累及口腔、食管、胃肠道。

（2）心脏表现　心肌和心包都可受累，可出现心包积液。

（3）肾脏受累　硬皮病肾危象表现为恶性高血压和进行性肾功能不全，可出现微血管病性溶血性贫血、弥散性血管内凝血和血小板减少，也可发生高血压、蛋白尿、氮质血症等。

（4）其他症状　包括神经系统症状、干燥症状、抑郁、性功能减退、甲状腺功能低下、女性患者自发流产等。

患者首优的护理问题及措施是什么？

答：（1）首优的护理问题　呼吸困难，与肺间质病变有关。

（2）护理措施

① 积极预防感染，予以抗生素治疗。

② 饮食清淡、易消化、高热量、高蛋白饮食，少量多餐。

③ 给予低流量吸氧治疗，保持呼吸道通畅，维持有效通气。

④ 加强患者心理护理，让患者保持最佳心理状态接受治疗和护理。

患者留置胃管注食应注意哪些护理措施？

答：（1）留置胃管鼻饲注入饮食给予营养支持，保持胃管通畅，注食前必须确定胃管在胃内。

（2）注食前抬高床头30°～50°，注食前后用20～30ml温水润滑冲洗胃管。

（3）鼻饲液温度 38～40℃，量为每次 250～350ml，首次注入要少量，后逐渐加大量，少食多餐。

（4）护理人员操作前后应洗手。餐具及用品应清洁消毒。

该患者在护理期间还会出现哪些护理问题？其护理措施是什么？

答：（1）外周组织灌注量的改变　与雷诺现象有关。

护理措施如下。

① 保暖避免受凉，保持病房内温度及湿度。

② 戒烟。

③ 指端溃疡可用消毒水浸泡，及时治疗感染性溃疡。

④ 遵医嘱使用血管活性药物。

（2）皮肤完整性受损　与皮肤病变有关。

护理措施如下。

① 穿着柔软、保暖性强的棉衣。

② 避免冷热刺激，防止外伤，按时修剪指甲，避免抓伤。

③ 避免接触冷水及过多洗澡，洗澡水温要适宜，水温过低易引起血管痉挛，水温过高组织充血水肿加重从而影响血液循环。

④ 重视已经发生的细小损伤，及时处理皮肤溃疡。

（3）自理缺陷　与活动耐力下降及骨关节受累有关。

护理措施如下。

① 功能锻炼应循序渐进，以患者能耐受为宜。

② 病情允许的情况下下床走动，注意安全。

③ 协助患者进行生活护理。

④ 按摩肢体，避免过度劳累。

（4）焦虑/恐惧　与疾病久治不愈有关。

护理措施如下。

① 多与患者交流，评估其心理活动，鼓励患者表达自身感受。

② 使患者正确认识系统性硬化症，掌握自我护理知识。

③ 教会患者放松的方法，比如听音乐、太极拳等。

④ 鼓励患者多与其他病友进行交流。

⑤ 协助完成日常生活的照顾，提高患者的生活质量。

系统性硬化症有哪些治疗措施？

答：治疗措施包括抗炎及免疫调节治疗，针对血管病变的治疗及抗纤维化治疗。

（1）抗炎及免疫调节治疗

① 糖皮质激素：糖皮质激素对本症效果不显著，通常对皮肤病变早期、关节痛、肌肉病变、浆膜炎及间质性肺病的炎症期有一定疗效。

② 免疫抑制药：常用的有环磷酰胺、环孢素、硫唑嘌呤、甲氨蝶呤等。与激素合用，常可以提高疗效和减少糖皮质激素用量。甲氨蝶呤可能对改善早期皮肤硬化有效，而对其他脏器受累无效。

（2）血管病变的治疗　SSc 相关的指端血管病变患者应戒烟，手足避冷保暖。静脉输入前列地尔注射液 10～20μg，每日一次，用于治疗 SSc 相关的严重的雷诺现象和局部缺血。

（3）抗纤维化治疗　迄今为止尚无一种药物（包括青霉胺）被证实对纤维化有肯定的疗效。

（4）SSc 相关的皮肤受累　甲氨蝶呤可改善早期弥漫性 SSc 的皮肤硬化，而对其他脏器受累无效。因此，甲氨蝶呤可用于治疗 SSc 相关的功能性消化道动力失调，如吞咽苦难、胃食管反流、饱腹感等。胃胀气和腹泻提示小肠细菌过度生长，治疗可使用抗生素，但需经常变换抗生素种类，以避免耐药。

该患者的饮食护理计划是什么？

答：（1）给予高蛋白、高热量、高维生素、清淡可口、易消化的饮食，多吃新鲜蔬菜水果。

（2）戒烟，忌用辛辣及刺激性食物。

（3）进食时采取坐位，减少胃-食管反流。

（4）少食多餐，细嚼慢咽，休息时适当抬高头部，避免发生呛咳造成窒息。

患者康复后如何进行健康教育？

答：(1) 避免寒冷、药物、感染、过劳等诱发因素。

(2) 严格遵医嘱服药，了解药物的不良反应及防护措施。

(3) 注意保暖，多穿衣物，在病情允许下，做力所能及的活动，防止关节变形及肌肉萎缩。

(4) 学会监测病情，病情加重时及时就医。

(5) 门诊随访，定时复查。

【护理查房总结】

系统性硬化症在任何年龄段都有可能发病，发病率随着年龄增加而增高，高峰年龄为 30～50 岁。由于本病反复发作，所以我们要掌握这类慢性疾病的管理和护理，减少疾病的复发，提高患者的生活质量。因此，我们应特别注意以下几点。

① 掌握本病其他系统的症状及护理，早期发现并发症予以积极治疗。

② 掌握饮食护理。

③ 掌握呼吸道的护理。

④ 掌握留置胃管的护理。

⑤ 在疾病允许的情况下鼓励患者尽早锻炼，维持关节功能及防止肌肉的萎缩。

⑥ 注意观察指及趾末端的血液循环情况，避免接触冷水，注意保暖。

⑦ 教会患者对此疾病的自我护理知识，严密监控病情。

查房笔记

病例6 • 干燥综合征

【病历汇报】

病情 患者女性，51岁，因“反复口干、眼干3年，夜尿增多半年”入院。患者3年前开始无明显诱因出现口干、眼干，伴多颗牙齿断落。有间歇性全身多关节肿痛，以大关节为主，呈游走性。无发热、面部红斑，无脱发、口腔溃疡等其他不适，未予以重视。半年前开始出现夜尿增多，4～5次/夜，常感乏力，无尿急、尿痛，无头晕、头痛，无肢体麻木等不适。为求进一步诊治入院，门诊检查示抗核抗体，抗SSA、抗SSB阳性，角膜荧光染色阳性。以“干燥综合征”收入风湿免疫科。起病以来，患者精神、食欲、睡眠欠佳，小便如前述，大便无明显异常，近半年来体重下降5kg。既往有“高血压”“骨质疏松症”病史。

护理体查 T 36.8℃，P 62次/min，R 20次/min，BP 141/89mmHg。慢性病容，全身浅表淋巴结未扪及肿大。口腔内干燥，可见猖獗龋齿及多个义齿。双肺呼吸音清，未闻及干湿啰音。心率72次/min，律齐，无杂音。腹平软，无压痛及反跳痛，双肾区可疑叩击痛。双下肢轻度凹陷性水肿。四肢腱反射正常，肌力、肌张力正常。

辅助检查 血常规：血小板219×10^9/L，余正常。尿常规：pH 9.0，比重1.005，尿蛋白定性（+），尿沉渣镜检无明显异常。肝肾功能、电解质、血清离子：白蛋白33g/L，球蛋白39.5g/L，血钾2.90mmol/L，二氧化碳结合力15mmol/L。甲状腺功能正常；血沉35mm/h。C反应蛋白20mg/L，RF 43IU/ml。补体C3、C4正常；抗核抗体，抗SSA、SSB阳性。心电图：窦性心动过速。腹部B超：未见明显异常。

入院诊断 干燥综合征，肾小管性酸中毒。

目前主要的治疗措施 给予甲泼尼龙片、羟氯喹片、雷公藤多苷片口服抑制免疫，枸橼酸钾液口服纠正电解质紊乱，以及降压、补钙、保护胃黏膜等对症支持治疗。

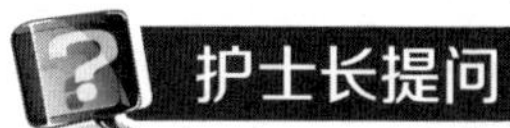

什么是干燥综合征?

答：干燥综合征（Sjogren's Syndrome，SS）是一种以侵犯泪腺和唾液腺等外分泌腺，具有淋巴细胞浸润和特异性自身抗体（抗SSA、抗SSB抗体）为特征的弥漫性结缔组织病。最常见的表现是口、眼干燥，常伴有内脏损害等多种临床表现。本病分为原发性和继发性两类：后者指继发于某些弥漫性结缔组织病（如类风湿关节炎、系统性红斑狼疮等）的干燥综合征。

干燥综合征的临床表现有哪些？该患者有哪些临床表现符合干燥综合征?

答：原发性干燥综合征多起病缓慢、隐匿，临床表现多样，主要分为局部表现和系统表现。

（1）局部表现

① 口干燥症：因唾液腺受累而引起下述症状。

a. 有70%～80%的患者诉口干，严重者因口腔黏膜、牙齿和舌干燥发黏以致在讲话时需频繁饮水，进食固体食物时需饮水帮助吞咽。

b. 猖獗龋齿，表现为牙齿逐渐变黑继而小片状脱落，最终只留残根，见于约50%的患者，是本病的特征之一。

c. 舌可表现为舌痛，舌面干、裂，舌乳头萎缩而光滑，口腔可出现溃疡或继发感染。

② 干燥性角结膜炎：因泪腺分泌的黏蛋白减少而出现眼干涩、外物感、少泪等症状，甚至哭时无泪，部分患者有眼睑反复化脓性感染、结膜炎、角膜炎等。

③ 其他浅表部位：如鼻、硬腭、气管及其分支、消化道黏膜、阴道黏膜的外分泌腺体也可受累出现相应症状。

（2）系统表现　除口、眼干燥表现外，患者还可以出现全身症状，如乏力、低热等，约有2/3的患者出现外分泌腺体外的其他器官系统损害，如皮肤，约1/4患者有不同皮疹；骨骼肌肉，70%～80%的患者有关节痛；肾，30%～50%患者有肾损害；肺，约50%患者有肺泡炎症，部分患者发生肺间质纤维化等。

该患者反复口干、眼干3年、猖獗龋齿及多个义齿、夜尿增多半年，肾小管性酸中毒等临床表现符合干燥综合征。

干燥综合征的主要治疗措施是什么？

答：本病的治疗目的是缓解干燥症状，防治因长期口、眼干燥成局部损伤以及系统损害。主要包括三个部分：第一，主要是外部替代疗法，这种方法适用于口腔、鼻腔、眼、皮肤以及阴道；第二，主要是促进体内内源性分泌，这已被证明主要对干燥症有效；第三，当重者出现系统症状时，如肺脏、肾脏、血液系统受累时，则可能需要使用糖皮质激素和（或）细胞毒性药物治疗。主要治疗方法包括以下几方面。

（1）一般治疗

① 人工唾液以及人工泪液：临床上口干和眼干的症状通常十分顽固，最基本的手段就是采用人工唾液和泪液替代治疗。

② 刺激唾液和泪腺的功能：如口服乙酰胆碱类似物毛果芸香碱等，其常见的副作用是出汗增多和胃肠道不耐受。外分泌严重受累患者使用此类药物的效果不佳。

③ 其他对症处理：非甾体消炎药能减轻肌肉、关节症状；肾小管性酸中毒、低血钾性周期性麻痹者则应静脉或口服补钾。

（2）糖皮质激素免疫抑制治疗：对于出现重要系统损害，尤其是病情在短期内进展的患者，应予糖皮质激素、免疫抑制药等药物积极治疗。

干燥综合征患者可能需要哪些辅助检查？

答：（1）静息涎液流率阳性　15min内收集自然流出涎液≤1.5ml。每日9:00—11:00进行唾液采样，受检前2h禁食、禁水、禁烟，禁止刷牙和使用口腔清洗剂。受检者端坐前倾，于吞咽后开始积存新的唾液，禁止说话、吞咽和想象进食。使涎液被动流入标准量筒，计时15min，以此作为患者的静息涎液流率（ml/min）。

（2）腮腺造影　阳性可见末端腺体造影剂外溢呈点状、球状阴影。

（3）涎腺核素检查　阳性为涎腺吸收、浓聚及排出核素功能差。

（4）唇腺活检组织学检查阳性。

该患者有主要护理问题是什么？

答：（1）舒适的改变　口干、眼干与慢性炎性自身免疫性疾病累及唾液腺、泪腺有关。

（2）皮肤完整性受损　与疾病累及皮肤有关。

（3）疼痛与关节　炎性病变有关。

（4）营养不足　因口干、猖獗龋齿影响进食有关。

（5）知识缺乏　缺乏疾病治疗、用药和自我护理知识

（6）焦虑　与疾病久治不愈有关。

针对该患者口眼干燥，可采取哪些护理措施？

答：（1）由于患者唾液腺、泪腺分泌减少，抗菌能力下降，导致口腔和眼的炎症，要注意眼部清洁，嘱患者勿用手揉眼部；每日用温、软毛巾湿敷眼部，眼部干燥可用人工泪液或0.11%甲基纤维素滴眼，睡前涂眼药膏，重度干眼症可考虑修复眼表环境，缓解不适，行常规眼表手术，如：睑球粘连矫正、自体黏膜移植。若角膜移植效果不佳，以支持治疗为主；夏季外出戴墨镜，避免强光刺激，多风天气外出时戴防风眼镜。避免长时间看书和看电视。

（2）做好口腔护理，注意保持口腔清洁，三餐后刷牙、漱口，减少龋齿和口腔继发感染，发生口腔溃疡时，可用生理盐水棉球擦洗局部，口腔内继发真菌感染者可将外用制霉菌素片50万U溶于500ml生理盐水中漱口，或给1%～4%碳酸氢钠溶液漱口。多饮水及生津饮料，咀嚼无糖口香糖，可食促进唾液分泌的食物，如：

话梅、山楂等酸性食物，禁烟、酒。

（3）室内温度勿过高，室温宜维持在18～20℃，湿度维持在50%～70%为宜，以免加重干燥。

对干燥综合征患者如何做出院健康指导?

答：（1）饮食指导　营养美味、易消化，忌食生、冷及辛辣刺激食物。

（2）日常生活　保持口、眼湿润，清洁防止皮肤干燥，用温水湿敷、涂润肤膏。阴道干燥影响性生活可涂润滑剂。角膜炎者出门宜戴有色眼镜。居室环境光线宜暗。注意保暖，防止受凉感冒。

（3）药物　坚持根据医嘱正确服药，勿随意减用或停用激素，了解药物副作用，如有异常及时停用并就医，应用免疫抑制药者宜多饮水。

（4）自我监测　学会自我病情监测，如口干眼干加重，及时就医，以避免重要脏器受损。

（5）按时复查　门诊随访，定期复查肝功能、肾功能、血象等。

【护理查房总结】

干燥综合征（Sjogren's syndrome，SS）是一种侵犯外分泌腺体，尤以唾液腺和泪腺为主，并伴有内脏受累的慢性自身免疫性疾病。其中女性原发性干燥综合征，患者占90%以上，男女比为1∶9。多数患者为老年女性。主要表现为口眼干燥和腮腺肿大，可有多器官、多系统损害，受累器官组织中有大量淋巴细胞浸润，特别是当患者眼部出现烧灼感、干涩感、异物感、眼痒、流泪及畏光等，轻中度的视力下降，患者的舒适度严重下降，影响生活质量，要根据患者的需求，做好相应护理。

病例7 • 强直性脊柱炎

【病历汇报】

病情 患者男性，18岁，因“髋关节胀痛3个月，加重近半个月”入院。3个月前无明显诱因突发右髋关节胀痛，为持续性，休息后缓解，近半个月右髋关节胀痛加重，运动后加重，不能下地行走，伴局部肿胀、发热，最高体温38.9℃，无畏寒、寒战、腹痛、腹泻等不适。患者一般情况可，大小便正常。体重无明显改变，既往体健，无类似家族史可询。

护理体查 T 36.0℃，P 85次/min，R 20次/min，BP 110/66mHg。发育正常，营养中等，神志清楚，体位自主，查体合作，步入病房，其余体查无特殊。

辅助检查 C反应蛋白测定21.5mg/L，血沉（ESR）11.0mm/h。血常规：血小板计数354.0×10^9/L，血小板比容0.27%。肝功能+肾功能+心肌酶+E4A+血清离子：白/球比值1.0，谷丙转氨酶7.6U/L，尿酸463.3μmol/L。HLA-B27阳性。输血前四项正常。胸部正侧位：双肺纹理稍增多，未见明显器质性病变。

入院诊断 强直性脊柱炎。

目前主要的治疗措施

（1）完善相关检查，明确有无感染。

（2）择期使用英夫利西单抗。

（3）随病情变化调整治疗方案。

护士长提问

该患者的诊断依据有哪些？强直性脊柱炎的诊断标准还有哪些要补充？

答：（1）该患者出现右髋关节胀痛，为持续性，休息后缓解。

近半个月右髋关节胀痛加重，活动后缓解，严重时不能下地行走，伴局部肿胀、发热，HA-B27阳性等符合强直性脊柱炎的诊断。

（2）常用1984年的修订纽约分类标准。修订纽约分类标准有利于诊断较为早期的病例，内容如下：

① 临床标准

a. 腰背痛、晨僵3个月以上，活动改善，休息无改善；

b. 腰椎前后及侧弯活动受限；

c. 胸廓活动度低于相同年龄和性别的正常人。

② 影像学标准：骶髂关节炎X线表现分级：双侧≥Ⅱ级或单侧Ⅲ～Ⅳ级。

③ 诊断

a. 肯定AS：符合影像学标准和1项（及以上）临床标准者。

b. 可能AS：符合3项临床标准，或符合影像学标准而不伴任何临床标准者。

临床上，40岁以前发生的炎症性腰背痛，且对非甾体类抗炎药反应良好者，均有早期AS的可能。此处“炎症性腰背痛”指符合以下5项标准之4项或以上者：①40岁以前发病；②隐匿发生；③持续3个月以上；④伴晨僵；⑤活动后缓解。如同时伴有HA-B27阳性，有前葡萄膜炎（虹膜睫状体炎）或脊柱关节病家族史等，早期AS可能性更大。对上述患者应密切随访，以早期诊断。

强直性脊柱炎的治疗要点有哪些?

答：治疗的主要目的为缓解症状，延缓病情进展和保持关节功能。治疗原则应视病情严重程度、预后指征和患者的期望值而定。主要包括非药物治疗、药物治疗及手术治疗。

（1）非药物治疗　是延缓疾病发展及促进康复的有效措施。包括患者健康指导、功能锻炼及理疗等。其中水疗、超短波等物理治疗方法，可起到解除肌肉痉挛改善血液循环及消炎止痛的作用。

（2）药物治疗

① 非甾体类抗炎药：为缓解关节疼痛晨僵及改善关节活动度的一线用药。对此类药物反应良好是本病的特点。常用药物有双氯

芬酸、塞来昔布等，应避免同时服用两种以上的同类药物。

② 缓解病情抗风湿药：用于控制病情的活动及病变的发展。常用药物有柳氮磺吡啶、甲氨蝶呤，也可试用硫唑嘌呤和沙利度胺等。

③ 糖皮质激素：不作首选。眼急性葡萄膜炎、肌肉骨骼炎症可局部使用激素。小剂量激素也可用于对非甾体类抗炎药治疗不耐受者。

④ 生物制剂：疗效确切，可显著改善病情及各项炎性实验指标。如抗肿瘤坏死因子的单克隆抗体（如英夫利昔单抗）。

⑤ 其他：上述治疗疗效欠佳、有禁忌证或不耐受且疼痛剧烈者，可考虑服用对乙酰氨基酚和阿片类镇痛药。焦虑、抑郁者可试用抗焦虑或抑郁类药物。

（3）手术治疗　对于髋关节僵直和脊柱严重畸形的晚期患者可选用矫形手术治疗。

该类患者主要的护理问题有哪些？

答：（1）躯体活动障碍　与骶髂关节疼痛有关。

（2）疼痛：慢性关节疼痛　与骶髂关节炎上行累及腰椎及胸椎等有关。

（3）有自我形象紊乱的危险　与躯体活动障碍，腰椎变形有关。

强直性脊柱炎患者的护理措施有哪些？

答：① 病情观察：注意观察并评估晨僵及腰痛等症状严重程度及持续时间；注意活动受限的部位、范围；是否伴有发热、咳喘、呼吸困难等症状，如果发现应警惕脏器受累。

② 饮食护理：多食用含丰富植物蛋白的食物，如大豆、黑豆等，有促进肌肉、骨骼、关节、肌腱的代谢，帮助修复病损的作用。

③ 休息与活动：鼓励患者坚持脊柱、胸廓、髋关节活动等医疗体育锻炼。游泳既有利于四肢运动，又有助于增加肺功能和使脊柱保持生理曲度，是最适合强直性脊柱炎患者的全身运动，其中蛙

泳最适合。运动后适当休息，如运动后疼痛持续2h以上不能恢复，则表明运动过量，应适当减少运动量。

④ 姿态护理：姿态护理可以有效地预防脊柱僵直、筋腱挛缩、肌肉萎缩、关节功能丧失等。因此，除急性期和严重期出现剧烈疼痛外，应坚持进行姿态的矫正和关节功能锻炼。在行走和站立时，应尽力保持正常姿态，做到坐姿要正，站立要直，切不可为了避免腰背疼痛或疲劳而放任不正确的姿势，否则易加速脊柱畸形。

强直性脊柱炎患者的健康指导有哪些？

答：(1) 运动指导　以减少脊柱及关节畸形程度，尽可能维持正常生理功能。但应避免跑步（尤其是髋关节受累、足弓或足跟肌腱炎的患者）、冲撞及接触性运动（如柔道、篮球等）。常用运动方式如下。

① 保持脊柱及髋关节灵活性的运动：如进行脊柱（颈、腰）及髋关节的屈曲与伸展锻炼，每天2次，每次活动量以不引起第二天关节症状加重为限。活动前应先按摩松解椎旁肌肉，可减轻疼痛，防止肌肉损伤。

② 肢体及局部肌肉的牵拉运动：如散步、俯卧撑、挺直躯干及伸展、形体操和瑜伽等，可防止局部肌肉失用性萎缩，维持骨密度，软化僵硬处，维持关节伸展性，延缓病变的发展。

③ 维持胸廓活动度的运动：如深呼吸、扩胸等。游泳集肢体运动与扩胸运动为一体，还有利于维持脊柱生理弯曲和避免关节过度负重。

(2) 用药指导与病情监测　指导患者及家属了解常用药物的主要作用、服用方法、不良反应及处理，强调遵医嘱坚持用药、规范用药的重要性。定期门诊随诊病情复发或加重应及早就医。

【护理查房总结】

强直性脊柱炎是以骶髂关节及脊柱中轴关节慢性炎症为主，也可累及内脏及其他组织的慢性、进展性风湿性疾病，属血清阴性脊柱关节病的一种。病因未明，临床上以累及骶髂关节、引起脊柱强直和纤维化，并可造成不同程度眼、肺、肌肉、骨骼病变为特征，以骶髂关节和脊柱附着点炎症为主要表现，我们要帮助患者增加对本病的认识，了解防治方法，保持乐观心态，积极配合治疗与功能锻炼，掌握自我护理的方法。日常生活及工作中，均要注意保持行、立、坐和卧位的正常姿势，以尽可能保持最佳的功能位置，防止脊柱变形，导致自我形象紊乱。

查房笔记

病例8 • 血管炎之大动脉炎

【病历汇报】

病情 患者女性，21岁，因“头晕5天”入我院。患者5天前无明显诱因出现头晕，呈持续性，阵发性加重，休息后可稍缓解，无头痛、恶心呕吐、视物旋转、耳鸣、胸闷、心悸、肢体麻木等不适，症状逐渐加重。于本院急诊科就诊，测血压发现双上肢血压不对称，左侧血压125/70mmHg，右侧血压210/95mHg。急诊以“大动脉炎”收入风湿免疫科。起病以来，患者精神、食欲、睡眠尚可，大小便正常，体重无明显改变。既往史：无特殊。

护理体查 T 36.8℃，P 78次/min，R 20次/min，右上肢血压211/101mmHg，左上肢血压127/79mmHg，右下肢血压151/92mmHg，左下肢血压141/93mmHg。神志清楚，急性病容，双侧颈动脉可闻及收缩期吹风样杂音。心率88次/min，律齐。腹部平软，无压痛及反跳痛，肝脾肋下未触及。双肾区无叩击痛，脐右侧2cm处可闻及吹风样血管杂音。

辅助检查 三大常规正常。肝功能：球蛋白36.4g/L。肾功能、电解质正常。血沉32mm/h，C反应蛋白12.9mg/L。抗核抗体、抗d-rDNA抗体、抗ENA抗体、抗中性粒细胞胞浆抗体(ANCA)均阴性。乙肝三对、丙肝抗体检测正常。心电图：左心室肥大。心脏彩超：三尖瓣及主动脉瓣、肺动脉瓣轻度反流。颈动脉血管彩超：双侧颈总动脉及左锁骨下动脉、左腋动脉管壁增厚；左锁骨下动脉、肱动脉及肱动脉内径明显变窄；考虑大动脉炎。腹部血管彩超：右肾动脉狭窄，其余无特殊。

入院诊断 大动脉炎。

目前主要的治疗措施 给予“甲泼尼龙”“环磷酰胺”，同时予硝普钠降压，以及抗凝、抗血小板聚集等对症支持治疗，考虑经非手术治疗后患者血压控制不佳，拟在局麻下行右肾动脉球囊扩张＋支架置入术。

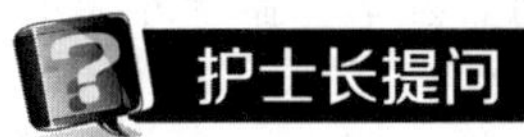

什么是大动脉炎？

答：大动脉炎（Takayasu's arteritis）是一种慢性、肉芽肿性、大血管性的炎症性疾病，好发于中国及其他亚洲国家的青年女性。早期大动脉炎发生血管狭窄、闭塞；晚期出现纤维化、钙化等病变，可导致脑、心、肾等重要靶器官出现功能障碍、缺血梗死，因而具有较高的致残致死风险。

大动脉炎的临床表现有哪些？

答：由于受累血管的部位、程度和范围不同，临床表现各异，分为全身表现和局部表现两方面。

（1）全身表现　无特异性，包括全身不适、夜乏、发热、关节炎、结节红斑、肌痛、恶心呕吐、食欲下降等。

（2）局部表现　按受累血管不同，出现相应器官缺血的症状与体征，如头晕、黑矇、视力减退、间歇性跛行、血压升高、无脉（肱动脉或股动脉搏动减弱或消失）、受累血管处闻及血管杂音、两上肢收缩压差大等。

大动脉炎的主要治疗措施有哪些？

答：目前，大动脉炎的经典治疗方案仍是糖皮质激素（glucocorticoid，GC）与传统的DMARDs、免疫抑制药的联合治疗，具有快速诱导缓解、GC减停后复发等特点；对于GC及免疫抑制药等传统药物治疗无效、不能耐受药物不良反应或复发的难治性病例，生物制剂作为一种快速抗炎的新治疗选择。但目前，关于生物制剂在大动脉炎治疗的有效性及安全性评判，仍存在明显的限制与不足。手术治疗包括人工血管重建术、支架置入术、肾动脉扩张大等，旨在解决肾血管性高血压及器官缺血。疾病活动期，手术发生并发症的概率很高，手术治疗须在炎症控制2个月以上方可考虑。

该患者可能有哪些主要护理问题？

答：(1) 外周血管灌注量改变　与肢端血管痉挛，血管外缩功能调节障碍有关。

(2) 皮肤完整性受损　与血管炎性反应及应用免疫抑制剂有关。

(3) 潜在并发症　多器官或组织的损害。

(4) 焦虑/恐惧与患者　对疾病诊断及预后不了解有关。

(5) 知识缺乏　缺乏日常护理及疾病相关知识。

该患者的血压、脉搏有何特点？护士观察病情，护理操作时要注意什么？

答：患者可有血压升高，无脉（肱动脉或股动脉搏动减弱或消失），受累血管处闻及血管杂音，两上肢收缩压差大等特点。住院期间护士测血压时应测量四肢血压，检查双手脉搏和足背动脉搏动情况，做好记录。注意保暖，取舒适体位，变换体位时动作轻缓，指导家属协助患者轻柔按摩肢体，促进血液循环，指导患者在床上活动肢体。个别患者外周静脉穿刺困难，主管护士与医生加强沟通，把化验项目集中进行，尽量减少采血次数。抽血项目较多时，可考虑从腹股沟股静脉采血。采血后延长按压时间防止局部形成血肿。

该患者头晕，呈阵发性加重，该采取什么措施？

答：(1) 提供安静舒适的环境，采用合适体位，急性期卧床休息，慢性或恢复期以主动活动为主，循环渐进，防跌倒、坠床。

(2) 观察头晕持续的时间和程度，每 4h 监测 1 次肢端脉搏搏动情况，每 4h 监测患肢皮肤的温度、弹性和色泽，每天 1～2 次用温水洗手、脚，擦干后涂护肤脂保护。

(3) 分散注意力，避免引起血管收缩的因素，如戒烟，不饮咖啡、浓茶等饮料，避免情绪激动。

(4) 遵医嘱治疗大动脉炎，可给予防眩晕药物，并观察其疗效评价效果是否满意。

(5) 持续低流量吸氧，心电监护，监测生命体征，严密观察重要脏器缺血情况（脑缺血、心脏，肾性高血压）。

如何做好大动脉炎患者的用药护理?

答：活动期的大动脉炎需要免疫抑制治疗，糖皮质激素是治疗大动脉炎的主要药物，用药前护理人员协助医生向患者解释用药方案，护理人员应熟练掌握每种药物的用法用量及副作用等，要严格按医嘱减量，向患者及家属讲解用药知识和注意事项，及时了解患者用药后反应，向患者强调定期门诊复诊，按医嘱长期规范治疗的重要性和必要性，不要擅自停药或者减量。

【护理查房总结】

大动脉炎属于血管炎的一种，血管炎（Vasculitis）是以血管的炎症与破坏为主要病理改变的异质性疾病，血管炎可以是单发的疾病，也可以是某一疾病的临床表现。血管炎在西方国家较多见，发病率最高的是巨细胞动脉炎，我国大动脉炎、白塞病较多见。大动脉炎的病因未明，临床上不多见，临床表现多样且无待异性，且易形成血栓，危害较大，对大动脉炎患者需进行长期随访，动态观察动脉受累情况，还要给予患者信心和鼓励，积极配合治疗。

查房笔记

病例9 • IgG4相关性疾病

【病历汇报】

病情 患者男性，45岁，因“尿痛、尿频、尿不尽2个月”入院。患者2个月前出现尿痛，呈阵发性钝痛，血尿、脓尿，无畏寒、发热，无腰痛，患者就诊于当地医院，行泌尿系B超示。双侧输尿管上段扩张并双肾轻度积水，肾腔内实质性占位肿块，双腔MRI考虑“前列腺癌伴盆腔淋巴结”转诊本院，门诊以“盆腔、眼眶多发占位（IgG4相关性疾病?）”可能性大。收治风湿免疫科。起病以来，患者精神、食欲、睡眠欠佳，大便无明显异常，体重下降3.5kg。患者既往有“支气管哮喘”病史十余年。2年前在外院诊断为“双眼眶炎性假瘤”。个人史、家族史无特殊。

护理体查 T 36.8℃，P 86次/min，R 19次/min，BP 168/100mmHg。全身浅表淋巴结未触及明显肿大。双眼外凸，眼球运动正常。双肺呼吸音粗，未闻及明显湿啰音及哮鸣音。心脏、腹部体查未见明显异常。

医生查体 直肠指检：进肛门约4cm后1～7点位置，可扪及腔外肿物，质硬，无明显压痛，活动度欠佳，指套退出无血染。

辅助检查 总蛋白90.5g/L，白蛋白36.9g/L，血常规、尿常规、粪常规＋OB无明显异常。

肿瘤标志物12项、抗核抗体、ANA谱未见明显异，C4 51mg/L。补体C3 565mg/L，IgG 34.4g/L。通气功能障碍：IgG4＞8.31g/L。

经直肠前列腺盆腔彩超：盆腔内多发淋巴结肿大。盆腔磁共振示：盆腔内多发软组织肿块影，较大者位于膀胱右侧，大小约51.7mm×39.6mm，盆腔肿块组织活检病理（HE染色）：纤维组织增生，伴大量淋巴细胞及浆细胞浸润，脂肪组织增生，呈炎性病变，区域呈炎性假瘤样改变。免疫结果：IgG（＋），IgG4（＋＋）。

入院诊断 IgG4相关性疾病（IgG4相关性腹膜后纤维化，炎性假瘤）。

目前主要的治疗措施 给予甲泼尼龙，并加用免疫抑制药环磷酰胺，必要时予以镇痛。

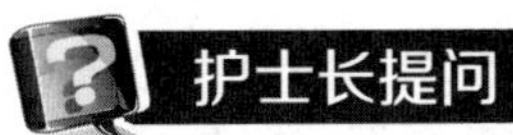

什么是IgG4相关性疾病？

答：IgG4相关性疾病（IgG4-RD）是多器官受累缓慢进展的炎症性疾病，以受累器官内出现大量IgG4阳性浆细胞浸润及纤维化为特征，其具体机制不清且涉及较广泛。该病可导致多种脏器同时或相继受累，也可只累及一种脏器，受累器官非常广泛，包括泪腺、胰腺等。属于罕见病，本病患病率为0.28/10万～1.08/10万（日本数据），好发于中老年人，发病率为临床表现因受累器官不同而不同，可出现阻塞、压迫症状或器官萎缩，可因细胞浸润或纤维化导致器官功能衰竭。其具体机制不清且涉及较广泛。

IgG4相关性疾病的常见临床表现有哪些？

答：（1）眼部典型改变　眼部肿胀，眼球突出。

（2）消化系统　胰腺是第一个被认为与血清IgG4水平高相关的器官，胰腺受累主要表现为自身免疫性胰腺炎（autoimmune pancreatitis，AIP）。

（3）累及心脏及其他大小动静脉。

（4）肺受累　主要症状为咳嗽、咯血、呼吸困难、胸腔积液和胸部不适。

（5）累及脑膜　表现的肥厚性硬化性脑膜炎，主要是指炎症导致颅内和脊髓的硬脑膜弥漫性或局灶性增厚，局灶性症状有视力或听力障碍，颅神经或脊髓运动神经麻痹或感觉障碍。

（6）累及腹膜后组织器官　包括主动脉及其分支、胰腺、肾脏和输尿管周围组织。肾受累表现为间质性肾炎、膜型肾小球肾炎和肾盂肾炎，临床上可有蛋白尿、血尿以及肾功能不全。

（7）鼻部受累　表现为变态反应特征的过敏性鼻炎、鼻息肉、慢性鼻窦炎、鼻塞、鼻漏。

IgG4 相关性疾病目前的主要治疗措施有哪些？

答：症状轻微的患者，如淋巴结肿大、唾液腺炎患者，进行随访观察。而对于症状明显的患者，糖皮质激素是首选药物，且绝大多数患者对糖皮质激素治疗 2～4 周即反应良好，但在减量或低剂量维持治疗阶段，一部分患者复发。对于复发的患者或为了减少患者的激素用量，可以选用其他免疫抑制药。有研究表明单用环磷酰胺或来氟米特，或者与糖皮质激素合用明显降低复发率。

该患者存在主要护理问题可能有哪些？护理目标是什么？

答：（1）主要护理问题

① 舒适度改变：与尿痛，呈阵发性钝痛有关。

② 营养失调：与食欲减退、慢性疾病的消耗增加等有关。

③ 知识缺乏：对该病无正确认识有关。

④ 焦虑/恐惧：与患者对该病的恐惧、担心预后有关。

（2）护理目标

① 患者主诉不适感减轻或消失。

② 患者营养状况得到改善或维持。

③ 了解疾病，正规治疗。

④ 患者焦虑恐惧程度减轻，积极配合治疗。

⑤ 未发生并发症，或并发症发生后能得到及时治疗。

针对 IgG4 相关性疾病患者，应如何做好该类患者的心理护理？

答：IgG4 相关性疾病是一种自身免疫性疾病，为罕见病，患者的认知水平低，非常担心疾病预后，病程长，需反复就诊，易出现烦躁、焦虑，应加强与患者交流，倾听患者诉求，及时了解其心理状况，安排近亲陪护；鼓励患者适当活动；缓解不良情绪；同时与主治医生沟通，鼓励患者积极配合治疗护理，及时掌握患者的病情动态发展，对患者的饮食及用药等问题提供咨询，帮助答疑，同时帮助其获得更多的社会支持。

针对该类患者，应如何做好用药指导？

答：(1) 应用糖皮质激素的指导　糖皮质激素是治疗 IgG4 相关性疾病的主要药物。糖皮质激素具有抗炎、抗过敏、抗休克和免疫抑制作用。长期使用糖皮质激素也可产生较大不良反应，如向心性肥胖、满月脸、痤疮、多毛、低血钾、水肿、高血压等；诱发和加重感染、消化道溃疡和骨质疏松等。应耐心向患者及家属讲解该药的作用、用法以及不良反应。治疗过程中不可擅自改变药物剂量或突然停药，以免引起“反跳”，应根据医生的指导减量。

(2) 使用免疫抑制药的指导　免疫抑制药如环磷酰胺的不良反应主要包括骨髓抑制、胃肠道反应和泌尿系统反应等。静脉滴注前使用药物减轻胃肠道反应，环磷酰胺的代谢产物对尿路刺激性较大，应用时应鼓励患者多饮水，治疗期间应定期检测血尿常规等。甲氨蝶呤主要有骨髓抑制、白细胞减少、肝功能损伤，应定期复查肝功能及血常规。

【护理查房总结】

护士要加强 IgG4 相关性疾病相关知识的学习，以正确地指导患者，向患者强调规范治疗的重要性，指导患者出院后继续糖皮质激素治疗，按医生要求定期门诊随访，在医生指导下减少激素使用量，不可自行停药、减量，向患者强调违反用药原则的严重后果，同时对于该类罕见病例要定期电话回访掌握患者的病情动态发展，关注其预后，同时及时提供咨询，帮助答疑，有效提升护理服务水平及患者满意度。

查房笔记

参 考 文 献

[1] 尤黎明，吴瑛．内科护理学．北京：人民卫生出版社，2012.
[2] 陶红，朱大乔，丁小萍．内科护理查房．上海：上海科学技术出版社，2011.
[3] 黄绍光，周新．呼吸危重病学．北京：人民卫生出版社，2011.
[4] 李迎春，王体柱，马凌云．胸部结节病的临床、病理及 CT 表现．临床肺科杂志，2006，11（1）：87-89.
[5] 冋允中译．诊断外科病理学．第 3 版．北京：北京大学医学出版社，2003.
[6] 周建新，席修明．机械通气与呼吸治疗．北京：人民卫生出版社，2007.
[7] 王吉耀．内科学．北京：人民卫生出版社，2010.
[8] 张静平，李秀敏．内科护理学．北京：人民卫生出版社，2009.
[9] 王海燕．肾脏病学．北京：人民卫生出版社，2008.
[10] 余学清．腹膜透析治疗学．北京：科学技术文献出版社，2007.
[11] 廖二元，超楚生．内分泌学．北京：人民卫生出版社，2001.
[12] 徐星萍．血液科护理基本知识与技能 820 问．北京：科学出版社，2010.
[13] 黄晓军．血液病学．北京：人民卫生出版社，2009.
[14] 颜霞．实用血液科护理及技术．北京：科学出版社，2008.
[15] 张之南．血液病学．北京：人民卫生出版社，2005.
[16] 沈志祥，陈钰．简明临床血液病学．上海：上海科学技术文献出版社，2002.
[17] 鲁建春，冷亚美，刘霆．血液科护理手册．北京：科学出版社，2011.
[18] 吴兴茂，汪海源，李国福等．乌司他丁对 ARDS 患者的肺保护作用的观察．南华大学学报医学版，2006，34（2）：237-238.
[19] 黄妙环，高敏芝，欧顺玲．浅谈急性呼吸窘迫综合征的护理．护理研究，2008，22（1）：33-34.
[20] 万旭，李拥军．使用无创呼吸机引起不适的原因分析及对策．基层医学论坛，2011，（6）：101-103.
[21] 梁淑慧，张丽娜．48 例重症支气管哮喘的护理观察．齐齐哈尔医学院学报，2004，25（9）：1056-1057.
[22] 胡巍．支气管哮喘护理效果探讨．齐齐哈尔医学院学报，2010，31（12）．
[23] 黄佑兰．浅析重症支气管哮喘护理．医学信息，2010，（7）：1820-1821.
[24] 张雪娇．1 例体外循环下肺泡蛋白沉积症大容量灌洗的护理配合．实用临床医药杂志，2012，16（14）：103-106.
[25] 徐萧洪，宋作庆，范贤明．肺泡蛋白沉积症的研究进展．国际呼吸杂志，2006，26（11）：856-859.
[26] 孙素君．全肺灌洗术治疗肺泡蛋白沉积症的护理．中国民族民间医药，2009：176-177.
[27] 李彦，张立群，商晓燕．持续不卧床腹膜透析患者营养不良及护理干预 20 例．

实用护理杂志，2002，12（18）：16.

［28］ 周云．自发性气胸42例临床护理体会．中国基层医药，2004，11（4）：507.

［29］ 金德玲．36例老年自发性气胸的临床护理．齐齐哈尔医学院学报，2007，28（24）：356-357.

［30］ 葛均波，徐永健．内科学（第8版）．北京：人民卫生出版社，2013.

［31］ 万珍兰，高丽华．1例急性心肌梗死合并糖尿病患者频发阿斯综合征的急救与护理［J］．护理实践与研究，2012，9（04）：155-157.

［32］ 文亚莉．阿斯综合征患者的急救及护理探讨［J］．吉林医学，2011，32（27）：5839.

［33］ 中华医学会心血管病学分会，中国心肌炎心肌病协作组．中国扩张型心肌病诊断和治疗指南［J］．临床心血管病杂志，2018，34（05）：421-434.

［34］ 傅国辉，于金德．心血管系统［M］．上海交通大学出版社，2010.

［35］ 赵福涛，周曾同，沈雪敏，等．原发性干燥综合征多学科诊治建议［J］．老年医学与保健，2019，25（1）：7-10，20.

［36］ 戴晓敏，马玲瑛，孙颖，等．大动脉炎药物治疗的系统综述［J］．中华风湿病学杂志，2018，22（12）：838-843.

［37］ 李杨磊，张佳佳，沈桐，等．IgG4相关性疾病的研究进展［J］．细胞与分子免疫学杂志，2019，35（01）：83-88.

［38］ 高青华，张亚美，赵娟．9例IgG4相关性疾病患者的护理［J］．护理学报，2014，21（12）：24-26.

［39］ 陈红，梁燕，王英．风湿免疫科护理手册，第2版．北京：科学出版社，2015.